经上海市中等职业教育课程教材审定委员会审定准予使用　准用号ZJ — 2007039

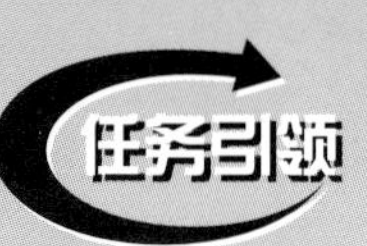

复旦卓越・21世纪中等职业教育护理系列教材

Jiankang Pinggu

健康评估

主　编　王　杨　钱爱群　吴红宇　　**副主编**　李　萍

编　者（按姓氏笔画排序）

王　杨　（上海交通大学医学院附属卫生学校）
李安安　（山东医学高等专科学校）
李　萍　（昆明市卫生学校）
吴红宇　（上海交通大学医学院附属卫生学校）
姜海宁　（上海市卫生学校）
钱爱群　（上海市卫生学校）
黄景华　（上海市杨浦区卫生学校）

U0906254

復旦大學 出版社
www.fudanpress.com.cn

中等职业教育护理专业核心课程教材编写委员会成员

主　任：巫向前

常务副主任：戴鸿英

副主任：沈岳奋　余剑珍　王　杨

委　员：（按姓氏笔画排序）

王　杨　余剑珍　余　珊　张　庆　沈岳奋　邵壁均

陆彩虹　周芳华　巫向前　罗照水　胡爱忠　胡颂恩

海　波　郭丹云　高三度　章雅青　戴鸿英

秘　书：张美琴

内 容 提 要

本书共六章，包括护理评估、常见症状评估、身体评估、实验室检查、其他检查以及护理病历书写。力求通过基础知识的学习以及基本技能的训练，使学生初步具备运用护理程序的方法对患者进行身心护理、监测患者病情变化、预防疾病发展的工作能力。同时培养学生具有严谨、求实的学习态度，学会关爱病人，做到细微化、服务质量最优化。为学生发展各专门化方向的职业能力奠定基础。

本书可供护理专业教学使用，也可作为相关行业岗位培训或自学用书。

序

为了贯彻落实国务院、教育部《关于大力发展职业教育的决定》,由上海市教育委员会组织开发编制的《上海市中等职业技术学校护理专业教学标准》已于2006年10月正式出版发行。这是实施中等职业教育课程与教材深化改革的一项重要举措,旨在建设反映时代特征、具有职业教育特色、品种多样、系列配套、层次衔接,并能应对劳动就业市场和满足学生多元发展需要的中等职业教育课程和教材体系。

《上海市中等职业技术学校护理专业教学标准》以"任务引领型"目标为核心,设计了4个专门化方向,即临床护理、重症监护、助产士、口腔护理。根据专业标准,护理专业共设28门课程,其中专业核心课程9门,专门化方向课程19门。

护理专业课程有以下5个特征:

一是任务引领,即以工作任务引领知识、技能和态度,使学生在完成工作任务的过程中学习专业知识,培养学生的综合职业能力。

二是结果驱动,即通过完成典型案例分析或任务,激发学生的成就动机,使之获得完成工作任务所需要的综合职业能力。

三是突出能力,即课程定位与目标、课程内容与要求、教学过程与评价都围绕职业能力的培养,涵盖职业技能考核要求,体现职业教育课程的本质特征。

四是内容适用,即紧紧围绕完成工作任务的需要来选择课程内容,不强调知识的系统性,而注重内容的实用性和针对性。

五是做学一体,即打破长期以来的理论与实践二元分离的局面,以任务为核心,实现理论与实践一体化教学。

为了促进新教材的推广使用,便于边使用边修订完善,我们整合全国中等职业学校在护理专业方面的优质资源,成立了由相关中等职业学校领导及专家组成的教材编写委员会，并组织各中等职业学校资深的专业教师，结合临床护理的实际需要编写教材，力求在体现以“任务引领型课程”为主体的中等职业教育课程与教材改革的理念与思路等方面进行尝试。

本套教材在积极贯彻落实上海市中等职业技术教育深化课程教材改革任务的同时，希望能为全国中等职业技术教育的课程教材改革提供案例，努力为我国职业教育的发展作出自己应有的贡献。

护理专业教材编写委员会

2007年11月

前 言

本课程是中等职业学校护理专业的一门专业核心课程，旨在通过以实际工作任务引领的方式，培养学生初步具备护理评估的基本职业能力。随着健康观念和现代护理模式的转变，为护理对象提供高质量的以人为中心的、以护理程序为指导的系统化整体护理已在国内广为开展。护理程序始于健康评估，健康评估的方法与应用可以为确定护理诊断或护理问题，制订预期目标及护理措施提供依据。

传统教学模式强调学科的系统化，教学内容多而难，严重脱离实际，不适应学生的学习与发展。在新的形势下，本教材根据教育部职业教育教改的精神，依照上海市教委发布的《中等职业教育护理专业教学改革教学与课程标准》编写而成，在行业专家的指导下，突出“以就业为导向，以能力为本位，以护士岗位需要和护士职业标准为依据”，能够满足护理专业学生职业生涯发展的需求。其功能在于让学生从整体上对个体、家庭、社区人群现存的或潜在的健康问题进行护理评估。培养学生科学的临床思维方法，使学生具有对人体进行健康评估的基本职业能力，为后续学习专门化课程做前期准备。

本教材具有以下特点：

1. 语言简洁、深入浅出，既有系统知识的讲解，又侧重实践体验。

2. 以开展对患者健康护理评估的护理活动项目来驱动，通过观看录像、病房见习、实训活动、个案分析等多种教学手段，激发学生学习的兴趣与求知欲，培养学生在各种护理活动中掌握健康护理评估的基本职业能力。

3. 编排新颖：每个项目均由“病案情景描述”引出要完成的评估任务；由“项目分析”引发学生对病例的思考，为学习课程做好准备；由“学习支持”讲解相关的理论知识；由“相关链接”引出可供学生自学的内容，以拓宽学生的知识面。

由于编写者学识有限，书中难免有不足之处，恳请同行和读者给予批评指正。

编 者
2007年11月

目　录

第一章 护理评估

1. 能列出评估前的准备和条件。
2. 能熟练评估病人健康史的内容。
3. 能正确表述评估的技巧。

健康评估是有计划地、系统地收集有关护理对象的健康资料,并对其价值进行分析、判断的过程。护理评估是根据收集到的资料信息,对护理对象及相关的事物做个大概的推断,为护理诊断和护理计划的制订提供可靠的依据。准确完整的评估将为实施高质量的个体化护理提供坚实的基础。

提示

评估病人健康状况是护理程序的第一步,也是最关键的一步,所收集到的资料不仅是确定护理诊断的基础,也是制订、实施护理计划的依据,无论对病人或护士都是十分重要的。

项目一　病人评估总述

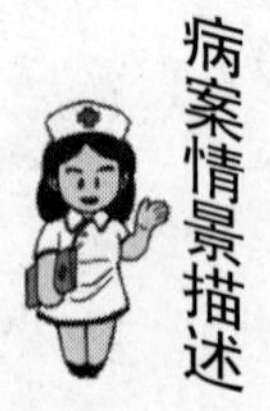

某病人，女性，65岁，诊断为"冠心病"10余年。入院前4 h，病人于劳累后突然出现心前区疼痛，大汗，伴恶心、呕吐。

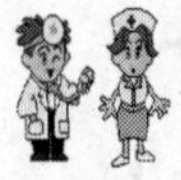

项目分析

对于上述病人，我们在临床上如何准确、全面地进行评估？采取哪些方法？通过获取完整的评估资料，可以为实施高质量的个体化护理奠定基础。

一、评估前的准备和条件

护理程序的执行有赖于全面、系统、准确的健康资料，作为护士必须掌握有关健康评估的方法和技巧，以确保所收集资料的准确性和完整性，并为准确、系统地分析资料，提出正确的护理诊断提供强有力的保证。护理评估受护士的信念、知识及技巧的影响。因此，护士必须具备良好的职业素质、知识和技能。

（一）职业道德素质

护士要有全心全意为人民服务的思想和自爱、自尊、自强、自制的品质。外表整洁、态度和蔼、语调温和，有助于发展与病人的和谐关系；谦虚、礼貌能获得病人的信任，使病人自愿说出原想隐瞒的敏感问题；善于赞扬和鼓励、同情和体贴病人，能体察病人的痛苦与需要，促使病人与自己合作，并积极提供信息。要热爱护理工作，坚信护理事业是人类崇高的事业，尊重病人，热爱病人，忠于职守，能正确处理和协调与病人、病人家属、护理人员、其他医务人员及社会各方面的关系。

（二）知识素质

护士需要具有多学科的广泛知识，包括人文科学、自然科学、社会科学及行为科学的基本理论。除掌握医学基础知识外，还应对疾病的临床知识有全面了解，才能对病人作出准确评估。

（三）专业素质

具有合理的知识结构，较系统、完整的护理专业理论知识和较强的护理操作技能，基础医学和临床医学的基本理论知识，以及敏锐的观察能力和综合、分析、判断能力，护理教育和护理科研能力。能运用护理程序对病人实施整体护理，解决身心两方面的健康问题。

（四）技能素质

护士需要具备多种技能，才能对病人进行有效的评估。如系统的观察能力，有效的沟通能力，会做护理体检，能正确分析有关资料，能做出合理的推理及判断；能熟练运用倾听技巧、交谈技巧、护理体检的技巧。因此，掌握对病人评估的原理和方法并在临床实践中不断学习，才能提高评估的水平。初学者在评估前必须考虑：我的病人可能会有哪些健康问题？我用哪些技巧来进行评估？

（五）身体心理素质

护士要具有健美的体魄和良好的职业形象。举止端庄大方，话语亲切真诚，动作轻盈、敏捷，着装整洁素雅，乐观开朗，情绪稳定，胸怀豁达；有良好的人际关系，同事间相互尊重、团结协作；具有高度的责任心、同情心，勇于开拓进取，以及较强的适应能力、应变能力、忍耐力和自控能力，能不断自我完善、自我发展。

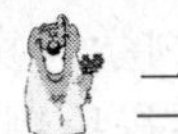

二、收集资料

收集资料的目的是为正确作出护理诊断提供依据，它的准确性直接影响护理计划的准确性，因此是十分重要的。收集资料通常在第一次接触病人时就开始，但随着病情发展应及时积累、补充，以便修改计划，采取适当的护理措施，因而收集资料应贯穿于护理程序的全过程。

（一）收集资料的方法

1. 观察　观察是一种技巧，护士从一开始接触病人，观察即应随之开始，病人的一般情况如年龄、外貌、体位、神态、营养、步态、精神等情况已留下印象；在住院过程中，护士应始终连续进行有效的观察，以便有意识地收集支持或否定护理诊断的信息，观察执行护理措施后的效果。

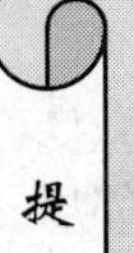

观察能力的强弱与每一个护士的职业素质、理论知识和临床经验有关，因此不断提高业务水平，保持良好的职业责任心，是提高观察能力的关键。

2. 交谈　交谈是护士与病人进行的一种具有明确护理专业性目标的、有序的对话过程。交谈是收集健康资料的常用方法，是获取主观资料的重要途径。成功的交谈是确保健康资料完整性和准确性的关键。护士通过与病人或其家属的交谈来了解病人的健康状况，谈话要注意语速、语调，问题要提得简单清楚，不要问得过急，态度要和蔼，注重情感交流。交谈不仅在病人刚入院时进行，在整个住院期间都应随时进行。一般可分为：

（1）正式交谈：是指事先通知病人，并且有目的、有计划的交谈，如采集病人的健康史及入院评估等。在交谈之前，护士要通过种种渠道获取病人的有关信息，以便为交谈的顺利进行做好准备。交谈时护士要明确谈话的目的，按原定目标引导谈话围绕主题进行，同时创造和维持融洽气氛，让病人无顾忌地谈出真实的思想和情感。结束时对交谈的内容、效果，做简要的评价小结，并做好记录。

（2）非正式交谈：是指护士与病人的随意交谈。护士在与病人接触中如日常护理、查房、护理操作中与病人的交谈，护士从谈话中获取关于病人的病情发展、心理反应等信息。护士在护理过程中，应经常与病人进行语言上的沟通，鼓励病人说出自己对疾病的感受，对治疗、护理效果的反应。谈话范围不受限制，在“闲聊”中了解病人的多种信息，筛选有价值的资料，进行记录，或事后追忆。

3. 体格检查　即身体评估，护士通过望、触、叩、听、嗅等方法，收集病人的生命体征及各系统病理改变的客观资料，以便了解病人的健康状况和病情变化，获取有价值的确立护理诊断的资料以及制订完善的护理计划。

4. 阅读　包括病人门诊和住院的医疗病历，各种护理记录以及有关医学文献。

5. 其他常用健康评估方法　临床上常用的评估方法还有以下几种。

（1）实验室检查：是临床一项重要的辅助评估手段，它运用物理学、化学、生物学等实验技术，对病人的血液、尿液、粪便以及其他排泄物、分泌物、脱落物、穿刺物等标本进行检测，其结果可直接或间接反映机体的功能状态或病理变化，在协助疾病诊断和寻找护理诊断相关因素、预后和制订治疗方案、护理措施等方面有其独特作用。

（2）器械检查：是评估病人各系统生理功能的常用方法，对探索疾病的发病机制、病理生理，明确诊断，指导治疗，判断疗效和疾病的康复，劳动力鉴定等都有重要意义。临床上常用的器械检查手段有心电图检查，X线检查，CT、磁共振（MR）检查，器官功能检查及核医学检查等。作为临床护士，在了解各项检查原理的基础上，应掌握各种检查前的准备及注意事项，以保证检查的顺利实施。检查结果的客观、准确有利于资料的收集。

（二）资料的来源

1. 主要来源　病人本身就是获取资料的主要来源。通过病人的诉说和对其进行观察、检查获取的资料，有助于全面了解病人对健康与疾病的感受、认识、反应以及对医疗、护理的需要和期望。

2. 次要来源　是通过从护理对象之外的其他人员或记录中获取的资料。一般有：① 护理对象的家庭成员及关系密切，生活、工作在一起的人，如父母、夫妻、兄弟姐妹、同事、邻居、师生、朋友、家庭服务员等；② 事件目击者；③ 医护人员，与护理对象有过接触的医生、护士、陪护、营养师、理疗师等；④ 文字记录，如既往健康记录，即过去的病历、健康记录、社区保健记录等；⑤ 各种实验室检查、器械检查报告，如化验单、心电图、影像检查结果。次要来源是获取资料的重要渠道，特别是当病人意识不清、语言障碍、精神障碍，或为婴幼儿时，尤为重要。护士在收集次要来源资料时，应注明资料出处。

（三）资料的记录

资料的记录必须准确、真实、完整。

1. 记录方法

(1) 主观资料：即病人对他所经历、感觉、思考内容的诉说。要按病人原话记录，尤其是心理、社会方面的资料，不要以护士自己的主观判断做结论性的记录，以便分析整理。例如护士记录“病人诉说有严重的腹痛”。这句话对不同的病人及不同的护士来说有不同的含意，因为每一个人的痛感不同，对疼痛的耐受性也不同。因此，应按病人原话记录“我腹痛时，痛得在床上打滚”，“我感到我从来也没有这样痛过”。又如“病人有悲观情绪”应按病人情况记录成“病人哭泣流泪说‘我再也不能起床了’。”

(2) 客观资料：是护士需要通过观察，或借助医疗仪器检出的体征。记录可用医学术语书写，某些观察到的客观资料应证实后再记录，但记录的文字应语句通顺、简洁，书写清楚，避免使用只有自己才能理解的词以及模糊不清、无法衡量的词句，如好、尚好、佳、尚可、差等。例如“病人有呕吐，量少”。应记录成“8 pm 病人呕吐 1 次，为胃内容物，量约50 ml”。又如“病人胃纳较差”应记录成“3 天来病人每餐仅进食 50 g 粥及半小碗蔬菜，厌食肉类”，就确切了。

2. 资料的证实　某些观察到的客观资料可用主观资料来证实，如观察到一个病人沉默不语，情绪低落，常暗自流泪，为了核实可问病人“你今天看起来很不高兴，我注意到你哭过了，中饭也没有吃，是不是想家了”。病人的回答可证实或否定你的观察和猜想，若病人回答“是”，证实你的估计是对的，其后相应的护理措施应选择加强心理安慰，给予病人精神上的支持；若病人回答“我不是不高兴，只是感觉到头痛得厉害”，否定了你的估计，则应据此向医生报告，以便及时采取措施，尽快解决病人的痛苦。如果你的观察未经核实，也许会误解病人的行为，让病人继续忍受不必要的痛苦。

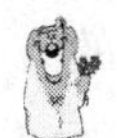

三、资料的分析和整理

将所收集的主、客观资料进行分类，并检查有无遗漏，再与正常值比较，归纳、思考病人的基本情况。

(一) 分类方法

1. 按资料收集的方法分类　可分为主观资料与客观资料。

(1) 主观资料：与护理对象交谈所获取的资料，包括其主诉，回答提问等内容。如对自己身体所患疾病的主观感觉、对各种症状的感受、身体状况评价、个人经历、求医目的、健康问题的认识等。只有病人自己才能说清楚的情况，属于主观资料。但在某些情况下，如昏迷病人、精神障碍病人、婴幼儿等不可能表达上述情况，只能由亲属代诉，也属于主观资料。

(2) 客观资料：通过观察、检查或借助各种实验室、医疗仪器检查所获取的资料，如体温、脉搏、血压、化验单、心电图、X 线等。

2. 按资料提供时间分类　可分为既往资料与现实资料。

(1) 既往资料：指在此次患病之前发生的有关健康问题的资料，包括既往史、治疗史、过敏史等。

(2) 现实资料：指现在发生的有关健康问题的资料，包括病人基本资料、现病史等。

但在实际情况下两种分类相互交错、相互组合。如既往资料中，既有主观资料，也有客观资料；客观资料可以是既往资料，也可以是现实资料。

3. 按 Maslow 的“人的基本需要层次”分类

(1) 生理需要：体温、脉搏、呼吸、空气、水、饮食、睡眠、适宜的温湿度以及正常活动和排泄的需要，感、知觉情况的异常等都涉及生理需要，是人生存所必须满足的基本需要。

(2) 安全需要：病人患病后对生命的危机感，对新的诊断和治疗方法安全性的怀疑，对药物不良反应、手术的安全和手术效果的担忧，对疾病预后的顾虑，对病情恶化的恐惧，对医院环境不熟悉，走路容易摔倒的安全问题等。当安全需要不能满足时，病人可能会有恐惧、不安的感觉。

(3) 爱与归属的需要：病人在陌生的环境中需要温暖、友爱，有被人同情关怀的需要。如果不被人接受、不被人需要、不受人喜欢，就会感到孤独。如想家、想孩子，希望有人来探望等。

(4) 尊敬与被尊敬的需要：病人住院后，由于角色的转换而必须听从医护人员的嘱咐，为此医护人员要满足病人自尊的需要，禁忌用教训、命令的口吻对病人说话。人患病后往往希望医生、护士对自己重视，怕因容颜改变或患某些疾病被人看不起。如病人“我什么都不行”，“我恨自己不能起床去厕所”，“你们应该听听我的意见”等言语的表达，是希望医生、护士对自己重视。

(5) 自我实现的需要：担心住院影响工作和学习而焦虑不安，急于参与社会工作或参与决策；因疾病停止学习或工作而产生失落感，盼望康复后再去参加工作，完成某一任务，做出某些成就。

Maslow 的基本需要理论，将人的生理需要（即低级需要）和心理需要（即高级需要）分为5个层次，呈金字塔的结构形式排列：塔尖为自我实现，塔底为生理需要，排列顺序依次为自我实现—自尊—爱与归属—安全需要—生理需要。护士的护理活动就是满足病人的需要。按照这一理论，病人入院后，护士首先应满足其舒适、饮食、休息、睡眠等生理需要，而有的需要可延缓或改变满足时间，但这些需要仍然存在。按人的基本需要为基础，可从以下几个方面进行资料的收集：① 社会心理状况：包括病人的职业、单位、职务、受教育程度、宗教信仰、家庭成员、经济状况、居住条件，病人在家庭中的地位等；② 精神情感状况：包括病人的感知能力、对压力的反应、对周围人和事物的反应，病人目前思考的问题，对自己目前状况的看法及自我形象的概念；③ 感觉状况：包括视觉、听觉、嗅觉、味觉、触觉、痛觉、温度觉等；④ 运动状况：如活动是否受限、对日常劳动和剧烈活动的承受能力等；⑤ 呼吸状况：包括呼吸道是否通畅、呼吸频率、呼吸音是否异常；有无吸烟史及持续时间，吸烟的量、种类；有无应用影响呼吸功能的药物，辅助呼吸等；⑥ 循环状况：如脉搏的频率、强弱、节律，心音是否正常，心率和脉率是否一致，血压是否正常，心电监护数据等情况；⑦ 营养状况：如饮食习惯，食欲、体重情况，有无义齿、吞咽困难、恶心、呕吐，胃肠手术史，胃镜检查结果等；⑧ 排泄情况：包括排泄习惯有无改变，导致排泄习惯改变的原因，有无特殊改变，如大小便失禁、腹泻、便秘、黑便、尿潴留、夜尿多等情况；⑨ 生殖系统：女性病人要了解月经史、生育史、计划生育情况等；⑩ 体温状况：包括病人对自我体温感觉情况，病人或家属对降温和保暖措施掌握程度，病人有无大汗、夜间盗汗，体温测量情况等；⑪ 皮肤状况：如皮肤的颜色、弹性、干湿度，有无皮疹及其他皮损，卫生习惯，及皮肤排泄情况；⑫ 舒适和休息状况：身体不舒适的原因，睡眠情况，疾病是否影响到睡眠；⑬ 环境状况：病人对住院环境是否有安全感，是否需要安全措施，是否有引起交叉感染的环境因素存在等。

4. 根据功能性健康型态分类(近年来应用较广泛) 每个功能型态都有一组共同的、类似的、互相关联的临床表现,因而在对每个型态的资料进行收集、整理、分析和判断的过程中,可产生护理诊断。

(1) 健康感知/健康管理: 病人目前的健康状况,既往的健康状况及感知情况,是否遵循和执行医护人员的指导,保健措施如何,病人是否存在不健康的行为(如个人卫生较差,生活方式不健康等)。

(2) 营养/代谢型态: 包括病人的营养、水分摄入、组织完整性和体温调节等情况。

(3) 排泄型态: 大、小便情况,即肠道和膀胱的功能。

(4) 活动/运动型态: 包括: ① 生活自理能力; ② 活动能力及耐力; ③ 疾病如呼吸功能、循环功能受损对活动的限制; ④ 活动有无辅助工具如轮椅、拐杖; ⑤ 锻炼情况。

(5) 睡眠/休息型态: 睡眠情况,是否失眠、需要安眠药,休息后体力是否容易恢复。

(6) 认知/感觉型态: 疼痛、视觉、听觉、味觉、触觉、嗅觉有无异常,思维情况及记忆能力等。

(7) 自我感知/自我概念型态: 指病人的自我认识和自我评价,如情绪状态、心理感觉等。

(8) 角色/关系型态: 指病人的各种角色,他们对角色的认识,以及疾病对角色的影响,如沟通有无障碍、家庭角色改变、工作角色改变等。

(9) 性/生殖型态: 指婚姻、生育情况,女病人的月经情况。

(10) 压力/应对型态: 对住院、疾病及各种事件的适应能力,对现实的态度。

(11) 价值/信仰型态: 指力量和希望的源泉以及对健康的信念、宗教信仰。

(二) 资料的核实

为保证收集到的资料真实、准确,需要对资料进行核实。

1. 核实主观资料 核实主观资料并不是护士不相信病人,而是因为有时病人自认为的正常或异常与医学上的正常或异常是不相同的,有时病人也会因对自己的病情发生恐惧而加以夸大或隐瞒,因而需要用客观资料对主观资料进行核实。如产妇认为"我的乳汁分泌很正常",而护士观察发现其婴儿经常因饥饿而哭闹,证明产妇的乳汁并不充足。

2. 澄清含糊不清的资料 如病人诉"排便正常",这项资料不够明确,护士需要进一步询问病人排便的具体情况,如次数、性状、排便是否费力等。

3. 请求别人检查 为了保证资料的有效性,应在核实主观资料的同时,对有些客观资料请别的护士检查。特别是由于病人病情危重,需要及时救治,在监测其生命体征及其他指标时,一定要准确无误,如由于环境及心理状态的影响,对监测结果有疑问时,应让其他护士重新检查。

4. 请护理对象验证 对有关心理、社会资料的评估,往往通过一次会谈所收集的资料不一定准确,因此应请护理对象验证,以确保资料的准确性。

(三) 检查有无遗漏

不管按哪一种类整理,均需按身、心两个方面进行整理,检查所收集的资料有无遗漏,然后做必要的补充,但不要只着眼于疾病而忽视心理、社会因素。

(四) 与正常值相比较

比较的目的在于找出异常情况。人在整个生命过程中不同的生长发育时期,其生理功能范围及各种生理、心理需要是有差别的。因此,护士必须掌握生长、发展的生理变化情况及心理学、行为科学的理论,根据不同年龄阶段、不同家庭、社会、文化背景并考虑个体差异等情况,如身高、体重、生命体征、认知情况、应对能力,全面分析比较后,判断哪些资料是异常的,并进一步找出引起异常的相关因素,从而为护理诊断提供依据。

(五)选择护理诊断

对分类整理好的资料,经过归纳、演绎、分析,选择护理诊断,包括:病人现存的健康问题、现存的及潜在的影响病人健康的危险因素,预测病人现存的健康问题。同时,应针对病人过去和现在对疾病的应对能力,以及需要进一步确立或排除的健康问题提出评估意见。

(六)分析、归纳

通过资料的分析整理,初步考虑以下几个问题。

1. 病人现在和过去的健康状况　包括病人目前主要症状、体征的病理性质及程度;病情的发展变化;既往的健康状态,包括营养、体质情况等。

2. 病人现在和过去的心理社会状况及应对方式　包括病人目前的心理状态;病人角色的适应;既往社会生活环境下对压力的应对方式等。

3. 存在的健康问题和潜在的危险因素　例如一脑梗死病人,平时身体健康,为普通平衡饮食,每餐 150 g,生活能自理,应对正常。患病后因右侧咀嚼肌无力有咀嚼困难,饮食改为软食、半流质,每餐 50 g;右侧肢体瘫痪,生活不能自理;焦虑哭泣。

初步考虑为:患病前,正常饮食型态、正常活动,运动型态、应对正常。患病后,营养失调、低于机体需要量(因咀嚼困难、饮食种类改变所致),躯体移动障碍、自理缺陷、个人应对无效、有皮肤完整性受损的潜在危险。

(李　萍)

项目二 健康史的采集

健康史(护理病史)的采集是护士必须掌握的基本技能,通过与病人交谈,了解病人所患疾病的发生、发展、变化过程和由此产生的躯体不适、活动障碍、心理反应,结合以往的健康状况、生活习惯、家庭背景、工作条件,予以判断病人目前存在哪些需要由护士解决的健康问题和需要观察、预防的潜在性健康问题。因此,健康史体现了以病人为中心的整体护理观。健康史的内容,即交谈的内容,是关于评估对象目前、过去健康状况及其影响因素的主、客观资料。其主要内容包括评估对象目前及既往的健康状况,影响健康状况以及护理对象对自己健康状况的认识与反应等。

提示

护士收集资料的目的与医生不同,医生关注的是病人的症状、体征、治疗及疾病的进展情况,找出病人所患疾病的有关病理资料做出医疗诊断;而护士是为了找出病人所存在的对健康问题的反应,如患病后病人有哪些不适,心理上有哪些反应,哪些基本需要未得到满足,日常生活能力受到的限制情况等。

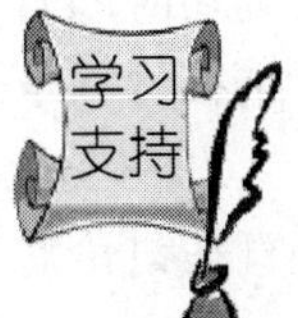

一、病人入院评估

(一)方法

1. 准备阶段

(1) 安排合适的环境:为了保证交谈不受干扰,询问病史时应尽量安排安静的环境、舒适的场所,光线、温度适宜,保证私密性。与轻病病人或家属交谈可请到办公室,坐定后进行;重病病人则可在床边进行,尽可能减少周围环境的影响,尽量避免站在病人对面,因为护士采取这种姿势会给病人一种居高临下或匆忙的感觉。在有多张病床的普通病房,护士应该运用自己的谈话技巧,弥补环境条件的不足,如声音大小的适度把握,设计隐秘问题应含蓄。

(2) 选择时间:交谈是一种情感的交流,时间选择得好,谈话往往能得到病人的配合。时间的选择应以方便病人为主，一般在病人入院事项安排就绪后进行交谈，以免引起病人焦躁不安。不应在病人就餐或其他不便时间内进行，以免影响病人的情绪。对待不同的病人，应选择不同的时机，当病人在抢救或痛苦时，除了必要的询问之外，应该避免交谈，详细健康史稍后补充或从其亲属处获得。

（3）确定交谈目的：在了解病人的基本情况和患病的基础上，确定交谈的目的和方式，健康史的采集要有的放矢、重点突出。主要在于了解病人患病后的感受，对疾病的认识及心理状况、日常生活习惯、住院带来的不便、对医疗护理的需求，以及其他双方共同关心的问题。

（4）参阅必要的资料：为了使交谈达到预期的目标，护士应对病人的基本情况及所患疾病的有关医学知识有所了解。如通过查阅门诊、急诊病史，了解该病人的姓名、年龄、入院诊断；通过查阅参考书籍，了解该病的主要表现、诊断和治疗措施。根据这些资料，初步确定交谈的方法。

2. 起始阶段　健康史的采集也是建立护患关系的开始，应注意病人的文化背景，护士应熟悉自己与病人的文化差异，以使谈话中自己的语言和行为能充分体现对病人文化的理解和尊重；注意病人的年龄，了解其参与交谈的能力，以便采取有效的沟通方法。为了创造融洽、平等的气氛，交谈开始时，护士应有礼貌地称呼对方并作自我介绍。如介绍姓名、本病室的其他医护人员，使病人有亲切感和被尊重感，这种平等的气氛对交谈的进行特别重要，避免使病人有被审问的感觉。随后可介绍病房的规章制度，交换对病室环境的看法（是否习惯，是否安静、温暖等）。谈谈入院的情况，在进行健康史采集前简单的聊天，可使病人和护士互相适应，但不要谈得过多，否则会使交谈离题太远。

3. 探讨阶段　这一阶段是健康史采集的主要阶段，护士处于主导地位，可根据交谈的目的提出问题，在护士和病人相互比较熟悉，双方感觉良好的情况下，可向病人说明交谈的目的。如“为了使您在住院期间得到更好的护理，我想了解一下您的病情和生活习惯，您看可以吗？”等等。以后再按入院评估内容、顺序逐步进行交流，交流中要注意非语言沟通，如交谈中与病人的视线保持接触，运用必要的手势，保持适当的距离，适时微微点头或应答，避免分散病人注意力。为了准确有效地获得资料，询问者应注意以下几点。

（1）时间程序：交谈一般由主诉开始，有目的、有层次、有顺序地进行。提问应简单明了。在简要现病史的采集中应按症状或体征出现的先后次序询问，应问清症状开始的确切时间直至目前的演变过程。护士可用以下方式提问，例如“您哪儿不舒服？”，“嗯……”，“请接着往下讲”，“以后怎么样？”以便病人易于理解和回答。避免使用生涩、难懂的医学术语。

（2）使用过渡语言：即向病人说明即将讨论的新话题及其理由。如“我们一直在讨论您本次的住院情况，现在我想问问您过去的病情，可能与本次疾病有关。”

（3）掌握交谈速度：一般应多听少问，护士提出问题后，要做一个有效的倾听者，应专注、耐心地倾听病人按自己的方式或程序自由地叙说，不要轻易打断病人的话语，要注意全面观察病人的非语言行为所传递的信息，让病人有足够的时间回答问题。如果偏离交谈目的，可客气地穿插些与评估内容相关的问题，使话题转回，如“您讲的那些情况我已经知道，现在请再谈谈关于咳嗽的情况吧。”

（4）应用合适的提问方式：在交谈时，护士应该灵活地运用不同的提问方式与病人进行交谈。对病人的陈述要表示理解、认可、同情，要给病人充分的时间回答问题。

1）开放式提问：这种提问方式比较笼统，能诱发病人说出自己的感觉、认识、态度。一般常用于交谈开始，让病人像讲故事一样叙述自己的病情。如“您这次住院有哪些不舒服?”或从某一项目开始，如“请告诉我您过去的健康状况。”

2）封闭式提问(直接提问)：这种提问方式比较具体，病人只需要用简单的几句就能够说明具体的问题。如“您何时开始腹痛的呢?”，“您腹痛有多久了?”

3）直接选择式提问：这种提问方式要求病人回答“是”或“不是”。如“腹痛前是否进食过不洁食物?”

应注意病人最易受到暗示，因此开始提问时应避免直接提问，如不应问“您失眠吗?”而应该问“您睡眠习惯如何?”。也不应该作提示性诱问，如“您是不是下午发热?”而应问“您发热一般是在什么时间?”。否则病人在不理解的情况下顺口称是，则影响健康史的真实性。只有在采集一些特定的有关细节时，才用直接提问，但不要使用连续提问，如“您家族中有谁患过癌症、糖尿病、心脏病或高血压吗?”，这类问题应逐一提问，让病人有思考的时间。

提示

以下是从开放式到封闭式提问的例子。

护士：请告诉我这次住院您哪里不舒服？（开放式提问）

病人：近2周，我的胃一直在痛，就在这儿(指痛的地方)，在肚脐上方。

护士：请告诉我您痛的情况。（开放式提问）

病人：痛得非常厉害。

护士：疼痛像什么样？（封闭式直接提问）

病人：像烧灼一样。

护士：痛在深处还是在表面？（封闭式直接选择提问）

病人：是在相当深处。

护士：疼痛部位有无变动？（封闭式直接选择提问）

病人：没有。

护士：您感到哪些情况使疼痛更厉害？（封闭式直接提问）

4. 结束阶段　一次成功的交谈，一定要安排良好的结束。当已取得必要的资料，准备结束谈话时，可向病人简单复述一下谈话的重要内容以纠正错误，并对病人提出的疑虑作出必要的指导。如对治疗的顾虑、对环境的陌生、作息如何安排、家属的探视时间等。在结束谈话前，宜再问一下“您还有什么事要说吗?”，然后告知今天暂谈到此，如有需要下次再联系，以结束交谈。

（二）内容

1. 一般资料　包括姓名、性别、年龄、民族、职业、婚姻、文化程度、病史供述人、联系地址及电话、联系人、入院日期、入院方式、入院诊断、入院介绍、主管医师、主管护士(师)、收集资料时间。

2. 简要病史

（1）主诉：病人本次就诊最主要的症状、体征及其持续时间。也是病人本次就诊的最主要原因。主诉记录应高度概括，文字要简明扼要，不宜过多，避免用诊断术语或病名。如"吞咽困难进行性加重已半年"，提示有食管疾患的可能；"腹痛、腹泻、脓血便 1 天"，多为急性肠道感染；"活动后心悸、气急 2 年，全身水肿 3 天"，多为慢性心血管疾病；"突然发热、头痛、呕吐 2 天，昏迷半天"，多为颅内急性感染性疾患。

（2）简要现病史：现病史是围绕主诉详细描述病人自患病以来疾病的发生、发展和诊疗、护理的全过程，是病史的主体部分，也是对主诉进行更细致、更具体的描述。其内容如下：

1）发病情况：包括起病时间、病情缓急、病程长短、有无前驱症状或诱发因素。

2）主要症状的特点：包括部位、性质、程度、发作时间、持续时间、导致症状加剧或缓解的因素。

3）伴随症状：指与主要症状同时或随后出现的其他症状，应问清其与主要症状之间的关系及其演变。

4）病情的发展与演变：包括患病过程中主要症状的变化及有无新的症状出现。按症状发生的先后，一一进行描述。问清症状是持续性还是间歇性，是进行性加重还是逐渐减轻或持续未变；是规律性或周期性发作，还是时愈时发。哪些症状减轻、消失了，又有哪些新症状出现，其性质有无改变及其改变的时间和可能的原因。如胰头癌所引起的梗阻性黄疸常为持续性，并进行性加重，而胆总管结石引起的梗阻性黄疸可时轻时重。如有心绞痛病史的病人，此次发作疼痛加剧，持续时间延长，口含硝酸甘油片不能缓解者，则应考虑心肌梗死的可能。如肝硬化病人出现情绪、睡眠和行为异常等新症状时，可能是肝昏迷的征兆。

病情的发展与演变可揭示出疾病的规律性、复杂性，并可推断病情的发展趋势，对医疗、护理诊断的意义很大。

5）治疗经过：包括医疗诊断，病后曾在何时何地就诊，作何检查，用药情况等诊疗、护理措施及其效果怎样？若已进行过治疗，则应问明使用过的药物名称、剂量和疗效。

6）主要的辅助检查结果：如实验室检查、心电图、X 线检查、超声波检查等。

（3）重要的既往健康史：既往健康史是关于病人过去健康状况和曾经患病经历，特别是与现病有密切关系的患病情况。其目的是了解病人过去主要的健康问题、治疗经过及对自身健康的态度。既往健康史主要内容如下。

1）病人对自己既往健康状况的评价：如平素身体是健康还是体弱多病。

2）与现病史有关的所患疾病的情况：如肝硬化病人既往有无肝炎病史。

3）预防接种史：包括预防接种时间及类型。

4）有无外伤、手术史。

5）居住或生活地区的主要传染病或地方病流行情况。

6）冶游史：详细询问病人有无与性病病人接触史、自己曾否患过性病。

7）既往住院病史：包括住院原因、住院时间、治疗及护理情况。

（4）家族健康史：了解病人双亲、兄弟、姐妹、子女的健康与疾病情况，特别应询问是否有与病人相同或相似的疾病，有无与遗传有关的疾病。如血友病、遗传性球形细胞增多症、糖尿病、高血压、心脏病、肿瘤、精神病、哮喘等具有遗传倾向的疾病史。

(5) 婚姻、生育史：对成人应询问婚姻状况，包括婚否、离婚年龄、对方身体健康状况、性生活情况、夫妻关系等。对女病人应询问月经史及生育史；对育龄期女性应询问其月经初潮年龄、月经周期和经期天数、月经的量和颜色、经期表现及有无痛经和白带异常等；对已绝经的女性还应问清末次月经日期。

(6) 过敏史：包括药物、食物、环境因素中已知的过敏物质，以及机体的特殊反应、脱敏方法。

3. 生活状况及自理程度评估

(1) 饮食型态：病人的饮食种类(喜好的饮食、忌食)、营养搭配、摄入情况、食欲、咀嚼及吞咽情况。

(2) 睡眠/休息型态：病人的睡眠习惯，如早起早睡、睡午觉等；休息后体力恢复情况；有无失眠、是否需要辅助睡眠措施。

(3) 排泄型态：病人排便、排尿情况以及有无排便异常。

(4) 健康感知/健康管理型态：病人保持健康的能力以及寻求健康的行为；生活方式及遵守医嘱情况。

(5) 嗜好或兴趣：如烟酒嗜好以及其他的兴趣爱好。

(6) 活动/运动型态：有无感觉障碍，有无自理能力、活动能力、活动耐力改变以及有无躯体活动障碍。

4. 心理社会方面评估　心理社会评估与身体评估不同，因为这方面资料多数为主观资料，收集较为不易，进行分析和判断也较困难，很难用“正常”和“异常”来划分。心理社会评估的方法可采用观察法和会谈法，必要时可采用心理测量学方法，评估时要注意灵活性和特殊性。

(1) 认知/感知及自我概念型态：通过观察及会谈，了解病人外表与行为、语言沟通能力、思维过程、认知能力判断。

1) 情绪状态：包括镇静、悲哀、易激动、焦虑、恐惧、孤独、沮丧、欣快、敌意、无反应等。

2) 心理感受：包括害羞、负罪感、无用感、无能为力、孤独无助、自我否定等。

(2) 角色/关系型态

1) 就业状态：有固定职业、短期丧失劳动力、长期丧失劳动力、失业。

2) 角色问题：有无角色概念冲突、角色行为冲突、缺乏角色意识、否认角色等。

3) 社交：有无孤独感、被遗弃感、语言交流障碍；是否愿意与人交往等。

(3) 压力/应对型态：是指人体对应激源(如疾病、灾难、生离死别、搬迁、就业、人际关系纠葛)的应激情况。可询问病人平时的睡眠状态、精力和食欲情况，以及在以往工作和生活中发生上述情况时，睡眠和食欲有无变化，以此来评估病人的应激水平和应对能力。

1) 住院顾虑：有无经济问题、自理能力问题及其他问题。

2) 近期有无特殊事件发生(应激源)及适应的能力，如能独立解决问题还是寻求别人帮助、依赖别人解决。

3) 对现实的态度：能正确面对现实还是逃避现实、否认现实、推卸责任等。

4) 家庭对病人健康的需要：是否忽视或不能满足病人的需求，需要寻求帮助或过于关心。

（4）价值/信仰型态：有无宗教信仰及困惑。

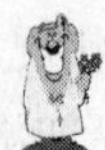

二、住院病人护理评估

（一）方法

对护理分管小组的病人根据病情的需要，决定评估的时间和内容。如病情危重且不稳定，则需要每班评估；病情重但较稳定则需要每天评估；病情稳定则可隔天评估一次。评估内容一般按本组病人的疾病性质、病种特点，事先设计“住院病人护理评估记录表”，在护理查房时逐一进行评估、记录。

（二）内容和方法

（1）观察询问病人的一般情况，包括情绪、饮食、舒适度、自理能力、活动情况、睡眠情况、安全情况。

（2）病人的主要症状是好转还是恶化，包括诱发因素、性质、程度、时间、部位等。

（3）病人的用药情况，包括疗效、不良反应等。

（4）重要的辅助检查情况，包括检查前的准备、检查中的情况、检查后的反应等。

（5）有无氧气吸入、导尿、引流及静脉输液，情况如何。

（6）简单的体格检查，包括生命体征、按病情需要选择性地对神经系统、循环系统、呼吸系统、消化系统、皮肤黏膜等情况作相应的检查。

（7）抢救设施及情况，如气管切开、人工呼吸器、双气囊三腔管压迫止血等。

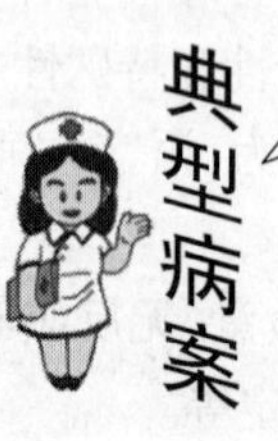

典型病案

某病人，男性，53岁，溃疡病并发上消化道出血，目前正在静脉补液。住院第2天早晨，护士作住院评估的情况为：

护士：刘先生早上好！我是您的责任护士小王，我昨天来问过您病史，您是否还认识我？

病人：哦！小王，我记得。

护士（一面检查病人的补液情况）：刘先生昨天晚上睡得好不好？

病人：睡得不好，我整晚都没有睡好。一来是因为换了一个环境；另一方面工作、生活都没有安排好，因此想得比较多。

护士：是的，换一个环境是会睡不着觉。关于您的想法，等一会我们再好好聊聊好吗？

病人：好啊！

接着护士询问了病人的大便情况（次数、排便时间、颜色、性状、量），有无上腹部疼痛，用药情况；为病人测量脉搏、血压，检查病人的皮肤、黏膜颜色，评估出血程度；检查腹部有无压痛等。

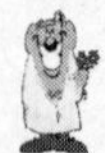

三、注意事项

（1）调查收集资料的关键在于得到病人的信任，护士高雅的气质、和蔼的态度、良好的语言修养是取得信任的首要条件。当病人感到平等、受到尊敬时，才可能坦诚相告。

（2）正确运用人际交往与沟通技巧，语言要通俗易懂、避免使用医学术语，如“黄疸”、“端坐呼吸”。如果使用术语必须作适当的解释。如“你是否有血尿,就是有没有尿色变红的情况?”

(3) 对外观异常者不显露惊奇,对难以相处的病人不厌恶,对病人的错误观点不要直接批评。

(4) 除危重病人必须立即抢救外,对一般病人,应于入院后 2 h 内完成,“入院评估”记录应在 24 h 内完成。

(5) 护理病史应尽量询问病人本人,对重症、意识不清者则可由家属代替。

(6) 对心理、社会方面的评估资料,护士应尽量摒弃偏见,坦诚接受病人所有信息,并按原话记录。

(7) 尊重病人的隐私权,回避病人不愿提及的问题,对病人不愿讲的内容,不要追问。

【附录一】交谈举例

病人:王女士　年龄:45 岁　职业:干部　民族:汉　3 天前突然高热,频繁咳嗽入院。

护士:张　莉　年龄:35 岁　于病人入院后 1 小时对病人进行评估。以下是护患交谈的内容:

护士:您好! 王女士,我是您的主管护士,您在住院期间有什么问题、有什么需要可以随时提出来,我们尽量帮您解决。

病人:谢谢!

护士:您现在身体感觉如何? 可以谈谈您的情况吗?(在患者侧面小凳上坐下)

病人:可以,我现在感觉主要是全身燥热、难受。

护士:住院的主要原因是什么?

病人:高热。

护士:几天了?

病人:3 天。

护士:在什么情况下发生的高热呢? 在家测体温了吗?

病人:前天下午,在我下班途中突然下雨,我没有带雨披,被雨淋着了。回家 1 h 后,就感到身上发冷,盖上被子就躺下了,不一会儿全身燥热,一测体温已 39.3℃。

护士:您做了哪些处理? 用药了吗?

病人:喝了 2 杯热水,吃了 1 片退热药,还吃了 2 粒阿莫西林。

护士:效果如何? 体温降了吗?

病人:半个小时后,又量体温还是 39℃,没有什么改变。

护士:除了高热,还有别的问题吗?

病人:咳嗽,这儿还痛(用手指右侧下胸部),尤其是在咳嗽时疼得更厉害,还有点呼吸困难。

护士:痛起来有什么感觉?

病人:就像刀割一样难受,吓得不敢呼吸。

护士：有痰吗？什么颜色？

病人：刚开始没有，今天咳嗽时有痰，痰的颜色较暗，我也说不清。

护士：再咳时，把痰吐在空纸杯子里，让我看一看。

病人：好的。

护士：今天感觉如何？

病人：今天与前两天比起来，咳嗽时痰更多了，而且还有点头痛，胸部疼得也厉害些。

护士：以前出现过类似的情况吗？身体怎么样？

病人：没有，这是第1次，原来身体除了感冒没有得过什么病。

护士：哦，那生病后，心里有什么想法，能说说吗？

病人：刚开始以为还是一般的伤风感冒，没想什么，可后来重了，心里有点担心就赶快来看病了，医生说肺炎，应该住院治疗，就马上住院了，想快点治好。

护士：家里谁陪着来了，单位知道吗？医药费能报销吗？

病人：我爱人出差了，孩子上高中，我自己来的，还没有告诉他们，孩子回家后没人做饭，怕他上学迟到。在单位请假了，领导让安心治疗，药费可以报销70%。

护士：我可以帮你通知家里，孩子长大了，可以自理了，如不放心，医院食堂的饭菜还可以，可先让他来这里就餐，我帮他解决。

病人：谢谢，那就麻烦你了。（咳嗽，护士帮助更换体位将痰吐在痰盂中，帮其倒了一杯热水）

护士：先喝点水，您知道现在给您用什么药吗？您对药物过敏吗？

病人：知道，输了一次"先锋"，我对药物不过敏。

护士：家里的老人身体好吧？有没有其他情况？

病人：我母亲有糖尿病，已经10年了，现老人身体还可以。

护士：您平时注意锻炼身体吗？参加什么体育活动？

病人：也不注意锻炼，平时上班紧张，偶尔星期天早上跑跑步。

护士：平时吃饭还好吧？喜欢吃哪一类食物？有喝茶的习惯吗？

病人：平时吃饭还好，基本上没有特殊的嗜好，偶尔喝点茶水。这两天不想吃。

护士：平时睡觉情况怎么样？

病人：不太好，容易失眠，不好入睡。

护士：哦，睡不着时，您如何处理？

病人：先看会儿杂志，慢慢就入睡了，如还睡不着就吃1片地西泮（安定）。

护士：哦，常服药吗？

病人：偶尔，尽量不用。

护士：大小便正常吗？

病人：平时还正常，一般2天大便1次，但这两天没有解。

护士：您安心治疗，如有什么不舒服可以告诉我。

病人：谢谢关照。

【附录二】采集健康史交谈指引

1. 如何询问简要病史

(1) 请叙述一下您的生病情况,这次为什么而住院?

(2) 您感到哪里最不舒服? 还有哪些不适? 患这种病有多长时间?

(3) 您认为是什么原因使您生病的?

(4) 您的病情是逐渐好转,还是越来越严重? 有哪些因素使您的病情渐好转或恶化?

(5) 您曾经看过医生没有? 做了哪些检查,检查结果您是否了解?

(6) 您是否用过什么药物? 用药的结果如何? 有没有药物过敏?

(7) 您以往身体情况如何? 有没有什么疾病,如慢性咳嗽、心跳气急、头痛、小便出血、腹胀、腹泻等(不要使用连续性提问,应分别问清)。

(8) 亲属中有没有患同样疾病的?

(9) 对女病人要了解月经史、生育史。

2. 如何了解生活状况及自理程度

(1) 您每天三餐的进食情况和饮食习惯,有无其他辅助食品?

(2) 每天进液体的情况? 喜欢哪种饮料,如茶、白开水、咖啡?

(3) 近来食欲如何? 最近体重是减轻还是增加(具体数量)?

(4) 您喜欢吃哪些饮食? 忌讳什么食物,吃哪些食物后会感到不舒服?

(5) 牙齿及吞咽有无问题?

(6) 皮肤是否干燥或有无破损? 平时皮肤破损后,伤口愈合得好吗?

(7) 每天的睡眠时间及习惯,入睡时间、睡多久、什么时候起床、是否午睡?

(8) 入睡是否困难? 需要什么帮助? 是否容易做梦? 有无早醒、睡眠中断情况?

(9) 睡醒后第 2 天精力是否充沛?

(10) 大便习惯如何? 排便有无规律、次数、性质,排便时有无不适?

(11) 排尿规律如何? 每天小便情况、次数、量及有无失禁?

(12) 是否出汗较多? 汗液有无气味?

(13) 平时是否有吸烟和饮酒的嗜好? 多少时间、数量?

(14) 平时喜欢什么娱乐活动,下棋、打牌、听音乐、看小说?

(15) 您每天是否进行锻炼? 参加何种锻炼?

(16) 您视力和听力有没有障碍?

(17) 列出下列活动能力,是否能自理或需何种帮助?

翻身　起坐　站立　行走　进食　穿衣　如厕　沐浴　修饰　购物　洗衣　做饭　扫地等家务劳动

3. 如何了解心理社会情况

(1) 家住何处? 家里有哪些成员? 如何联系? 您到一个陌生的医院环境有什么想法?

(2) 是否结婚？您生病期间由谁来照料您的孩子？

(3) 住院以前从事什么工作，工作和学习是否顺利？治病有什么困难？经济收入如何？有无医疗保险？

(4) 在您住院时有哪些家人来照顾您？

(5) 您的亲密朋友是谁？在您的生活中谁对您最有帮助？

(6) 家庭对您生病或住院有什么看法？有无思想负担？

(7) 当有困难时，您从何处寻求力量和帮助？

(8) 是否是少数民族？有无宗教信仰？

(9) 您是否感到容易发怒、烦恼、恐惧或焦虑？这时候您采取什么措施？能否控制？

(10) 当生活中遇到问题或困难时，您是如何处理的？是自己决定还是与他人商量，大多数情况下都能成功吗？

(11) 您感到有家属和朋友陪在身边，感觉是否好一些？

(12) 您是否经常处于紧张状态？需要用药物镇静吗？

上述问题仅作为初学学生在询问病史时作参考，具体应用时要结合病人的年龄、社会背景、文化程度、习惯用语等进行用词，不要生搬硬套地逐条提问，这样会使病人感到你是在背书或者完成任务，而不是为他解决问题，也会影响病人对你的信任，产生厌烦心情，不愿回答你的问题。

（李　萍）

第二章　常见症状评估

1. 能正确表述常见症状的评估要点。
2. 能熟练列出常见症状的护理诊断。

项目一　发　　热

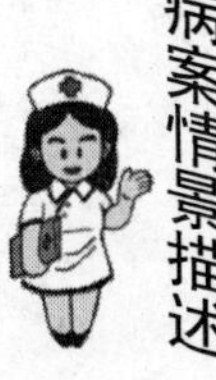

内科一病区，7床某病人夜间出现面颊潮红、寒战、呼吸急促，当班护士为其测量体温为40℃。

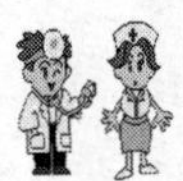

项目分析

对于发热的病人，在临床上全面评估病人需要哪些资料？如何观察病情变化？

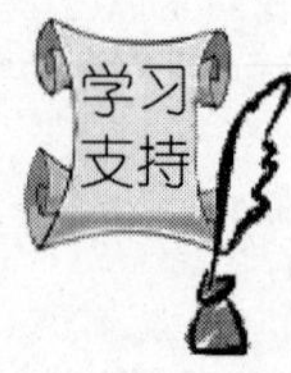

发热是在致热源作用下或各种原因引起体温调节中枢功能障碍时，机体产热大于散热，而使体温升高超过正常范围。正常人体温一般为36~37℃。一般而言，当腋下温度超过37℃或口腔温度超过37.5℃，一昼夜体温波动在1℃以上者即称为发热。发热的临床经过一般分为3个阶段。

1. 体温上升期　此期常有疲乏无力、肌肉酸痛、皮肤苍白、畏寒或寒战等症状。

2. 高热期　体温上升达高峰之后保持一定时间，持续时间的长短可因病因不同而异。

3. 体温下降期　由于病因的消除，致热原的作用逐渐减弱或消失，体温中枢的体温调节点逐渐降至正常水平，使体温降至正常水平。表现为出汗多、皮肤潮湿。

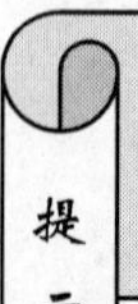

发热反映疾病的性质、严重程度及病情的发展和变化，是诊断疾病和观察病情演变的一个重要征象。

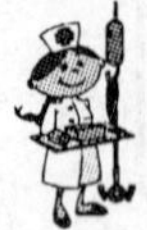

实训活动

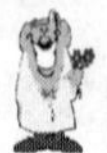

一、常规监测

监测体温、脉搏、呼吸、血压，并观察病情变化。

(1) 定时测量体温，绘制体温图线。

(2) 体温升高时，脉搏、呼吸也随之加快，但伤寒及某些病毒感染时则出现相对缓脉。

(3) 发热伴中毒性休克时，脉搏细数，血压下降或测不出。

(4) 过高的体温可使病人的中枢神经功能发生变化而出现谵妄或惊厥。

(5) 高热或持久发热者可因能量消耗过多而消瘦、失水或虚脱。

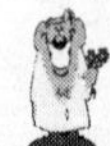

二、评估发热程度及热型

1. 发热程度

低热	37.5~38℃
中等度热	38.1~39℃
高热	39.1~41℃
超高热	41℃以上

2. 热型

(1) 稽留热：体温持续在39～40℃间，24 h内波动范围不超过1℃，持续数天或数周。见于肺炎链球菌肺炎、伤寒等。

(2) 弛张热：体温高达39℃以上，体温最低时仍高于正常，24 h内体温波动范围大，可达2℃以上。见于败血症、风湿热、化脓性炎症等。

(3) 间歇热：发热期与无热期交替出现，无热期（间歇期）可持续一至数天，如此反复发作。见于疟疾、急性肾盂肾炎等。

(4) 不规则热：发热无一定规律，持续时间不定。见于肺结核、风湿热等。

目前，由于抗生素、激素、退热剂的广泛应用，热型可变得极不典型。此外，热型也与个体反应性的强弱有关，如老年人休克型肺炎时可仅有低热或无发热，而不具备肺炎的典型热型。

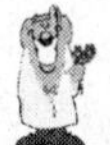

三、评估是否伴随其他相关系统症状

如是否伴随咳嗽、咳痰、咯血、腹痛、腹泻、尿频、尿痛、尿急、皮疹、头痛等。

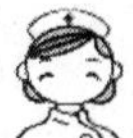

护理诊断

1. 体温过高　与病原体感染有关；与体温调节中枢功能障碍有关等。

2. 体液不足/有体液不足的危险　与发热后出汗过多和（或）入液量不足有关。

3. 营养失调，低于机体需要量/有营养失调、低于机体需要量的危险　与长期发热、代谢率增高及营养物质摄入不足有关。

4. 潜在并发症　惊厥或意识障碍。

相关链接

发热的病因有如下几点。

1. 感染性发热　见于局限性或全身性的各种病原体感染，如细菌、病毒、肺炎支原体、立克次体、螺旋体、真菌及寄生虫等感染。

2. 非感染性发热

(1) 变态反应：如风湿热、血清病、药物热、结缔组织病及某些恶性肿瘤。

(2) 内分泌与代谢疾病：如甲状腺功能亢进。

(3) 无菌性坏死组织吸收：物理、化学因素或机械性损伤，如大面积烧伤、内出血、创伤或大手术后的组织损伤；组织坏死或细胞坏死，如恶性肿瘤、白血病、急性溶血反应等；血管栓塞或血栓形成如心、脑、肺等器官的血管堵塞或血管炎所致肢体坏死等。

（4）体温调节中枢功能失常：见于中暑、重度安眠药中毒、脑震荡、脑血管疾病等。

（5）植物神经功能紊乱：如夏季低热，精神紧张或剧烈运动后低热，月经前及妊娠初期的低热等。

（6）其他疾病引起的发热：如心力衰竭、广泛性皮炎、鱼鳞病等皮肤疾病。

（王　杨）

项目二　疼　痛

疼痛为临床上常见的症状，是人体基本的防御功能，通常是由于机体组织受损伤等刺激而引起。

活动一　头　痛

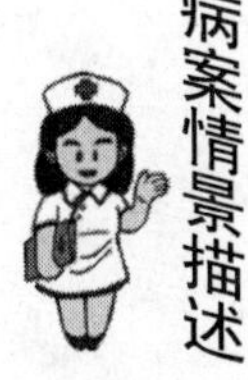

情景一：某高血压病人，突发剧烈头痛，伴喷射性呕吐。
情景二：某青壮年男性，常因焦虑、情绪紧张而发生头痛。
情景三：某青光眼病人，近期眼压升高，同时伴有额部疼痛。

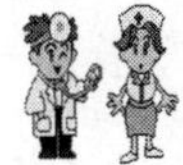

活动分析

对于头痛的病人，我们在临床上获取病人的哪些评估资料？对疾病判断有何意义？

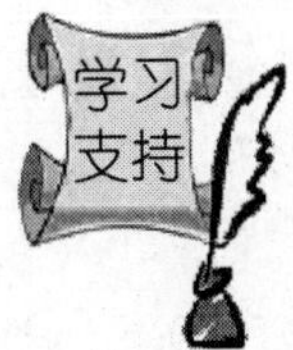

头痛是指额、顶、颞及枕部的疼痛。它是许多疾病的常见症状，有时也是某些急症的信号。引起头痛的病因很复杂，主要分以下几个方面。

1. 颅内病变

（1）感染：脑炎、脑膜炎、脑脓肿等。

（2）血管病变：急性脑血管病、高血压脑病、脑血管畸形等。

（3）占位性病变：脑肿瘤、颅内囊虫病或包虫病等。

（4）颅脑外伤：脑震荡、脑挫裂伤、颅内血肿、硬膜下血肿、脑外伤。

（5）其他疾病：偏头痛、丛集性头痛、头痛型癫痫等。

2. 颅外病变

（1）颅骨疾病：如颅骨肿瘤。

（2）颈部疾病：如颈椎病。

（3）三叉神经病。

（4）眼、耳、鼻、牙疾病。

3. 全身性疾病

（1）发热性疾病：急性感染等。

（2）心血管疾病：如高血压病、心力衰竭。

（3）中毒性疾病：如酒精、一氧化碳、有机磷、铅、药物中毒。

（4）其他疾病：如尿毒症、贫血、肺性脑病、系统性红斑狼疮、月经期头痛、中暑等。

4. 神经官能症　如神经衰弱、更年期综合征、癔病性头痛。

提示

头痛对于疾病的诊断及早期发现有着重要的意义，故应重视，并做好动态观察。

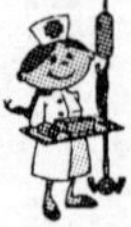

实训活动

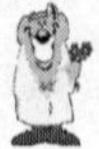

一、评估头痛的部位、性质

（1）一侧性头痛常见于偏头痛、中耳炎等。

（2）全头部痛常见于全身性疾病和颅内感染。

（3）急剧的头痛，持续不减，并有不同程度的意识障碍而无发热者，提示颅内血管性疾病（如蛛网膜下隙出血）。

（4）慢性进行性头痛并有颅内压增高的症状（如喷射样呕吐、缓脉、视乳头水肿），应注意颅内占位性病变。

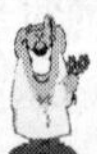

二、评估头痛的伴随症状

（1）头痛伴视力障碍见于青光眼或脑肿瘤等。

（2）头痛伴失眠、焦虑、健忘，见于神经官能症。

（3）头痛伴剧烈呕吐，为颅内压增高的表现。

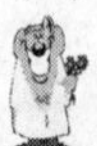

三、评估头痛所致的情绪波动

头痛会导致病人焦虑、恐惧。长期慢性头痛可影响病人的学习和劳动，甚至产生意志薄弱、情绪不稳、情感淡漠等心理、社会、生活方面的改变。

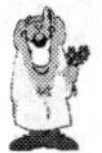

四、评估实验室检查

主要有头痛病人的头颅、颈椎 X 线摄片，脑 CT，脑血流图，脑血管造影及眼底检查等结果。

相关链接

头痛是因颅内外组织结构中的痛觉神经末梢，即痛觉感受器受到物理性的(如炎症、损伤或肿物的压迫)或化学性的(如去甲肾上腺素、5-羟色胺、缓激肽等)致病因子的刺激，产生异常神经冲动，经痛觉传导通路传达到中枢神经系统最终至大脑皮质而产生的。发生机制有：① 血管因素：各种原因引起的颅内外血管的收缩、扩张以及血管受牵引或伸展；② 脑膜受刺激或牵拉；③ 具有痛觉的颅神经和颈神经被刺激、挤压或牵拉；④ 头、颈部肌肉的收缩；⑤ 五官和颈椎病变引起；⑥ 生化因素及内分泌紊乱；⑦ 神经功能紊乱。

活动二 胸 痛

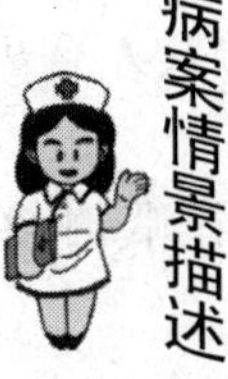

病案情景描述

情景一：某高血压病人，突发心前区持续剧烈地疼痛，伴胸闷、气急。

情景二：某壮年男性，因用力搬运重物，突发引起左侧胸痛，呈针刺样，同时伴有胸闷。

情景三：某病人，突遭车祸，引起胸部剧烈疼痛。

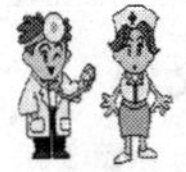

活动分析

对于胸痛的病人，我们在临床上获取病人的哪些评估资料？对疾病判断有何意义？

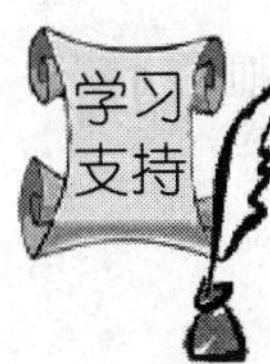

胸痛为临床上常见症状，是胸部神经受到刺激的一种反应。其疼痛的部位和程度，并不一定与病变的部位和轻重相一致。引起胸痛的原因主要为胸部疾病。

1. **胸壁疾病** 见于带状疱疹、流行性肋肌炎、肋软骨炎、肋间神经炎、肋骨骨折等。

2. 心血管疾病　心绞痛、急性心肌梗死、心肌病、急性心包炎、胸主动脉瘤、心脏神经官能症等。

3. 呼吸系统疾病　胸膜炎、胸膜肿瘤、自发性气胸、支气管炎、肺炎、肺癌、肺梗死。

4. 纵隔疾病　纵隔脓肿、纵隔肿瘤。

5. 其他疾病　食管炎、食管癌、食道裂孔疝、膈下脓肿、肝脓肿等。

提示

评估胸痛病人时，应详细了解其胸痛的部位、性质，胸痛发生的时间和持续时间，与体位或劳累的关系，伴随症状以及诱发、加重和缓解胸痛的因素。

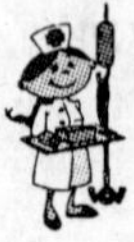

实训活动

（1）评估胸痛的部位及有无放射性疼痛：

1）胸壁疾病引起的疼痛部位固定且有局部疼痛。

2）肺及胸膜病变引起的胸痛，一般为单侧（病变侧），胸壁局部无压痛，呼吸或咳嗽时加重。

3）心绞痛与心肌梗死引起的疼痛，位于胸骨后或心前区，可向左肩、左臂内侧放射。

4）食管病变所致的疼痛常位于胸骨后，可有吞咽困难或在吞咽时疼痛加重。

5）膈或膈下病变引起的疼痛，多在右下胸部或上腹部，并可向右肩放射。

（2）评估胸痛的性质和程度：

胸痛的剧烈程度不一定与病情轻重相一致。如心绞痛呈压榨样疼痛；胸膜炎引起的胸痛常表现为刀割样疼痛；大叶性肺炎呈患侧胸部刺痛等。

（3）评估是否伴随吞咽困难、咳嗽、咳痰、呼吸困难等相关症状。

（4）评估伴随身心状况：

1）胸痛发生后患者可坐卧不安、焦躁、恐惧、精神不振等。胸痛可导致失眠而影响正常的工作和学习。

2）心绞痛、急性心肌梗死病人因剧烈胸痛常伴焦虑、濒死感，并有冷汗、血压下降、反应迟钝等现象。

3）心脏神经官能症病人伴多样化主诉和情绪反应。

相关链接

刺激因子如缺氧、炎症、肌张力改变、癌肿浸润、组织坏死以及物理、化学因子都可刺激胸部的感觉神经纤维产生痛觉冲动,并传至大脑皮质的痛觉中枢引起胸痛。

放射痛是指来自内脏的痛觉冲动直接激发脊髓体表感觉神经元,引起相应体表区域的痛觉。如心绞痛时疼痛除出现在心前区、胸骨后外,尚可放射至左肩、左臂内侧或左颈、左侧面颊部。

活动三　腹　　痛

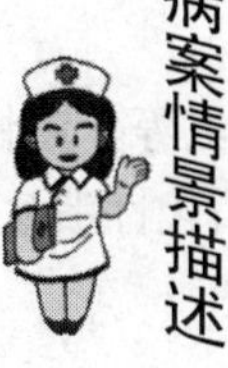

病案情景描述

情景一:某病人,有多年胆结石病史,因参加朋友婚礼,突发右上腹持续剧烈疼痛,伴呕吐。

情景二:某病人,突遭车祸,引起腹部剧烈疼痛,伴有面色苍白、神志不清。

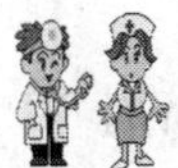

活动分析

对于腹痛的病人,我们在临床上获取病人的哪些评估资料?对疾病判断有何意义?

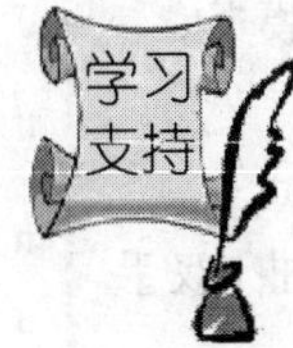

腹痛是支配腹部的神经受到病变刺激的一种反应。可由腹部或腹外器官疾病引起。临床上按起病急缓与病程长短可分为急性与慢性腹痛两大类,病因复杂。

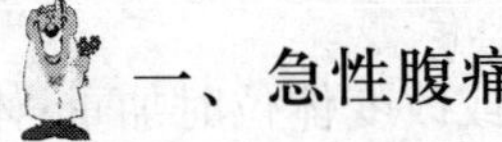

一、急性腹痛

(1) 腹膜炎症。

(2) 腹腔器官急性炎症:急性胃、肠、胰腺、胆囊炎,急性出血性坏死性肠炎。

(3) 空腔脏器阻塞、扩张:肠梗阻、胆道结石、泌尿系统结石、胆道蛔虫病。

(4) 脏器扭转、破裂:肠扭转、肠绞窄,肠系膜或大网膜扭转,卵巢扭转,肝脾破裂,异位妊娠破裂等。

(5) 腹腔内血管阻塞:缺血性肠病、夹层腹主动脉瘤。

(6) 腹壁疾病:腹壁挫伤、腹壁脓肿、带状疱疹。

(7) 胸部疾病:肺炎、肺梗死、心绞痛、心肌梗死、急性心包炎、胸膜炎。

(8) 全身性疾病:腹型过敏性紫癜、尿毒症、铅中毒等。

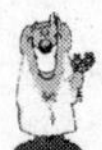

二、慢性腹痛

（1）慢性炎症：反流性食管炎、慢性胃炎、慢性胆囊炎、慢性胰腺炎、慢性溃疡性结肠炎、克隆病。

（2）胃、十二指肠溃疡。

（3）慢性胃扭转、肠扭转。

（4）包膜张力增加，如肝炎、肝淤血。

（5）腹腔内肿瘤。

（6）中毒及代谢障碍，如铅中毒、尿毒症。

（7）胃肠神经功能紊乱，如胃神经官能症、肠易激综合征等。

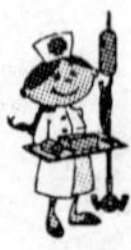

实训活动

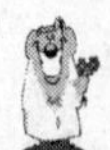

一、评估腹痛的起势与诱发因素

起病急，并在短期内腹痛加剧者多见于急性腹腔内脏炎症、结石或肠梗阻等。慢性腹痛一般起病缓慢、病程长、程度较轻，但腹痛可呈阵发性加剧，如慢性胃炎、消化性溃疡、慢性胆道感染等。胆绞痛可因脂肪餐而诱发；有腹部外伤史者应考虑内脏破裂。

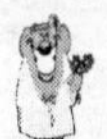

二、评估腹痛的部位

腹痛的部位常为病变的所在。胃痛位于中上腹部；肝胆疾病疼痛位于右上腹；脐周以肠炎、肠虫症多见。

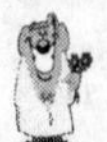

三、评估腹痛的性质

可呈阵发性、持续性或持续性疼痛，伴阵发性加重。表现为绞痛者，多为器官的管腔急性阻塞，如胆道结石、急性肠梗阻等；持续性广泛性剧烈腹痛见于急性弥漫性腹膜炎。

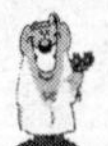

四、评估腹痛与体位的关系

急性腹膜炎病人腹痛在静卧时减轻，腹壁加压或改变体位时加重；体位踡曲，双手压腹辗转不安者，多提示腹绞痛。

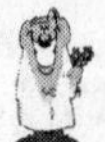

五、评估伴随症状

腹痛伴有发热者提示腹腔内脏炎性病变，如急性阑尾炎、腹膜炎等；腹痛伴腹泻者常见于急性肠炎；腹痛伴尿频、尿急和血尿者，多提示泌尿系病变。急性腹痛伴休克，应警惕腹腔内出血、消化性溃疡穿孔、出血坏死性胰膜炎等。

注意观察患者生命体征、全身情况的变化，尤其重点应放在腹部。此外，尚应注意实验室检查、X 线透视或摄片、B 超、CT 等检查结果。

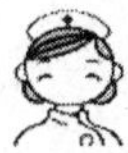

护理诊断

1. 疼痛　与颅内压增高所致脑膜受机械性刺激有关；与心肌缺血有关等。
2. 焦虑　与疼痛迁延不愈有关。
3. 恐惧　与剧烈疼痛有关。
4. 潜在并发症　休克。

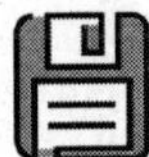

相关链接

腹痛发生可分为3种基本机制，即内脏性腹痛、躯体性腹痛和牵涉痛。

1. 内脏性腹痛　是腹内某一器官受到刺激，信号经交感神经通路传入脊髓，其疼痛特点为：① 疼痛部位不确切，接近腹中线；② 疼痛感觉模糊，多为痉挛、不适、钝痛、灼痛；③ 常伴恶心、呕吐、出汗等其他自主神经兴奋症状。

2. 躯体性疼痛　来自腹膜壁层及腹壁的痛觉信号，经体神经传至脊神经根，反映到相应脊髓节段所支配的皮肤。其特点是：① 定位准确，可在腹部一侧；② 程度剧烈而持续；③ 可有局部腹肌强直；④ 腹痛可因咳嗽、体位变化而加重。

3. 牵涉痛　是腹部脏器引起的疼痛，刺激经内脏神经传入，影响相应脊髓节段而定位于体表，即更多具有体神经传导特点，疼痛程度剧烈，部位明确，局部有压痛、肌紧张及感觉过敏等。

（王　杨）

项目三　水　　肿

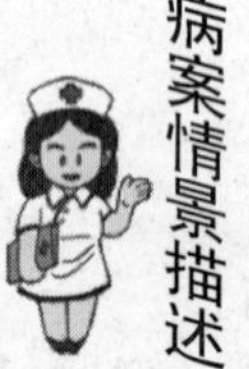

病案情景描述

情景一：某女性病人，因反复颜面、双下肢水肿及蛋白尿4年，近期病情加重而入院。

情景二：某男性病人，肝硬化多年，最近出现腹胀、食欲减退，B超示肝硬化、腹水。

情景三：某老年病人，慢性支气管炎、肺气肿20余年，近期咳嗽、咳痰及气急加重，同时出现双下肢明显水肿。

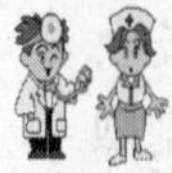

项目分析

对于水肿的病人，我们在临床上应获取病人的哪些评估资料？如何观察水肿的进展？

水肿是指人体组织间隙有过多的液体积聚。水肿可为隐性，也可为显性。组织液潴留较少，体重增加在10%以下，外观和指压凹陷不明显，称为隐性水肿；体重增加在10%以上，指压凹陷明显者，称为显性水肿。水肿又可分为全身性与局部性。当液体在体内组织间隙呈弥漫性分布时呈全身性水肿；液体积聚在局部组织间隙时呈局部性水肿。水肿的病因如下。

一、全身性水肿

1. 心源性水肿　见于右心衰竭，重者有胸腔积液、腹腔积液。
2. 肾源性水肿　见于各型肾炎、肾病综合征、高血压肾病、糖尿病肾病等。
3. 肝源性水肿　常见于肝硬化、肝癌。
4. 营养不良性水肿　常见于慢性消耗性疾病、贫血、维生素 B_1 缺乏等。
5. 其他疾病　甲状腺功能减退所致黏液性水肿、原因不明的特发性水肿、经前期水肿等。

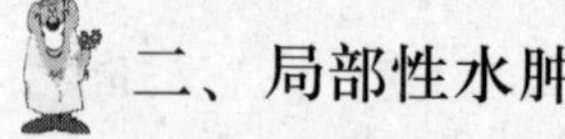

二、局部性水肿

常见于血栓性静脉炎、老年人静脉瓣功能不全、肢体静脉血栓形成、上腔静脉阻塞综合征、下腔静脉阻塞综合征、丝虫病，以及过敏等所致静脉、淋巴回流受阻及毛细血管通透性增加。

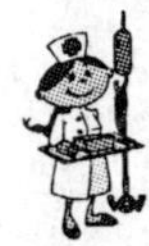

实训活动

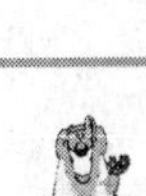

一、评估水肿的原因或诱发因素

既往有否心脏、肝脏、肾脏、内分泌和代谢性疾病史；有否营养不良；应用肾上腺皮质激素治疗，钠盐摄取过多等情况。

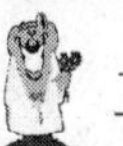

二、评估水肿出现的时间和部位

午后出现下垂部位水肿，以后逐渐向上蔓延至全身者多为器质性水肿。晨起眼睑、颜面水肿，以后发展至全身者是肾源性水肿的特点。心源性水肿首先发生于下垂部位，严重者可发生全身性水肿合并胸腔、腹腔和心包积液。另外，长期卧床者水肿先出现于骶部。

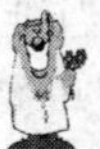

三、判断水肿程度

轻度者仅见眼睑、眶下软组织、胫骨前及髁部皮下组织水肿；中度者全身组织均可见明显水肿；重度者除全身组织严重水肿外，可有胸腔、腹腔和鞘膜腔积液。

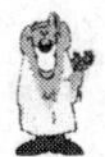

四、评估伴随症状

(1) 水肿伴肝肿大者常为心源性、肝源性，同时有颈静脉怒张者则为心源性。

(2) 水肿伴重度蛋白尿者则常为肾源性，而轻度蛋白尿也可见于心源性水肿。

(3) 水肿与月经周期有明显关系者可见于特发性水肿。

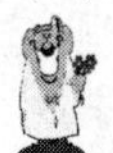

五、评估病人全身营养状态、皮肤完整性

有无黄疸、蜘蛛痣、心脏病体征，有无胸腔积液与腹腔积液、腹壁静脉曲张等；与水肿关系密切的实验室检查、X 线胸部透视或摄片；肝、脾超声波等检查结果。

提示

应检查水肿部位，注意分布及程度变化。

动态检测体重的增减是观察水肿消长最有价值的指标。

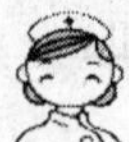

护理诊断

1. 体液过多　水肿与右心功能不全有关；与肾脏疾病所致钠、水潴留有关等。
2. 有皮肤完整性受损的危险　与水肿所致组织、细胞营养不良有关。
3. 活动无耐力　与胸、腹腔积液所致呼吸困难有关。
4. 潜在并发症　急性肺水肿。

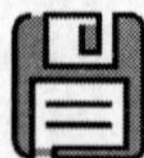

相关链接

在正常人体中，血管内液体不断地从毛细血管小动脉端滤出至组织间隙成为组织液，另一方面组织液又不断从毛细血管小静脉端回吸入血管中，两者经常保持动态平衡，因而组织间隙无过多液体积聚。保持这种平衡的主要因素有：① 毛细血管内静水压；② 血浆胶体渗透压；③ 组织间隙机械压力；④ 组织液的胶体渗透压。当维持平衡的因素发生障碍出现组织间液的生成大于吸收，则可产生水肿。

（王　杨）

项目四　咳嗽与咳痰

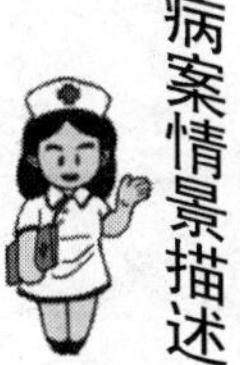

情景一：某男性老年病人，长期吸烟，反复咳嗽、咳痰20余年，以夜间及早晨起床时较明显，咳白色泡沫样痰，时呈黄脓痰，每日量约20 ml。

情景二：某壮年男性，因淋雨后，突发寒战高热，同时伴有咳嗽、咳痰，痰液呈铁锈色。

情景三：某老年病人，患冠心病20余年，近期胸闷、气急加重，同时咳白色泡沫样痰。

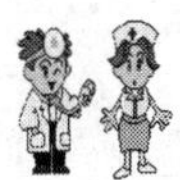

项目分析

对于咳嗽、咳痰的病人，我们在临床上获取病人的哪些评估资料？如何观察病情的进展？

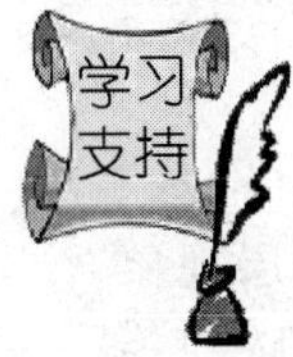

咳嗽是一种保护性反射动作，通过咳嗽反射能有效清除呼吸道内的分泌物或进入气管内的分泌物。但咳嗽严重时可影响工作和学习。咳痰是借助支气管黏膜上皮细胞的纤毛运动、支气管平滑肌的收缩以及咳嗽反射，将呼吸道内分泌物排出口腔的动作。导致咳嗽、咳痰的病因如下。

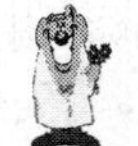

一、呼吸道疾病

从鼻咽部到小支气管整个呼吸道任何部位的黏膜受到刺激时，均可引起咳嗽。呼吸道各部位，如咽、喉、气管、支气管和肺受刺激性气体（如冷热空气、氯、溴、酸、氨等）、粉尘、异物、炎症、出血与肿瘤等的刺激，均可引起咳嗽。

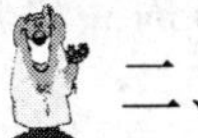

二、胸膜疾病

胸膜炎、胸间皮瘤或气胸、胸腔穿刺等，可引起咳嗽。

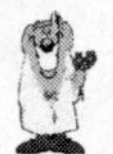

三、心血管疾病

当二尖瓣狭窄或其他原因所致左心衰竭引起肺淤血、肺水肿，或因右心及体循环静脉栓子脱落或羊水、气栓、瘤栓引起肺栓塞时，可引起咳嗽。

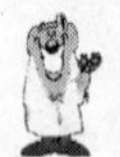

四、中枢神经因素

脑炎、脑膜炎可引起咳嗽。

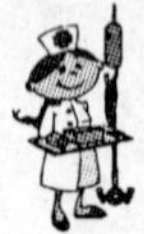

实训活动

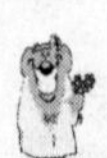

一、评估咳嗽出现的时间与节律

晨起咳嗽加剧，排痰多，见于慢性支气管炎、支气管扩张、肺脓肿；夜间咳嗽与左心衰竭、肺结核有关。急性咳嗽多见于呼吸道急性炎症或异物的吸入；慢性咳嗽多见于慢性支气管炎、支气管扩张、肺结核等。

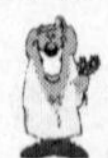

二、评估咳嗽的性质

干性咳嗽多见于急性咽喉炎、急性支气管炎、胸膜炎、大气道阻塞等，伴有痰液者与支气管炎症和肺炎、肺脓肿、支气管扩张等有关。

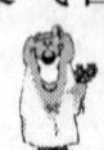

三、评估咳嗽的声音

音哑可见于喉炎、喉返神经麻痹；金属音多见于支气管癌、纵隔肿瘤等；犬吠样咳嗽见于气管受挤压及会厌、喉部疾患。

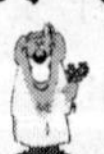

四、评估痰量

痰量检查多以 24 h 为准。痰量增多每天在 100 ml 以上，静置后有分层现象，上层为泡沫样，中层为浆液脓性，下层为坏死组织，见于支气管扩张、肺脓肿等。痰量减少提示病情好转，但如全身症状不改善，提示有支气管阻塞，使痰液排出不畅。

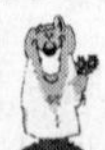

五、评估痰的性状、颜色和气味

痰有黏液性、浆液性、脓性、胶冻状、血性等。伴有恶臭者提示有厌氧菌感染；铁锈色痰多为肺炎链球菌感染；血性胶冻痰多为肺炎克雷白杆菌感染；粉红色泡沫样痰是急性肺水肿的特征。

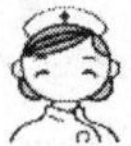

护理诊断

1. 清理呼吸道无效　与痰液黏稠有关；与咳嗽无力有关。
2. 活动无耐力　与长期频繁咳嗽有关。
3. 睡眠型态紊乱　与夜间频繁咳嗽有关。
4. 知识缺乏　缺乏吸烟对健康危害方面的知识。
5. 潜在并发症　自发性气胸。

相关链接

咳嗽是由于延髓咳嗽中枢受刺激引起。刺激可来自呼吸系统以外的器官(如脑、耳、内脏)，但大部分来自呼吸道黏膜、肺泡与胸膜，经迷走神经、舌咽神经和三叉神经的感觉神经纤维传入，神经末梢传来的冲动经喉下神经、膈神经与脊神经分别传到咽肌、声门、膈与其他呼吸肌，引起咳嗽动作。

正常支气管黏膜腺体和杯状细胞只分泌少量黏液，使呼吸道黏膜保持湿润，当咽、喉、气管、支气管和肺因各种原因使黏膜或肺泡充血、水肿、毛细血管通透性增高和腺体、杯状细胞分泌增加，漏出物、渗出物(含白细胞、红细胞、吞噬细胞、纤维蛋白等)及黏液、浆液、吸入的尘埃与组织破坏产物，一起混合成痰。

(王　杨)

项目五　咯　　血

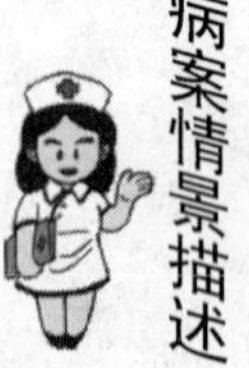

情景一：某男性病人，反复咳嗽、咳痰、咯血10余年，胸部CT示右下肺囊状支气管扩张。本次因"上呼吸道感染"后又出现咯血，每日咯血量约100 ml，色鲜红。

情景二：某男性病人，60岁，刺激性咳嗽、间断少量咯血半月余。既往体健，吸烟30余年。

情景三：某青年女性，2个月来出现午后低热、乏力、消瘦及食欲减退，同时有咳嗽、咳痰。近1周出现少量咯血。

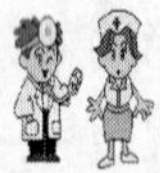

项目分析

对于咯血的病人，我们在临床上应获取病人的哪些评估资料？可能由哪些原因引起？如何观察咯血病人可能出现的并发症？

咯血是指喉及喉以下呼吸道任何部位的出血，经口腔排出者。咯血可分为痰中带血、小量、中等量或大量咯血。由于肺血管非常丰富，血容量高，而且存在两种血液循环，因此咯血的机会大，且易反复出现。大量咯血可阻塞呼吸道，易引起窒息；少量咯血可能是严重疾病或肿瘤的早期信号。咯血的原因很多，按部位可分为以下类别。

1. 支气管疾病　如支气管扩张、支气管内膜结核等。

2. 肺部疾病　如肺炎、肺结核、肺癌、肺寄生虫病、肺血管病（肺梗死、肺动脉高压等）、矽肺及尘肺等。

3. 心血管疾病　如风湿性心脏病二尖瓣狭窄及先天性心脏病等。

4. 其他　如肾综合征出血热（流行性出血热）、钩端螺旋体病等传染病和血液病。

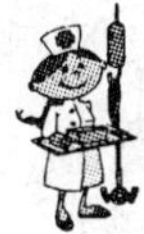

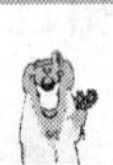

一、评估咯血病人先兆表现

咯血前病人先有喉头发痒、胸部不适、口有腥味或痰中带血丝，然后血液经咳嗽从口腔咯出。

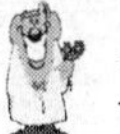

二、评估年龄

青壮年咯血多见于肺结核、支气管扩张、二尖瓣狭窄；若中年以上发病，且抽烟支数大于20支/天，烟龄超过20年，则应高度警惕肺癌。

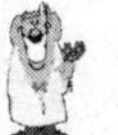

三、评估咯血量

咯血量少者只见痰中带血，每天咯血量少于100 ml者为小量咯血，100～500 ml为中等量，大量为超过500 ml或一次咯血量300～500 ml。大量咯血常见于支气管扩张、肺结核空洞等。

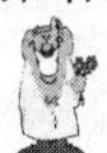

四、评估咯血颜色、性状

急性咯血为鲜红色；铁锈色痰多见于大叶性肺炎；砖红色伴胶冻样痰为克雷白杆菌肺炎；左心衰竭者咯粉红色泡沫样痰。

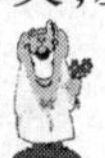

五、评估咯血伴随的身心状况

(1) 病人一旦发生咯血，均可出现不同程度的恐惧与焦虑。

(2) 少量持续咯血，常有精神不安、失眠、情绪不稳、胸部闷胀等。

(3) 反复多量咯血，病人常恐惧，引起交感神经兴奋，而出现心率、呼吸增快，血压升高，皮肤潮红、苍白，出冷汗等。

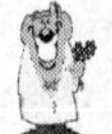

六、咯血并发症的观察

1. 窒息表现　若大量咯血过程中咯血突然终止，病人出现烦躁不安，表情恐怖，张口瞪目，双手乱抓，大汗淋漓，颜面青紫，口唇发绀，牙关紧闭，大、小便失禁，神志不清等，提示血液阻塞气管而发生窒息，随即将出现血压下降、心跳骤停，应采取措施紧急处理。

2. 失血性休克　大咯血后出现呼吸急促、心率加快、脉搏细数、血压下降、四肢湿冷、烦躁不安、少尿等休克表现，应立即予以纠正。

3. 继发感染　咯血后发热、体温持续不退、咳嗽加剧，肺部听诊有干湿啰音，提示伴发肺部感染。

4. 肺不张　咯血后发生呼吸困难、胸闷、气急、发绀，患侧的呼吸音减弱或消失，则为血块阻塞支气管所致肺不张。

提示

应仔细观察病情,注意病人体温、脉搏、呼吸、血压及神志变化;准确记录咯血量及24 h尿量;对窒息、休克、继发感染及肺不张等并发症做出准确判断。

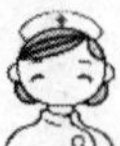

护理诊断

1. 体液不足　与大量咯血所致循环血量不足有关。
2. 有窒息的危险　与无力咳嗽所致大量血液潴留在气管有关。
3. 有感染的危险　与血液潴留在支气管有关。
4. 恐惧　与大量咯血及不知疾病预后有关。
5. 潜在并发症　休克。

相关链接

咯血与呕血的鉴别如表2-1所示。

表2-1　咯血与呕血的鉴别

鉴别要点	咯　血	呕　血
病因	肺结核、支气管扩张症、肺炎、肺脓肿、肺癌、心脏病等	消化性溃疡、肝硬化、急性糜烂性出血性胃炎、胆道出血等
出血前症状	喉部痒感、胸闷、咳嗽等	上腹不适、恶心、呕吐等
出血方式	咯出	呕出、可为喷射状
颜色	鲜红	棕黑、暗红,有时鲜红
血中混有物	痰、泡沫	食物残渣、胃液
酸碱反应	碱性	酸性
黑便	除非血被咽下,否则没有	有,可为柏油样便,呕血停止后仍持续数天
出血后痰性状	常有血痰数天	无痰

(王　杨)

项目六　呼 吸 困 难

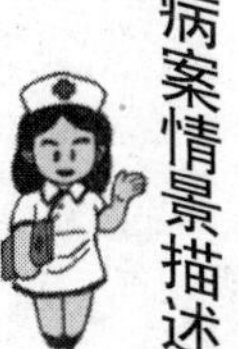

病案情景描述

情景一：某女性病人，支气管哮喘史10余年，今晨先感鼻咽痒、打喷嚏和流鼻涕，随即胸闷、咳嗽、气急，并且不能平卧。

情景二：某老年病人，冠心病20余年，昨夜出现严重的呼吸困难，被迫坐起。

情景三：某21岁男性病人，平时体健。半小时前因提重物屏气用力，突感左胸剧痛，并出现严重呼吸困难，气急明显而无法平卧。

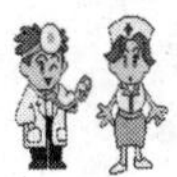

项目分析

对于呼吸困难的病人，我们在临床上获取病人的哪些评估资料？如何观察病情的进展？

呼吸困难是指病人呼吸时自觉空气不足、呼吸费力，表现为呼吸频率、节律和深度的异常，严重时出现鼻翼扇动、发绀，甚至端坐呼吸。引起呼吸困难的病因有五大类。

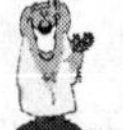

一、肺源性呼吸困难

由于呼吸器官功能障碍，包括呼吸道、肺、胸膜及呼吸肌的病变，引起肺通气、换气功能降低，使血中二氧化碳浓度增高及缺氧所致。可分为3种类型。

1. 吸气性呼吸困难　由于高位呼吸道炎症、异物、水肿及肿瘤等引起气管、支气管的狭窄或梗阻所致，临床表现为吸气费力。高度阻塞时呼吸肌极度紧张、胸腔内负压增高，并出现三凹征（胸骨上窝、锁骨上窝、肋间隙在吸气时明显凹陷），可伴有高调吸气性哮鸣音。

2. 呼气性呼吸困难　由于肺泡弹性减弱（肺气肿）及小支气管狭窄与痉挛（支气管哮喘）时，病人呼气费力，缓慢而延长，常伴有哮鸣音。

3. 混合性呼吸困难　见于肺呼吸面积减少（如肺炎、肺水肿、气胸、胸腔积液、成人呼吸窘迫综合征等）与胸廓运动受限时，病人表现呼气与吸气均费力，呼吸频率也增快。

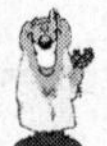

二、心源性呼吸困难

由循环系统疾病所引起，主要见于左心或右心功能不全。

(1) 左心功能不全时，呼吸困难主要是由于肺淤血，使其换气功能发生障碍所致。其机制为：① 肺泡内压力增高，刺激肺牵张感受器，通过迷走神经反射作用于呼吸中枢；② 肺淤血影响肺毛细血管的气体交换；③ 肺泡弹力减低，使其扩张与收缩范围减少，降低肺活量；④ 肺循环血压升高刺激呼吸中枢。

(2) 右心功能不全时，呼吸困难主要由于体循环淤血。其机制为：① 右心房与上腔静脉血压升高，刺激其压力感受器，反射地兴奋呼吸中枢；② 血氧含量降低及乳酸、丙酮酸等酸性代谢产物积聚，刺激呼吸中枢；③ 由于肝肿大、腹腔积液等影响呼吸深度。

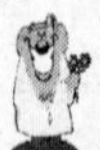

三、中毒性呼吸困难

见于酸中毒(尿毒症、糖尿病酮中毒)、高热、吗啡、巴比妥类药物中毒等。

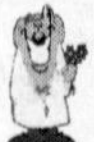

四、血源性呼吸困难

重度贫血、高铁血红蛋白血症、硫化血红蛋白血症或一氧化碳中毒等，使红细胞携氧量减少，血氧含量减低，呼吸常加快、加深。

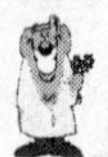

五、神经精神性呼吸困难

重症颅脑疾病(脑溢血、颅内压增高等)，呼吸中枢因血流减少或直接受压力的刺激，使呼吸深而慢，并可出现呼吸节律的改变。癔症病人呼吸困难发作，其特点是频率快且表浅，叹息样呼吸(可随注意力转移而好转)，也属神经官能症范畴。

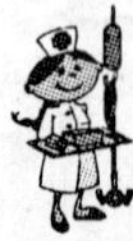

实训活动

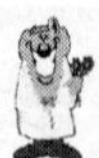

一、评估呼吸困难起病情况

(1) 急性左心衰竭所致呼吸困难多见于输液过量、过快或睡眠中突发。

(2) 支气管哮喘常因接触某些过敏物质或感染后诱发呼吸困难。

(3) 自发性气胸引起的呼吸困难常有屏气或用力过猛史，并且是突发呼吸困难。

(4) 慢性支气管炎多为慢性进行性呼吸困难。

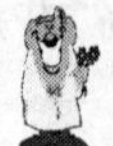

二、评估呼吸困难的程度

1. 轻度　能与同年龄的健康人同时行走，但不能同样地登高或上台阶。

2. 中度　在平地不能与同年龄的健康人同时行走，但可按自己的速度行走或步行中需要休息。

3．重度　一般的日常活动，如说话、穿衣也感到呼吸困难，不能外出活动。

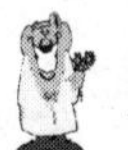

三、评估呼吸困难对治疗的反应

1．心源性呼吸困难　使用强心剂、利尿剂，病情可以缓解。

2．肺源性呼吸困难　使用支气管扩张剂，病情可以缓解。

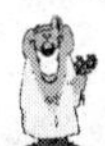

四、评估呼吸困难的既往史

以往是否有呼吸困难发作，每次发作与体力活动、季节、体位、气候变化的关系，有无吸入刺激性气体、粉尘等。

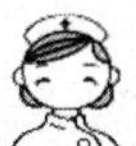

护理诊断

1．低效性呼吸型态　与上呼吸道梗阻有关；与心、肺功能不全有关。

2．活动无耐力　与肺部原发病及肺、心功能下降引起慢性缺氧有关。

3．语言沟通障碍　与严重喘息有关。

4．睡眠型态紊乱　与呼吸困难影响病人睡眠有关。

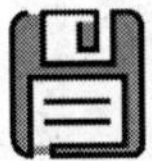

相关链接

心源性呼吸困难的特点为劳动时加重，休息时减轻；平卧时加重，坐位时减轻。因坐位时下半身静脉血与水肿液回流减少，从而减轻肺淤血的程度，并有利于膈肌的活动和增加肺活量，故常迫使病人采取端坐呼吸。

夜间阵发性呼吸困难是急性左心功能不全时常有的症状。夜间发作的原因，一般认为是睡眠时迷走神经兴奋性增高，使冠状动脉收缩，心肌供血不足，以及仰卧时肺活量减少和下半身静脉回流量增多，致肺淤血加重之故。

（王　杨）

项目七 恶心与呕吐

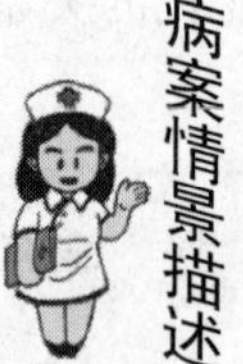

病案情景描述

情景一：某所小学，学生中午在校午餐，下午上课时，很多学生诉恶心呕吐，伴腹痛腹泻，吐出物为中午所进食物。

情景二：某6岁男孩，顽皮中从高处摔下，后脑着地，诉头痛、恶心呕吐。

情景三：某育龄妇女，晨起干呕。

情景四：某女性病人，35岁，坐船中出现频繁呕吐。

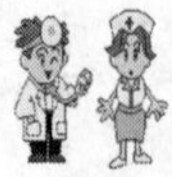

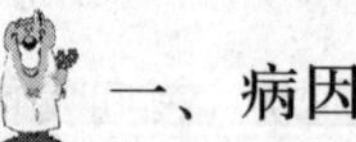

恶心、呕吐是临床常见症状之一。恶心是一种紧迫欲呕的不适感，常为呕吐的前奏，多伴有流涎与反复的吞咽动作。呕吐是胃内容物或部分小肠内容物不自主地通过贲门、食管自口腔急速排出体外的现象。在一定范围内，呕吐是机体的防御性保护措施之一，能将摄入体内的有害物质排出体外，但频繁而剧烈的呕吐可引起水、电解质紊乱，食管黏膜损伤及营养不良等。

思考上述情景的恶心、呕吐的原因及重点评估注意事项。

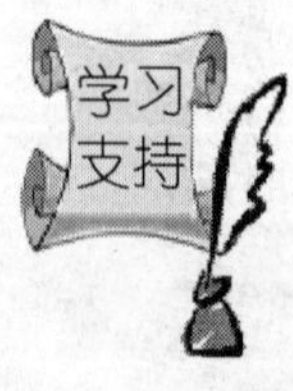

一、病因

（一）反射性呕吐

由内脏等末梢神经传来的冲动，通过自主神经传入纤维刺激呕吐中枢引起的呕吐。

1. 消化系统疾病　包括：① 口咽部刺激：如咽部炎症等；② 胃肠疾病：如急慢性胃炎、消化性溃疡、肠梗阻等；③ 肝、胆、胰腺疾病：如急性肝炎、肝硬化、胆囊炎及胰腺炎等；④ 腹膜及肠系膜疾病：如急性腹膜炎。

2. 其他系统疾病　包括：① 眼部疾病，如青光眼、屈光不正等；② 心血管疾病，如心力衰竭、急性心肌梗死等；③ 泌尿及生殖系统疾病：如尿路结石、尿毒症、急性肾盂肾炎、盆腔炎等。

（二）中枢性呕吐

由于中枢神经系统、化学感受器的刺激引起呕吐中枢兴奋而发生的呕吐。

1. 颅内压增高 见于：① 各种病原体引起的中枢神经系统感染，如脑炎、脑膜炎；② 脑血管疾病，如脑出血、脑梗死、高血压脑病等；③ 颅脑损伤及脑肿瘤，如脑震荡、颅内血肿等。

2. 药物或化学毒物 如抗生素、抗肿瘤药物、洋地黄、吗啡及有机磷等。

（三）前庭功能障碍性呕吐

如晕动症、内耳迷路炎等。

（四）神经官能症性呕吐

如胃肠神经症、神经性厌食、癔症等。

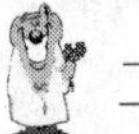

二、临床表现

1. 呕吐与进食的关系 餐后近期呕吐，特别是集体发病者，首先应考虑食物中毒；餐后即刻呕吐，吐后可再进食，可能为精神性呕吐；餐后 1 h 以上呕吐，提示胃张力下降或胃排空延迟；餐后较久或数餐后呕吐，见于幽门梗阻。

2. 呕吐的时间 育龄期妇女晨起呕吐见于早期妊娠，也可见于尿毒症、慢性酒精中毒或功能性消化不良；鼻窦炎病人因起床后脓液经鼻后孔刺激咽部，也可致晨起恶心、干呕；晚上或夜间呕吐见于幽门梗阻。

3. 呕吐物的性质 带发酵、腐败气味提示胃潴留；带粪臭味提示低位小肠梗阻；不含胆汁则提示梗阻平面多在十二指肠乳头以上，含多量胆汁提示在此平面以下；含有大量酸性液体者多为胃泌素瘤或十二指肠溃疡，无酸味者可能为贲门狭窄或贲门失弛缓症。上消化道出血常呈咖啡渣样呕吐物。

4. 呕吐的特点 神经官能症性或颅内高压性呕吐，恶心很轻或缺如，后者以喷射性呕吐为其特点，呕吐剧烈且多无恶心先兆，吐后不感轻松，可伴剧烈头痛和不同程度的意识障碍；前庭功能障碍性呕吐与头部位置改变有密切关系，常伴有眩晕、眼球震颤及恶心、血压下降、出汗、心悸等自主神经功能失调症状。

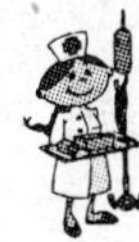

实训活动

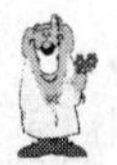

一、评估呕吐的相关病史与诱发因素

胃肠源性呕吐常与进食有关；食物中毒者因进食不洁食物引起；神经官能症性呕吐常因看到或进食厌恶的食物，闻到不喜欢的气味而发生；晕动病则与乘车或乘船有关。

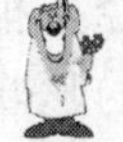

二、评估呕吐方式

多数情况下，呕吐前先有恶心，呕吐时，胃内容物经口吐出或溢出。神经官能症性呕吐多无恶心，而于接触或进食后即刻发生；颅内高压引起的呕吐多无恶心，呕吐剧烈且呈喷射性。

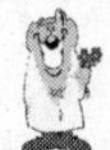

三、评估呕吐的伴随症状

伴腹痛腹泻者多见于急性胃肠炎或细菌性食物中毒；伴右上腹痛及发热、寒战或有黄疸者应考虑胆囊炎或胆石症;急性心肌梗死、肺梗死则伴有胸痛;颅内压增高者多伴有剧烈头痛及意识障碍;伴眩晕、眼球震颤者,见于前庭器官疾病。

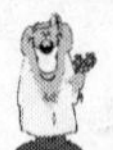

四、评估恶心、呕吐对人体功能性健康型态的影响

评估有无进食、进液体及体重变化;剧烈频繁呕吐者,应评估其水、电解质及酸碱平衡紊乱等营养与代谢型态的改变。对于儿童、老年人、病情危重和有意识障碍者,还应注意其面色,有无呛咳,呼吸道是否通畅,警惕窒息发生。

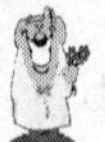

五、评估诊断、治疗及护理经过

包括是否已作 X 线钡餐、胃镜、血糖、尿素氮等检查及其结果,已采取的措施和效果等。

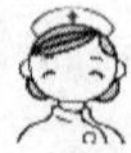

护理诊断

1. 舒适的改变　恶心/呕吐与急性胃炎、幽门梗阻、服用药物等有关。
2. 体液不足/有体液不足的危险　与呕吐引起的体液丢失和(或)摄入量减少有关。
3. 营养失调,低于机体需要量/有营养失调、低于机体需要量的危险　与长期呕吐和食物摄入量不足有关。
4. 潜在并发症　窒息。

相关链接

呕吐是一种复杂的反射过程。反射通路包括: ① 传入神经: 由迷走神经、交感神经、舌咽神经及其他神经的感觉纤维; ② 呕吐中枢: 中枢神经系统的两个区域与呕吐反射密切相关,一是延髓呕吐中枢,另一是化学感受器触发区;通常把内脏神经末梢传来的冲动所引起的呕吐称为反射性呕吐,把化学感受器触发区受刺激后引起的呕吐称为中枢性呕吐;延髓呕吐中枢位于延髓外侧网状结构背外侧、迷走神经核附近,化学感受器触发区位于第四脑室底部的后极区,为双侧性区域,有密集的多巴胺受体;③ 传出神经: 包括迷走神经、交感神经、膈神经和脊神经。上述传出神经将呕吐信号传至各效应器官,引起呕吐动作。

(吴红宇)

项目八　呕血与黑便

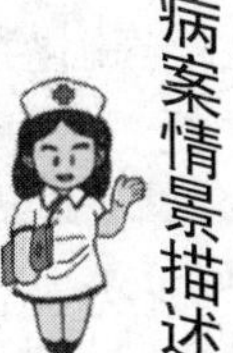

情景一：某男性病人，23岁，上腹部规律性疼痛3年，多于秋季出现，近一周劳累并有不规律饮食，出现黑便2日。

情景二：某女性病人，76岁，有退行性关节炎病史5年，常因关节疼痛而服用解痉镇痛药物，昨服药后觉腹部不适并出现黑便。

情景三：某男性病人，56岁，9年前曾患急性肝炎。3周前因出差劳累后，自觉纳差疲乏，食用粗糙食物后，昨晚呕出鲜红色血水。

情景四：某男性病人，42岁，否认上腹部不适史，否认肝炎史，昨突然呕出少量咖啡样血水伴黑便。

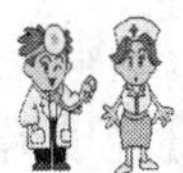

项目分析

呕血与黑便均是上消化道出血的表现。上消化道出血是指屈氏韧带以上的消化道包括食管、胃、十二指肠、肝、胰腺及胆道的出血。血液经胃从口腔呕出称为呕血；血液经肛门排出体外，形成黑便。由于黑便附有黏液而发亮，又称柏油便。呕血一般都伴有黑便，而黑便不一定都伴有呕血。

上述情景的呕血与黑便可能是什么原因造成的？主要危险在哪里？

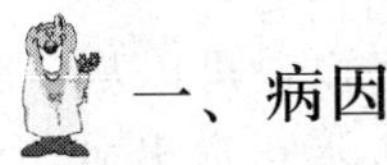

一、病因

1. 食管疾病　食管炎、食管癌、食管异物等。

2. 胃及十二指肠疾病　消化性溃疡、胃癌、急性糜烂性胃炎、应激性溃疡等。

3. 肝、胆疾病　肝硬化所致的食管或胃底静脉曲张破裂、急性出血性胆管炎、胆结石、胆管癌等。

4. 胰腺疾病　急性胰腺炎、胰腺癌等。

5. 血液及造血系统疾病　血小板减少性紫癜、白血病、血友病、弥散性血管内凝血等。

6. 急性传染病　流行性出血热、急性重型(暴发性)肝炎等。

7. 其他　尿毒症、系统性红斑狼疮等。

以上病因中，消化性溃疡、肝硬化食管或胃底静脉曲张破裂、急性胃黏膜病变为常见的三大病因，其中以消化性溃疡引起者最常见。因此，应首先考虑上述3种疾病。当病因未明时，也应考虑如上消化道肿瘤、血管畸形、血友病等。

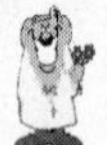

二、临床表现

1. 呕血与黑便　是提示消化道出血的最直接证据。呕血前多有上腹部不适及恶心感，呕出血液的颜色取决于出血量及血液在胃内停留的时间，如出血量大，在胃内停留时间短，呕出的血呈鲜红色或暗红色；出血量少或在胃内停留时间长，血红蛋白经胃酸作用形成酸化正铁血红蛋白，呕吐物呈咖啡样棕褐色。同样，血液在肠道停留时间较长，血红蛋白与硫化物结合而形成硫化亚铁，使粪便呈黑色。因粪便附有黏液而发亮，类似柏油，称柏油样便。

2. 失血的表现　因出血量的多少而异。

（1）急性失血表现：上消化道出血在1 000 ml以下时，主要表现为头晕、乏力、出汗、四肢厥冷、心慌、脉搏增快。

（2）急性周围循环衰竭表现：出血量超过1 000 ml以上时，可有冷汗、四肢厥冷、脉搏细弱、心跳加速、血压下降及尿量减少等失血性休克的表现。少数患者在出血后有一过性晕厥或意识障碍。

3. 血液学改变　早期血液检查改变不明显，随组织液的渗出及输液等原因血液被稀释，血红蛋白和红细胞可降低，出现贫血，血止后逐渐恢复正常。大出血后，白细胞计数可轻度升高，出血停止后2～3 d恢复正常。

4. 发热　上消化道大出血后，多数患者可有低热，但一般不超过38.5℃，可持续3～5天。

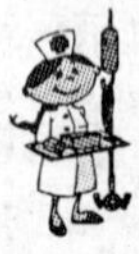

实训活动

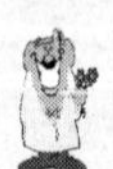

一、评估是否为上消化道出血

口、鼻腔、咽喉等部位出血或呼吸道疾病引起的咯血也可以从口腔吐出，或吞咽后再呕出，或咽下后经胃肠道以黑粪排出，均不属于上消化道出血，应注意鉴别。此外，黑便应与食用动物血、肝，服用铁剂、铋剂、中药所致的粪便发黑鉴别。

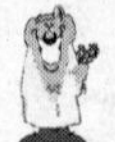

二、出血量的判断

观察和记录呕血持续时间、次数、量、颜色以及黑便次数、量、形状，可作为估计出血量的参考。上消化道出血时，若每天出血量达5 ml以上，粪便隐血试验即可呈阳性；每天出血量超过50～70 ml时，出现黑便；若胃内积聚的血量超过250～300 ml时，则可引起呕血。由于呕血与黑便常混有呕吐物与粪便，故失血量难以估计，临床上常根据全身状况判断出血量（表2－2）。

表 2－2　出血量的估计

出血程度	症　状	血　压	脉搏（次/分）	尿　量	出血量（ml）	占全身血量（%）
轻度	皮肤苍白、头晕、发冷	正常	正常或稍快	减少	<500	10～15
中度	眩晕、口干、尿少	下降	100～110	明显减少	800～1 000	20
重度	烦躁不安、出冷汗、四肢厥冷、意识模糊、呼吸深快	显著下降	>120	尿少或尿闭	>1 500	30

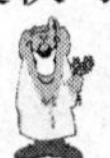

三、评估出血部位

一般幽门以上部位出血多有呕血与黑粪，幽门以下部位出血常引起黑粪。但与出血量多少及出血速度有关，出血量少或出血速度缓慢可仅有黑粪；出血量大、出血速度快可同时出现呕血与黑粪。

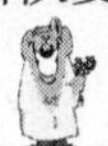

四、评估出血是否停止

可通过以下几方面来评估：① 呕血和（或）黑粪的次数与量是否减少或停止。若短期内频繁排出柏油样便或暗红色便，提示有持续出血。出血停止后黑粪持续的时间与病人的排便次数有关。若每天排便 1 次，粪便颜色约在 3 天后恢复正常。② 临床表现是否好转或消失，如观察血压、脉搏、肠鸣音、意识状况等。③ 实验室检查是否逐渐恢复，如血红蛋白、红细胞计数及血细胞比容等。

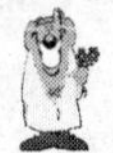

五、评估病因与诱因

主要根据既往史、伴随症状和体征来判断病因。既往有无消化性溃疡、慢性肝炎病史，有无服用肾上腺皮质激素、水杨酸类等药物史。根据出血前有无酗酒、进粗硬或刺激性食物、精神刺激、剧烈呕吐等寻找诱因。明确出血的病因及诱因，对出血抢救的护理配合具有重要意义。

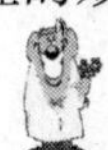

六、监测生命征象

定时监测呼吸、血压、脉搏等，特别要注意血压、脉搏、尿量的变化，以评估治疗和护理的效果。

七、评估心理反应

有无紧张不安、焦虑、恐惧等情绪改变。

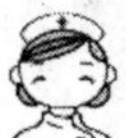

护理诊断

1. 组织灌注量改变　与上消化道出血所致血容量减少有关。

2. 活动无耐力　与呕血所致贫血有关。
3. 焦虑　与急性上消化道大量出血有关。
4. 知识缺乏　缺乏有关出血病因及防治知识。
5. 潜在并发症　休克。

相关链接

咯血与呕血的鉴别详见咯血部分。

（吴红宇）

项目九　便　　血

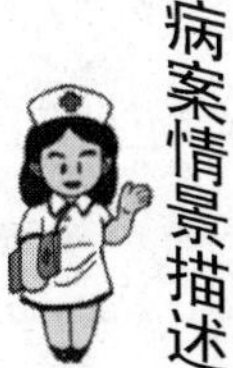

情景一：某男性病人，23 岁，排便困难，大便硬结，有疼痛，鲜红色血与粪便黏在卫生纸上。

情景二：某男性病人，30 岁，大便硬结时伴排便疼痛，排便后有鲜血滴下。

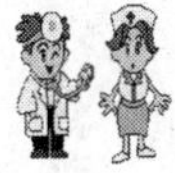

项目分析

便血是指经肛门排出血液或粪便带血。便血一般是指下消化道出血。便血颜色可因出血部位和速度不同而呈鲜红、暗红等颜色。如下消化道出血量较少且在肠道内停留时间较长，也可呈黑粪或隐血试验阳性。如上消化道出血量大且快速也可表现为便血。

上述情景的便血原因何在？

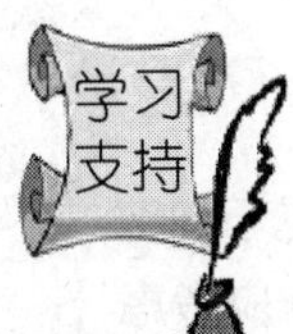

一、病因

1. 上消化道疾病　视出血的量与速度的不同，可表现为便血或黑粪（见本章）。

2. 小肠疾病　如肠结核、肠伤寒、小肠憩室、克罗恩（Crohn）病、小肠血管瘤、小肠息肉及肿瘤等。

3. 结肠疾病　急性细菌性痢疾、阿米巴痢疾、血吸虫病、溃疡性结肠炎、结肠息肉、结肠癌等。

4. 直肠肛管疾病　痔、肛裂、肛瘘、直肠肛管损伤、直肠息肉、直肠癌等。

5. 全身性疾病　白血病、血小板减少性紫癜、血友病、遗传性毛细血管扩张症、维生素 C 及 K 缺乏症、肝脏疾病、流行性出血热、败血症等。

二、临床表现

1. 便血的颜色　血便的颜色可因出血部位不同，出血量的多少，以及血液在肠腔内停留时间的长短而异。出血部位愈低、出血量愈大或出血速度愈快，则血便颜色愈鲜红；反之，则血便颜色愈暗甚或呈黑色。

2．便血的形状　便血时，排出物可为全血或为血与粪便的混合物。若血色鲜红黏附于粪便表面或排便后有鲜血滴出或喷出，则提示为肛门或直肠病变，如痔、肛裂或直肠肿瘤等。阿米巴痢疾的粪便多为暗红色果酱样脓血便；急性细菌性痢疾和溃疡性结肠炎，多呈黏液脓血便；急性出血性坏死性肠炎可排出洗肉水样粪便且有腥臭味。

3．全身表现　消化道出血量少（<500 ml）时，可很快被机体代偿补充，不引起明显症状。当出血量在800～1 000 ml或1 000 ml以上时，尤其是在短期内出血者可有头昏、乏力、心悸、脉搏加快、血压下降、皮肤苍白等表现，严重者可出现休克；长期慢性失血，可出现乏力、头晕、记忆力减退等贫血症状。

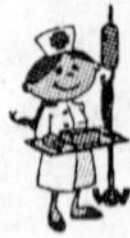

实训活动

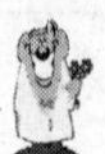

一、确定是否为便血

进食动物血、肝等食物，或服用铋剂、铁剂、炭粉及中药等药物亦可使粪便变黑，但一般为灰黑色无光泽，隐血试验阴性，可资鉴别。

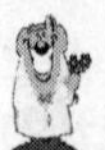

二、评估便血方式

注意便血是出现在排便前还是排便后；血液是滴下、喷出还是与粪便混在一起。降结肠、乙状结肠、直肠或肛门病变引起的便血，血色鲜红，不与粪便混合而仅附着于粪便表面。若于排便前后有鲜血滴出或喷出，则提示为肛门或直肠病变，如痔、肛裂或直肠肿瘤所致。

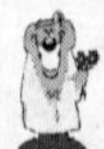

三、评估伴随症状

便血伴中腹部疼痛多见于小肠疾病；伴有里急后重者提示肛门、直肠疾病等，见于细菌性痢疾、直肠炎及直肠癌；伴发热者常见于感染性或传染性疾病等；伴腹部肿块者，应考虑肠道肿瘤、肠结核及克罗恩（Crohn）病等；伴皮肤黏膜出血者，可能为血液系统疾病。

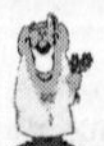

四、评估病因与诱因

根据粪便颜色、性状等初步判断出血部位，结合病人既往病史、伴随症状和体征等则有助于明确出血病因。便血可因进食刺激性食物、饮食不规律、过度劳累、精神刺激等心理反应诱发或加重，应询问患者有无上述情况。

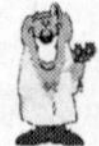

五、评估心理反应

大量便血或长期便血不能确诊、反复便血不愈或预后不佳者，应评估其有无焦虑、恐惧等情绪反应。

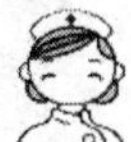

护理诊断

1. 活动无耐力　与便血所致贫血有关。
2. 组织灌注量改变　与便血所致血容量减少有关。
3. 有皮肤完整性受损的危险　与排泄物对肛门周围皮肤刺激有关。
4. 焦虑　与长期便血原因未明有关。

相关链接

常见下消化道出血原因及临床特点如表2-3所示。

表2-3　常见下消化道出血原因及临床特点

病　因	临　床　特　点
痔疮	一般不会引起大量出血，可有直肠疼痛或瘙痒史，痔疮可能是外痔或内痔，血液多与粪便混合在一起或粘在卫生纸上
憩室病	多发生于中年或老年人，有间歇性下腹部绞痛史；出血与炎症无关，病人多在出血时感到疼痛减轻
血管发育异常	常见于老年人，可能与主动脉狭窄有关
瘤(癌或息肉)	排便习惯改变、体重减轻、粪便隐血试验阳性
炎症性肠病	体重减轻、腹痛、腹泻，可有全身性表现，年轻人多见
缺血性大肠炎	多引起下消化道出血，腹部杂音，外周血管病变，"腹部绞痛"多为肠系膜血管病引起的餐后脐周疼痛
感染	入侵后的病原微生物可引起出血性腹泻(如大肠埃希菌、阿米巴、志贺菌)，其他感染性腹泻的特征

（吴红宇）

项目十 腹泻

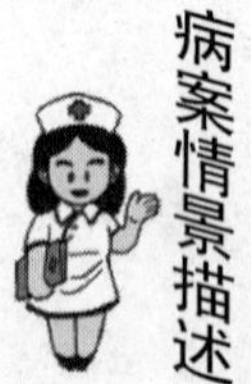

情景一：某男性病人，6岁，有不洁食物史，诉腹痛，腹泻每天8次，脓血便。

情景二：某女性病人，17岁，服用减肥药后，腹泻每天10次，水样。

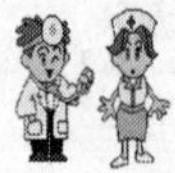

项目分析

正常粪便为成型软便，不含有异常成分，排便次数因人而异，可每天2～3次至每2～3天1次不等。腹泻是指排便次数增多，粪质稀薄，或带有黏液、脓血或未消化的食物。根据病程，腹泻可分为急性与慢性2种，病程超过2个月者属慢性腹泻。

思考上述腹泻属于哪类腹泻？

一、病因

（一）急性腹泻

1. 肠道疾病　包括由病毒、细菌、真菌、原虫等感染所引起的肠炎及急性出血性坏死性肠炎、克罗恩(Crohn)病或溃疡性结肠炎急性发作、急性肠道缺血等。

2. 急性中毒　服用河豚、鱼胆及化学药物如砷、磷、铅、汞等引起的腹泻。

3. 全身性感染　如败血症、伤寒或副伤寒、钩端螺旋体病。

4. 其他　如变态反应性肠炎、过敏性紫癜。

（二）慢性腹泻

1. 胃部疾病　慢性萎缩性胃炎、胃大部切除术后胃酸缺乏等。

2. 肠道感染　如肠结核、慢性细菌性痢疾、慢性阿米巴痢疾等。

3. 肠道非感染性病变　如克罗恩(Crohn)病、溃疡性结肠炎、结肠多发性息肉、吸收不良综合征等。

4. 胰腺疾病　慢性胰腺炎、胰腺癌、胰腺广泛切除等。

5. 肝胆疾病　肝硬化、胆道感染、胆道梗阻等。

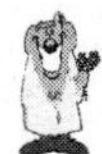

二、临床表现

1. 起病及病程　急性腹泻起病急，病程较短，多为感染或食物中毒所致。慢性腹泻起病缓慢、病程较长，多见于慢性感染、非特异性炎症、吸收不良及肠道肿瘤等。

2. 腹泻与腹痛的关系　急性腹泻常有腹痛，尤以感染性腹泻为明显。小肠疾病的腹泻疼痛常在脐周，便后腹痛缓解不明显；而结肠疾病的腹泻疼痛多在下腹，便后疼痛常可缓解。分泌性腹泻往往无明显腹痛。

3. 腹泻次数及粪便性质　急性感染性腹泻，每天排便次数可多达10次以上，如为细菌感染，常有黏液血便或脓血便。慢性腹泻，多为每天排便数次，可为稀便，也可带黏液、脓血，见于慢性痢疾、炎症性肠病及结肠、直肠癌等。

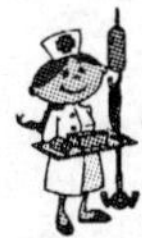

实训活动

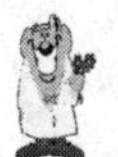

一、评估有无腹泻及其程度

观察记录排便次数、性状和量。根据排便次数、性状和量的变化判断是否有腹泻的发生。

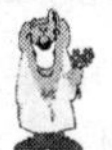

二、评估诱因

评估有否饮食不当如进食不洁或摄入刺激性食物；有无服用番泻叶、硫酸镁等药物史。腹泻是否与受凉、劳累、紧张、焦虑等有关。

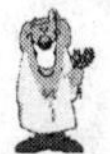

三、评估伴随症状

伴脐周绞痛、肠鸣音亢进多见于小肠炎症性病变；若伴下腹部痛多见于结肠病变；乙状结肠下端或直肠病变，可伴里急后重感；急性感染性疾病，如细菌性痢疾、伤寒等可伴有高热，而肠结核等慢性感染性及非特异性溃疡性结肠炎等可伴有低热。腹泻伴体重减轻常见于肠道恶性肿瘤、甲状腺功能亢进、各种原因所致消化不良及吸收不良等。

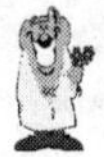

四、腹泻的身体评估

观察急性严重腹泻病人，早期发现与脱水有关的症状和体征；有无恶心、腹胀、无力、心律失常等电解质失衡的表现，必要时做血清电解质测定；长期腹泻可致营养不良；检查腹部有无压痛或包块及肛门周围皮肤的完整性受损等。

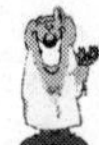

五、评估心理反应

长期腹痛可影响病人的休息、睡眠、工作及生活；慢性腹泻迁延不愈者，常有紧张、焦虑、抑郁等。

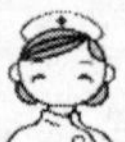

护理诊断

1. 腹泻　与肠道感染等有关。
2. 体液不足/有体液不足的危险　与腹泻所致体液丢失过多有关。
3. 营养失调/有低于机体需要量的危险　与长期性腹泻有关。
4. 有皮肤完整性受损的危险　与排便次数增多及排泄物刺激有关。
5. 疲乏　与水、电解质平衡紊乱有关。

相关链接

腹泻的发病机制相当复杂，有些因素又互为因果，从病理生理角度可归纳为下列几方面。

1. 分泌性腹泻　由胃肠黏膜分泌过多液体所引起。霍乱弧菌外毒素引起的大量水样腹泻即属于典型的分泌性腹泻。由于细菌毒素与肠黏膜上皮细胞的腺苷酸环化酶受体结合，使其活力增强，促进细胞内环磷酸腺苷（cAMP）含量增加，引起大量的水与电解质分泌到肠腔而导致腹泻。沙门菌属产毒素的大肠埃希菌感染、胃泌素瘤所致的腹泻也属于分泌性腹泻。

2. 渗出性腹泻　是由胃肠道炎症、溃疡、浸润性病变使病变处血管、淋巴管、黏膜受到损害，局部血管通透性增加而致血浆渗出及黏液分泌增加引起腹泻。见于各种肠道炎症。

3. 渗透性腹泻　由于肠腔内渗透压增加，阻碍肠内水与电解质的吸收而引起的腹泻。见于各种原因引起的消化吸收不良，致使肠内水溶性物质增加而引起。如胃大部切除、胃-空肠吻合术后、胰腺炎、胆道梗阻等。此外，服用高渗性药物，如硫酸镁、甘露醇等引起的腹泻也属于渗透性腹泻。

4. 动力性腹泻　因各种原因所致肠蠕动增快，致肠内食糜停留时间缩短，且不能被充分吸收所致的腹泻。常见于神经官能症、甲状腺功能亢进、肠易激综合征等。

（吴红宇）

项目十一　便　　秘

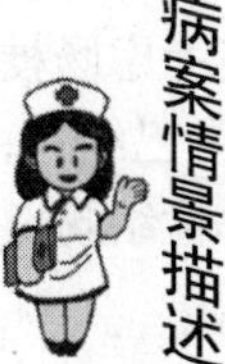

病案情景描述

情景一：某女性病人，80岁，因年老长期卧床，1周未有大便，有便意，难于解出。

情景二：某女性病人，23岁，考虑减肥而节食，4天未解大便，腹胀。

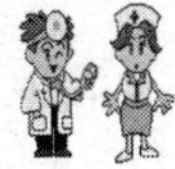

项目分析

便秘是指排便频率减少，1周内排便次数少于2～3次，排便困难，粪便量少且干结。正常人排便习惯不一，部分人习惯于2～3 d大便1次而大便性状正常，此种情况不应认为是便秘。

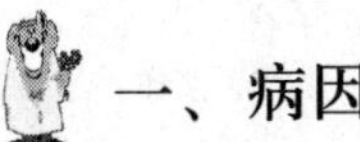

一、病因

（一）功能性便秘

其发生原因有以下几种。

（1）进食量少或食物缺乏纤维素，对结肠运动的刺激减少。

（2）由各种原因（如时间、地点、精神因素等）造成排便习惯受干扰或抑制。

（3）长期滥用泻药造成对泻药的依赖，停止使用则不易排便。

（4）结肠运动功能障碍，如年老体弱、长期卧床可使结肠平滑肌张力减退。

（5）肠痉挛致排便困难，如结肠激惹综合征。

（6）腹肌及盆肌张力不足，排便推动力缺乏，难于将粪便排出体外，如重度营养不良、多次妊娠等。

（7）应用吗啡类药、抗胆碱类药、钙离子通道阻滞剂、抗抑郁药以及含钙、铝的制酸剂等使肠肌松弛引起便秘。

（二）器质性便秘

其发生原因有以下几点。

（1）直肠与肛门病变引起肛门括约肌痉挛，排便疼痛造成恐惧，如肛裂、痔疮、肛周脓肿和溃疡、直肠炎。

(2) 结肠良性或恶性肿瘤、各种原因的肠梗阻、肠粘连、先天性巨大结肠症等。

(3) 腹腔或盆腔内肿块的压迫(如子宫肌瘤)。

(4) 全身性疾病使肠肌松弛,排便无力,如尿毒症、糖尿病、甲状腺功能低下等。

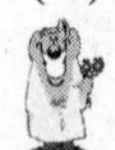

二、临床表现

便秘本身的表现是排便次数减少,粪便干结,排便困难。排便时可有左下腹痉挛性疼痛与下坠感,并可触及条块状物,便秘严重者可加重或诱发痔疮或肛裂出血。慢性便秘者可有食欲减退、腹胀、头痛、头晕及疲乏等。

急性便秘可有原发病的临床表现: 如便秘伴剧烈腹痛、腹胀与呕吐者,应考虑肠梗阻的可能;便秘伴腹部包块,可能为结肠肿瘤、腹腔内肿瘤压迫结肠、肠结核或肿大的淋巴结等;便秘与腹泻交替出现,脐周或中、下腹部隐痛,多提示为肠结核或腹腔内结核、慢性溃疡性结肠炎等。

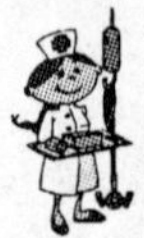

实训活动

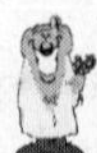

一、评估既往排便状况

排便习惯有无规律性,每天的排便时间、次数、粪便性状、排便难易度。

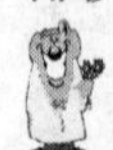

二、评估便秘的表现及持续时间

应注意便秘病程的长短,排便间隔时间、粪便的性状及干硬程度,表面是否带血等。便秘为近期突然发生的、偶尔发生的,还是长期持续存在。

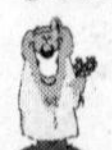

三、评估便秘发生的原因及诱因

注意询问: ① 饮食习惯,包括饮食种类及饮水量等; ② 有无影响排便习惯的因素存在,如生活环境改变、情绪紧张等; ③ 是否长期滥用泻药或致便秘的其他药物; ④ 有无长期卧床、腹部手术、妊娠等; ⑤ 有无引起便秘的各种肠道疾病、腹腔或盆腔疾病等。

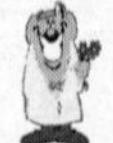

四、评估便秘的身体反应

由于粪便干硬,用力排便时易造成肛门及直肠损伤,如引起肛裂;心功能不全或腹部疝气患者,可因用力排便、腹压增加等诱发或加重病情;便秘致粪便长时间存留在肠道内,加之肠道细菌引起异常发酵、腐败等,大量有害毒素吸收入血,可引起患者失眠、注意力不集中,头痛、头晕、口臭、食欲不振、下腹饱胀及乏力等。

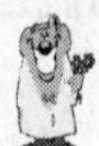

五、评估便秘的心理反应

长期便秘可使病人产生精神紧张、恐惧、烦躁、抑郁及焦虑等情绪变化。

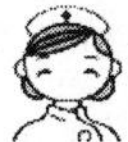

护理诊断

1. 便秘　与滥用泻药、长期卧床及肠梗阻或肠道肿瘤等有关。
2. 组织完整性受损/有组织完整性受损的危险　与粪便过于干硬有关。
3. 疼痛　与机械性肠梗阻有关;与排便困难所致肠痉挛有关。
4. 知识缺乏　缺乏保持定时排便及预防便秘的有关知识。

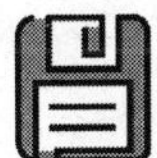

相关链接

食物在消化道经消化吸收后,剩余的食物残渣随肠蠕动由小肠运至结肠,结肠无明显的消化活动,主要是进一步吸收水分和电解质。食物残渣在结肠内停留时间较长,部分水及电解质被结肠黏膜吸收。同时,食物残渣经过结肠内细菌的发酵和腐败作用,最后在降结肠形成成形粪便。

正常人的直肠在通常状况下呈空虚状态,当降结肠及乙状结肠将贮存的粪便排入直肠时,直肠黏膜受到粪便充盈扩张的机械性刺激,产生感觉冲动,冲动经盆腔神经、腰骶脊髓神经传入大脑皮质,再经传出神经将冲动传至直肠,使直肠肌收缩、肛门括约肌松弛,紧接着腹肌与膈肌同时收缩,使粪便从肛门排出体外。当排便反射过程的任何一个环节出现障碍时均可导致便秘。

正常排便需具备以下条件: ① 有足够引起正常肠蠕动的肠内容物,即食物中含有适量的维生素和足够的水分; ② 肠道肌肉张力及蠕动功能正常; ③ 有正常的排便反射; ④ 参与排便的肌肉(包括肛门内、外括约肌,腹肌、盆底肌等)功能正常。上述任何条件不能得到满足,即可发生便秘。

（吴红宇）

项目十二 黄 疸

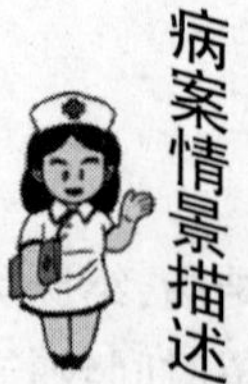

情景一：血液科病房，某男性病人，66 岁，输血过程中出现黄疸。

情景二：某男性病人，43 岁，有肝炎病史，上周出差劳累后，食欲减退，乏力，有人发现其巩膜黄染。

情景三：某女性病人，54 岁，有胆结石病史，昨吃油腻食物后，诉右上腹疼痛，并伴有黄疸。

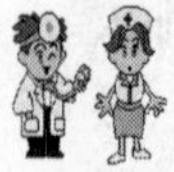

项目分析

黄疸是由于血清中胆红素升高致使巩膜、黏膜、皮肤及体液黄染的现象。正常血清总胆红素浓度不超过17.1 μmol/L，当血清总胆红素在17.1～34.2 μmol/L之间时，临床不易察觉，称为隐性黄疸，超过34.2 μmol/L时，才出现黄疸。

上述情景的黄疸是由什么原因引起的？

一、病因

1. 溶血性黄疸 凡能引起红细胞大量破坏而产生溶血的疾病都能引起溶血性黄疸。常见疾病有：① 先天性溶血性黄疸：如地中海贫血、遗传性球形红细胞增多症；② 后天获得性溶血性贫血：如自身免疫性溶血性贫血、新生儿溶血、不同血型输血后溶血及蚕豆病、伯氨奎啉及蛇毒中毒、阵发性睡眠性血红蛋白尿等。

2. 肝细胞性黄疸 见于各种肝脏疾病，如病毒性肝炎、中毒性肝炎、肝硬化、肝癌、败血症等。

3. 胆汁淤积性黄疸 根据阻塞的部位可分为肝外胆管及肝内胆管阻塞两种类型：① 肝外胆管阻塞的常见疾病有胆总管结石、狭窄、炎性水肿、蛔虫及肿瘤等；② 肝内胆管阻塞：见于肝内泥沙样结石、癌栓、华支睾吸虫病、毛细胆管型肝炎、原发性胆汁性肝硬化等。

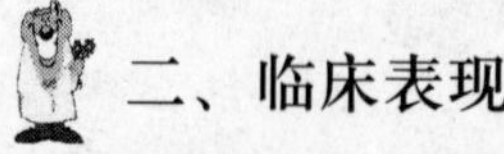

二、临床表现

1. 溶血性黄疸 黄疸一般较轻，皮肤呈浅柠檬色，无皮肤瘙痒；急性溶血时伴有寒战、发热、头痛、腰痛，并有不同程度的贫血和血红蛋白尿（尿呈酱油色或茶色），严重者可有急性肾功能衰竭。慢性溶血多为先天性，除伴贫血外尚有脾肿大。

2. 肝细胞性黄疸　皮肤黏膜呈浅黄至深黄不等，可伴有乏力、恶心、呕吐、食欲减退、肝区胀痛及其他原发病的表现，严重者可有出血倾向。

3. 胆汁淤积性黄疸　黄疸程度较重，皮肤呈暗黄、黄绿至绿褐色，伴有皮肤瘙痒、心动过缓、尿色深似浓茶，粪便颜色变浅，肝外胆道完全阻塞时粪便呈白陶土色。

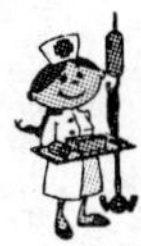

实训活动

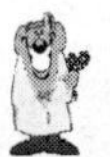

一、确定是否为真性黄疸

视诊皮肤、黏膜与巩膜有无黄染，其程度和分布范围，注意与假性黄疸鉴别。进食过多的胡萝卜、南瓜、橘子等可致血中胡萝卜素增加而引起皮肤黄染，但以手掌、足底、前额及鼻部等处明显，一般不发生巩膜及口腔黏膜黄染。长期服用米帕林（阿的平）、呋喃类等含黄色素的药物也可引起皮肤黏膜黄染，其巩膜黄染的特点是近角膜缘处明显。

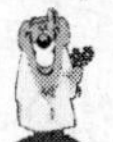

二、评估病因与诱因

询问既往有无溶血性疾病、肝病、胆石症、胆道蛔虫及胆道手术等相关病史；有无肝炎病人密切接触史或近期内血制品输注史；有否长期药物使用和酗酒史；黄疸的发生与饮食有无关系，如 G－6PD 酶缺乏者食用蚕豆可诱发急性溶血（蚕豆病）。

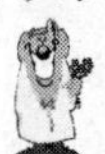

三、评估皮肤色泽及粪尿颜色改变

一般而言，黄染越深病情越重；胆道梗阻越完全，瘙痒越严重、粪色越浅；黄疸伴皮肤瘙痒者，提示黄疸程度较深，瘙痒减轻则提示病情好转，黄疸也逐渐消退。急性血管内溶血时，尿呈酱油色；肝细胞性和胆汁淤积性黄疸尿色加深，甚至呈浓茶色。

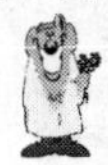

四、评估伴随症状

黄疸出现前有发热、乏力、食欲减退、恶心、呕吐，黄疸出现后症状反而减轻者，甲型病毒性肝炎可能性大；黄疸伴发热、腰痛多见于各种原因的急性溶血；黄疸伴右上腹剧烈疼痛见于胆道结石或胆道蛔虫等。

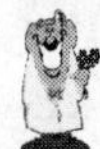

五、评估黄疸的心理反应

严重黄疸致病人外观发生改变，诊断过程中创伤性病因学检查等可引起病人焦虑、恐惧和自卑的情绪。

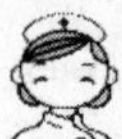

护理诊断

1. 自我形象紊乱　与黄疸所致外形改变有关。
2. 舒适的改变，皮肤瘙痒　与胆汁淤积有关。
3. 有皮肤完整性受损的危险　与胆汁淤积所致皮肤瘙痒有关。
4. 焦虑　与皮肤严重黄染有关；与创伤性病因检查有关。

相关链接

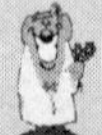

一、胆红素的正常代谢

正常人体中衰老红细胞经单核-巨噬细胞系统破坏，分解成游离胆红素或称非结合胆红素，为脂溶性，不能从肾脏排出。非结合胆红素由肝细胞摄取，在葡萄糖醛酸转移酶的催化下和葡萄糖醛酸结合，形成胆红素葡萄糖醛酸酯，称结合胆红素，为水溶性，可通过肾脏排出。结合胆红素随胆汁排入肠道经细菌的还原作用，形成无色的尿胆原，尿胆原的大部分随大便排出体外，经空气氧化成粪胆素，成为粪便中的主要色素，小部分（10% ~20%）尿胆原被肠道重吸收，其中大部分经门静脉回至肝脏，再转化为结合胆红素，经胆道排入肠腔，即形成"胆色素的肠肝循环"，小部分随血液循环经肾随尿排出体外，称尿胆素（图 2-1）。

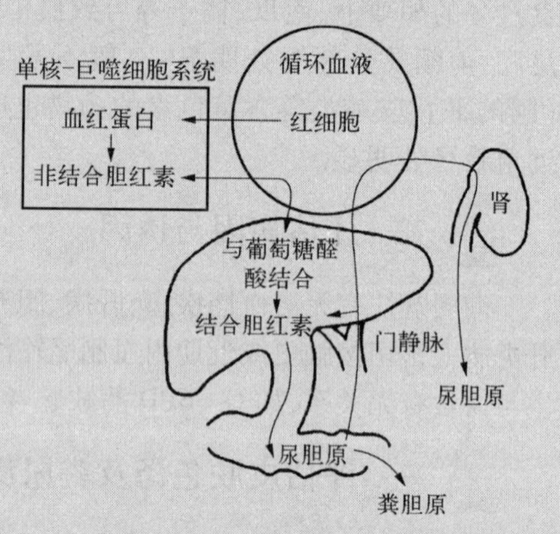

图 2-1　胆红素正常代谢

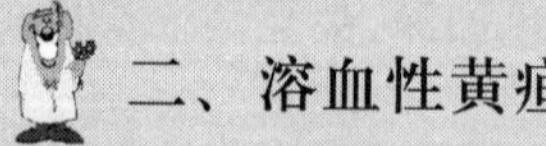

二、溶血性黄疸

红细胞大量破坏后，非结合胆红素形成增多，大量的非结合胆红素运输至肝脏，必然使肝脏的负担增加，当超过肝脏对非结合胆红素的摄取与结合能力时，则使血液中非结合胆红素浓度增高而引起黄疸。此外，大量溶血导致的贫血，使肝细胞缺血、缺氧，其摄取与结合的能力降低，导致非结合胆红素在血液中浓度进一步增高而出现黄疸（图 2-2）。

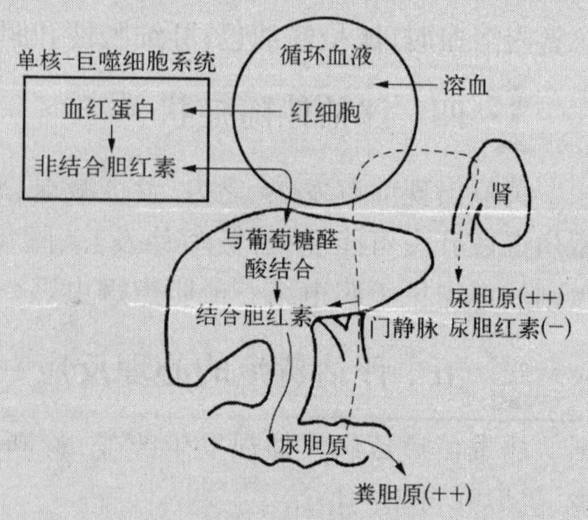

图 2-2　溶血性黄疸的发病机制

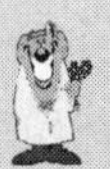

三、肝细胞性黄疸

由于肝细胞的损伤致肝细胞对胆红素的摄取、结合及排泄功能降低，因而血中的非结合胆红素增加。而未受损的肝细胞仍能将非结合胆红素转变为结合胆红素。结合胆红素一部分经毛细胆管从胆道排泄，一部分经已受损害或坏死的肝细胞反流入血中；也可因肝细胞肿胀、汇管区渗出性病变与水肿，以及小胆管内的胆栓形成使胆汁排出受阻而反流进入血液循环中，致血中结合胆红素也增加而出现黄疸（图2-3）。

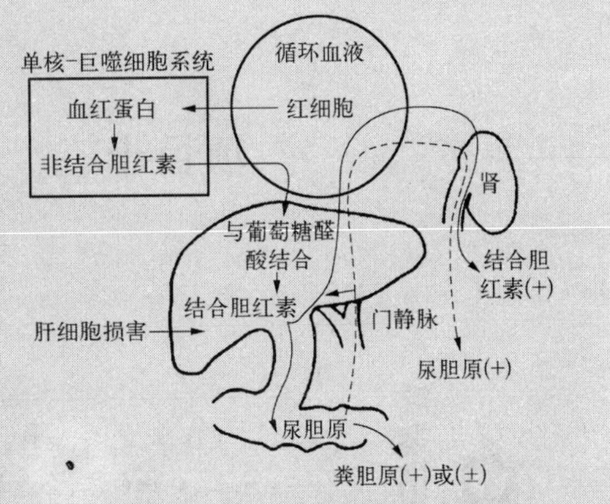

图2-3　肝细胞性黄疸发病机制

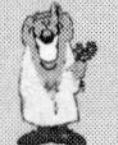

四、胆汁淤积性黄疸

由于胆道阻塞，阻塞上方压力升高，胆管扩张，小胆管与毛细胆管破裂，胆汁中的胆红素反流入血（图2-4）。胆汁淤积可分为肝内性和肝外性，前者见于肝内泥沙样结石、肝癌等；后者见于肝外胆管、胆总管狭窄、结石、蛔虫或肿瘤等，也可因肝癌、胰头癌、壶腹癌等肝外肿块压迫引起。

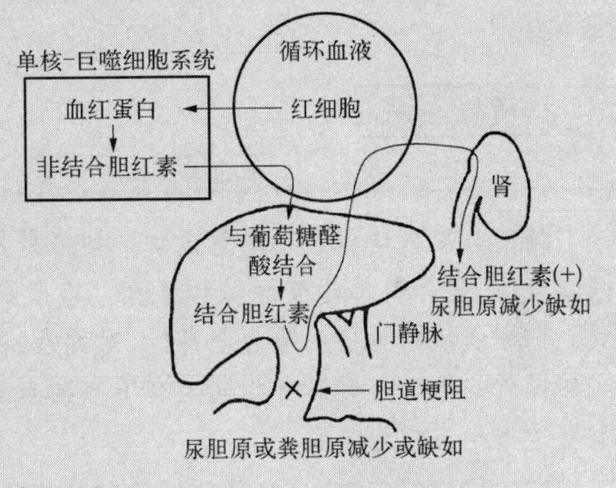

图2-4　胆汁淤积性黄疸发病机制

（吴红宇）

项目十三 抽搐与惊厥

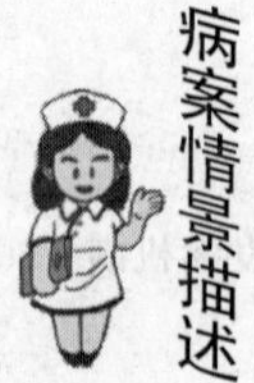

情景一：某男性病人，21岁，大学生，在食堂用餐时，突然倒在地上，口吐白沫，全身抽搐，小便失禁，数分钟后自行缓解。

情景二：某女婴，6个月，受寒高热而手足抽搐。

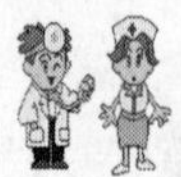

项目分析

抽搐与惊厥均属于不随意运动。抽搐是指全身或局部成群骨骼肌不自主的抽动或强烈收缩，常可引起关节运动和强直。当肌群收缩表现为强直性或阵挛性时，称为惊厥。惊厥表现的抽搐一般为全身性、对称性、伴有或不伴有意识障碍。

惊厥的概念与癫痫有相同也有不相同点。癫痫大发作与惊厥的概念相同，而癫痫小发作则不应称为惊厥。

一、病因

1. 脑部疾病　包括：① 感染，如脑膜炎、脑炎、脑脓肿及脑结核病等；② 外伤，如产伤、颅脑外伤等；③ 脑血管疾病，如脑出血、蛛网膜下隙出血、脑栓塞及脑缺氧等；④ 肿瘤，原发性脑肿瘤、脑转移瘤等；⑤ 寄生虫病，如脑囊虫病、脑型疟疾、脑血吸虫病等。

2. 全身性疾病　包括：① 感染，如急性中毒性痢疾、败血症、破伤风、狂犬病等。小儿高热惊厥主要由急性感染所致。② 心血管疾病，如高血压脑病、阿-斯综合征。③ 中毒，如酒精、苯、铅、汞、银杏、阿托品及有机磷农药等中毒。④ 代谢障碍，如低血糖状态、低钙及低镁血症、维生素 B_6 缺乏症等。⑤ 风湿病，如系统性红斑狼疮、风湿热等。⑥ 其他，如突然撤停安眠药、抗癫痫药，肝性脑病、尿毒症、热射病、窒息、触电等。

3. 神经官能症　如癔病性惊厥。

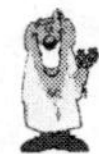

二、临床表现

1. 全身性抽搐　以全身性骨骼肌痉挛为主要表现,惊厥发作的典型表现为患者突然意识模糊或丧失,全身肌肉强直或四肢阵挛性抽搐,呼吸不规则,可出现大、小便失控,发绀,每次发作持续数秒钟至数分钟不等,自行停止,也有反复发作或持续状态。

惊厥发作可致跌伤、舌咬伤,短期频繁发作可致高热,发作时可因呕吐物吸入、呼吸道分泌物或舌后坠堵塞呼吸道而导致窒息。发作停止后不久意识恢复。由破伤风引起者为持续性强直性痉挛,伴肌肉剧烈疼痛。

2. 局限性抽搐　以身体某一局部连续性肌肉收缩为主要表现,大多见于口角、眼睑、手足等。而手足抽搐症则表现间歇性双侧强直性痉挛,以上肢手部最典型,呈"助产手"。

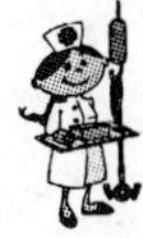

实训活动

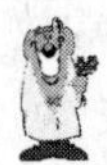

一、发作的严重程度

观察发作频率、持续和间隔时间,严密监测呼吸、体温、脉搏、血压及意识状态的改变,是否伴有发绀。

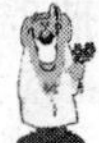

二、发作的诱因及先兆症状

发作与高热、缺氧、疲劳、情绪波动或噪声及强光等外界刺激有关。小儿惊厥多与高热有关;疲劳可诱发癫痫发作;癔症性惊厥常由情绪波动引起;光、声刺激可使破伤风患者发生强烈痉挛。部分患者在惊厥发作前可有烦躁、口角抽搐、肢体紧张等先兆症状。

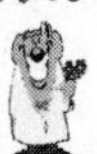

三、伴随症状

伴发热多见于小儿急性感染,也可见于重度失水等,但须注意,惊厥也可引起发热;伴血压增高者见于高血压脑病、肾炎、子痫及铅中毒等;伴瞳孔扩大与舌咬伤者见于癫痫大发作而不见于癔症性惊厥;伴脑膜刺激征者见于脑膜炎、蛛网膜下隙出血等。

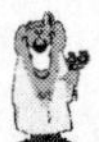

四、发作意外

评估发作时意识状态,有无大、小便失禁,舌咬伤,跌伤等;惊厥伴有意识障碍者应特别注意观察有无窒息的发生。

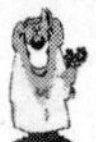

五、发作的心理反应

惊厥发作常引起恐惧、焦虑,或因发作时失态而致自卑、窘迫、难堪等心理变化。

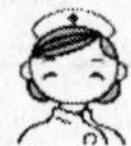

护理诊断

1. 有窒息的危险　与惊厥发作所致呼吸道分泌物堵塞或误吸有关,与惊厥发作舌后坠堵塞呼吸道有关。

2. 有外伤的危险　与惊厥发作致跌伤或舌咬伤有关。

3. 完全性尿失禁　与惊厥发作致短暂意识丧失有关。

4. 排便失禁　与惊厥发作致短暂意识丧失有关。

5. 个人/家庭应对无效　与处理突发惊厥无能力有关。

相关链接

抽搐与惊厥的发生机制尚未完全明了,认为可能是由于运动神经元的异常放电所致。这种病理性放电主要是神经元膜电位的不稳定引起,并与多种因素相关,可由代谢、营养、脑皮质肿物或瘢痕等激发,与遗传、免疫、内分泌、微量元素、精神因素等有关。

根据引起肌肉异常收缩的兴奋信号的来源不同基本上可分为两种情况: ① 大脑功能障碍,如癫痫等; ② 非大脑功能障碍,如破伤风、士的宁中毒、低钙血症性抽搐等。

（吴红宇）

项目十四 意识障碍

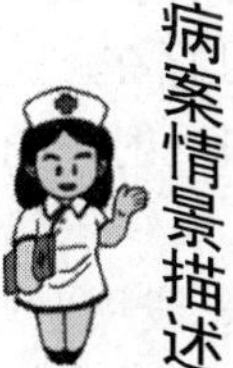

情景一：某男性病人，53 岁，有肝硬化病史，昨出现呕血和黑粪，今护士发现其胡言乱语。

情景二：某女性病人，32 岁，与丈夫口角后服用安眠药，呼之不醒。

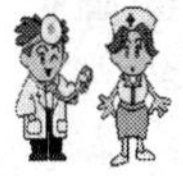

项目分析

正常人意识清醒。某些疾病在其发展过程中可出现意识障碍。意识障碍是指患者对周围环境及自身状态的识别和觉察能力出现障碍。多由于高级神经中枢功能活动（意识、感觉和运动）受损所引起，严重的意识障碍表现为昏迷。

一、病因

1. 重症急性感染　败血症、中毒性痢疾、重症肺炎、伤寒、恙虫病和颅内感染（脑炎、脑膜炎、脑性疟疾）等。

2. 颅脑非感染性疾病　包括：① 脑血管疾病，如脑缺血、脑出血、蛛网膜下隙出血、脑梗死、脑血栓形成、高血压脑病等；② 颅内占位性病变，如脑肿瘤、脑脓肿；③ 颅脑外伤，如脑震荡、脑挫裂伤、颅骨骨折等；④ 癫痫。

3. 心血管疾病　如重度休克、心律失常引起的阿-斯综合征等。

4. 内分泌与代谢障碍　甲状腺危象、甲状腺功能减退、糖尿病性昏迷、低血糖、肝性脑病、尿毒症、肺性脑病等。

5. 外源性中毒　安眠药、有机磷农药、酒精、一氧化碳及氰化物等中毒。

6. 水、电解质平衡紊乱　如稀释性低钠血症、低氯性碱中毒、高氯性酸中毒等。

7. 物理损伤　如高温中暑、触电、淹溺等。

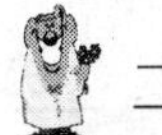

二、临床表现

意识障碍可有下列不同程度的表现。

1. 嗜睡　是最轻的意识障碍,是一种病理性嗜睡,患者陷入持续的睡眠状态,可被轻刺激唤醒,并能正确回答和做出各种反应,但当刺激除去后很快又再入睡。

2. 意识模糊　是意识水平轻度下降,较嗜睡为深的一种意识障碍。患者能保持简单的精神活动,但对时间、地点、人物的定向能力发生障碍,思维和语言不连贯,可有错觉、幻觉等。

3. 昏睡　是接近于人事不省的意识障碍。患者处于深睡状态,不易唤醒,虽在强烈刺激下(压眶、摇动患者身体等)可被唤醒,但很快又入睡。醒时答话含糊或答非所问。

4. 昏迷　是最严重的意识障碍。患者意识完全丧失,不能唤醒,无自主运动。按程度可分为3个阶段。

(1) 轻度昏迷:意识大部分丧失,无自主运动,对声、光刺激无反应,对疼痛刺激尚可出现痛苦的表情或肢体退缩等防御反应。角膜反射、瞳孔对光反射、吞咽反射等可存在。

(2) 中度昏迷:对周围事物及各种刺激均无反应,对剧烈刺激可有防御反射。角膜反射减弱、瞳孔对光反射迟钝,眼球无转动。

(3) 深度昏迷:意识完全丧失,全身肌肉松弛,对各种刺激全无反应。深、浅反射均消失。

此外,还有一种是以兴奋性增高为特征的急性脑功能失调状态,称为谵妄。临床上表现为意识模糊、定向力丧失、幻觉、错觉、躁动不安、言语杂乱。见于急性感染的发热期、代谢障碍(如肝性脑病)、中枢神经系统疾患、某些药物中毒(如颠茄类药物中毒、急性酒精中毒)等。

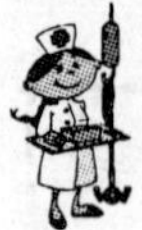

实训活动

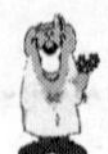

一、评估意识障碍程度

一般以交谈、问话、痛觉试验、神经反射等方法判断意识障碍程度。也可以按格拉斯哥昏迷评分表(Glasgow coma scale,GCS)对意识障碍的程度进行观察与测定。此量表由三部分组成,即睁眼反应、最佳语言及最佳运动反应所得到的分数总和,作为判断患者昏迷的程度(表2-4)。GCS总分范围为3~15分,正常为15分;总分低于7分表示患者已呈现轻度昏迷状态;低于3分表示患者呈现深度昏迷。

表2-4　Glasgow昏迷评分量表

评分项目	反应	得分
睁眼反应	正常睁眼(自动睁眼)	4
	对声音刺激有睁眼反应	3
	对疼痛刺激有睁眼反应	2
	对任何刺激无睁眼反应	1
最佳运动反应	可按指令动作	6
	对疼痛刺激能定位	5
	对疼痛刺激有肢体退缩反应	4
	疼痛刺激时肢体过屈(去皮质强直)	3

续　表

评分项目	反　应	得分
	疼痛刺激时肢体过伸（去大脑强直）	2
	对疼痛刺激无反应	1
最佳语言反应	能准确回答时间、地点、人物等定向问题	5
	能说话，但不能准确回答时间、地点、人物等定向问题	4
	言语不当，但字意可辨	3
	言语模糊不清，字意难辨	2
	任何刺激无语言反应	1

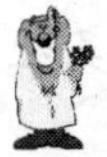

二、病因评估

有无发热、头痛、呕吐、腹泻及皮肤黏膜出血或黄染；有无高血压、糖尿病、肝肾疾病、颅脑外伤及心律失常等病史；有无毒物或药物接触史。

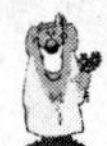

三、评估意识障碍的身体反应

定时测量体温、脉搏、呼吸及血压等生命体征，观察瞳孔变化，评估有无大、小便失禁；有无咳嗽反射和吞咽反射消失；有无营养不良、肺部或泌尿系统感染，有无压疮形成；有无肢体肌肉挛缩、关节畸形及活动受限。

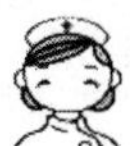

护理诊断

1. 急性意识障碍　与脑炎有关，与脑出血等有关。
2. 清理呼吸道无效　与意识障碍有关。
3. 有外伤的危险　与意识障碍所致躁动不安有关。
4. 有误吸的危险　与意识障碍所致咳嗽反射减弱或消失有关。
5. 营养失调，低于机体需要量　与意识障碍，不能正常进食有关。
6. 有皮肤完整性受损的危险　与自主运动丧失有关，与排便、排尿失禁有关。
7. 躯体移动障碍　与意识障碍自主运动丧失有关。
8. 有感染的危险　与意识障碍所致咳嗽反射减弱或消失有关。
9. 有废用综合征的危险　与意识障碍自主运动丧失有关。

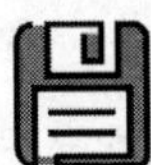

相关链接

人的意识活动由意识内容及其“开关”系统两部分组成。意识内容即大脑皮质功能活动，包括记忆、思维、定向力和情感以及通过视、听、语言和复杂运动等与外界保持紧密联系的能力。意识状态的正常取决于大脑半球功能的完整性。急性广泛性大脑半球损害或半球向下移位压迫丘脑或中脑时，则可引起不同程度的意识障碍。意识的“开关”系统包括经典的感觉传导路经（特异性上行投射系统）及脑干网状结构（非特异性上行投射系统），意识“开关”系统可激活大脑皮质并使之维持一定水平的兴奋性，使机体处于觉醒状态，从而在此基础上产生意识内容。“开关”系统不同部位与不同程度的损害，可发生不同程度的意识障碍。

（吴红宇）

第三章 身体评估

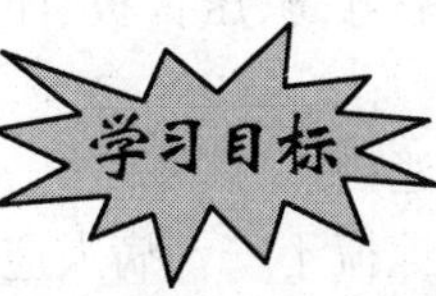

1. 能熟练进行健康评估的基本方法。
2. 能学会生命体征的采集并列出临床意义。
3. 能知道发育与体型、营养、意识状态、面容与表情、体位、步态的检查方法及其异常的临床意义。
4. 能熟练进行浅表淋巴结检查及知道浅表淋巴结肿大的临床意义。
5. 能识别皮肤、黏膜、瞳孔的异常表现及其临床意义。
6. 能学会头、颈部的检查方法,知道其异常改变的临床意义。
7. 能熟练进行肺部、心脏、腹部的护理评估,理解常见异常改变的临床意义。
8. 能正确实施神经系统评估。

项目一　身体评估的基本方法

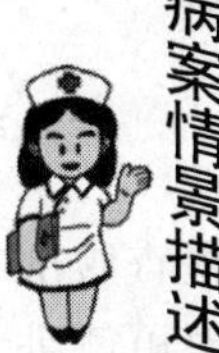

病案情景描述

某男性病人,20 岁,因发热、食欲减退、恶心、厌油、右上腹不适 1 周,送医院诊治。

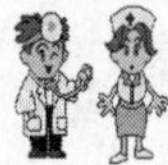

项目分析

1. 你看过护士给病人进行体格检查吗？护理体格检查应做什么准备？
2. 护理体格检查的基本方法是什么？

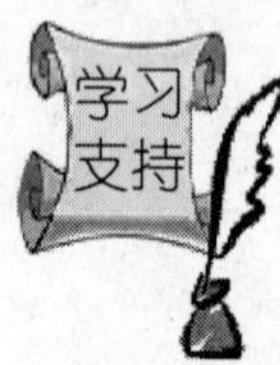

护理体格检查是护士通过自己的感觉器官或借助简单的辅助工具（体温表、听诊器等）来发现病人全身或某些部位的病态改变，结合病人的健康史，为临床护理诊断提供诊断依据。

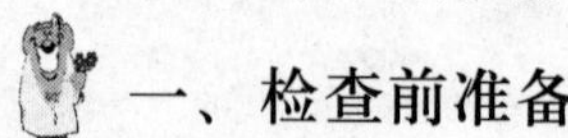

一、检查前准备

1. 用物准备　治疗盘内置有体温计、血压计、手电筒、压舌板、叩诊锤及听诊器、棉签、弯盘及记录用纸、笔等。

2. 环境准备　环境应安静、温暖，光线要适宜，必要时用屏风遮挡。

3. 病人准备　检查前应对病人作好解释工作，避免引起病人惊慌不安。病人应取舒适的体位。

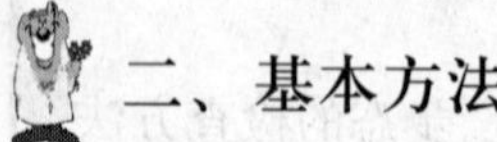

二、基本方法

基本方法：视诊、触诊、叩诊、听诊、嗅诊。

注意事项：① 关心体贴病人，对病人要亲切、和蔼、耐心；② 检查时要严肃认真，方法正确，操作有序；③ 操作细致、轻柔、全面、系统、详细和正规；④ 检查室光线充足、温度适宜；⑤ 应及时记录。

（一）视诊检查

是通过视觉对病人全身或局部的病变特征进行观察和了解的一种检查方法。视诊的适用范围很广，能提供重要的评估资料，如病人的皮肤颜色改变、是否有呼吸困难、是否有忧郁表情等。

注意事项：合适的自然光线和温暖的环境。让病人充分暴露被检查部位。

（二）触诊检查

是通过手的感觉来判断患者器官或组织的病理特征的一种检查方法，触诊适用于全身各部，尤以腹部应用最多。触诊还可以近一步明确视诊所不能发现的征象，如体温、湿度、震颤、波动、摩擦感及包块的移动度、压痛、位置、大小、轮廓、形态、边缘、表面性质和柔软程度。

1. 触诊注意事项

(1) 触诊时应消除病人的紧张情绪。

(2) 触诊的手要温暖、干燥，手法轻柔。

(3) 触诊时护士与病人都应采取适宜的位置，才能获得满意的效果。如检查腹部时，护士位于病人右侧，面向病人。病人取仰卧位，腿稍屈，腹肌放松。检查肝、脾、肾也可侧卧。

(4) 检查下腹部时,病人应排尽大、小便。

2. 触诊方法　在进行触诊时,由于目的不同而施加压力有轻有重,因而可分为:

(1) 浅部触诊法:用手轻轻放在被检查的部位,轻柔地进行滑动触摸。适用于体表浅在病变、关节、软组织及浅部的动脉、静脉等检查。

(2) 深部触诊法:检查时一手或两手重叠,由浅入深,逐渐加压以达深部。适用于检查腹腔脏器和腹部病变(图3-1)。

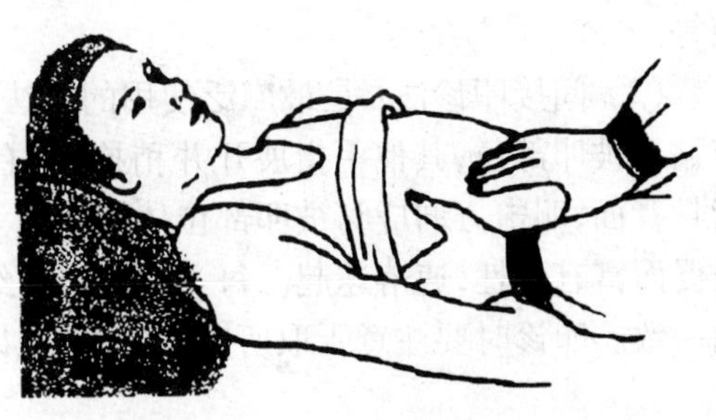

图3-1　深部触诊

常用的方法如下。

1) 深部滑行法:多用于检查腹腔脏器及腹腔肿物。检查时嘱病人稍微张口呼吸,使腹壁松弛,护士利用中间3个手指末端作小幅度屈伸动作,随病人每次呼气,逐渐压向深部,在被触及的脏器或肿物上滑动触摸。

2) 双手触诊法:将左手置于被查脏器或包块后部,并将被检查部位推向右手方向,这样可起固定作用,又可使被检查脏器包块更接近体表,有利于右手触诊。如触诊肝、脾、肾等。

3) 深压触诊法:以1~2个手指逐渐深压,用以探测腹腔深处病变的部位,确定腹腔压痛点,如阑尾压痛点、胆囊压痛点等。

4) 冲击触诊法:检查时将中间3个手指并齐,几乎垂直地放在待触诊部位,连续作几次急促的冲击动作,在冲击时会出现腹腔内脏器及包块在指端浮沉的感觉。这种方法一般只用于大量腹水时的肝、脾、腹部包块的触诊。冲击触诊会使病人感到不适,操作时勿用力过猛。

(三) 叩诊检查

叩诊检查是指用手指叩击病人身体表面,使之震动而产生声响,根据震动和声响的特点来判断被检查部位的脏器状态有无异常(表3-1)。

表3-1　叩诊音的机制及出现部位

类　型	机　制 (叩　及)	可能出现的部位
清音	没有覆盖实质脏器的肺组织	正常肺组织
浊音	少量含气组织覆盖的实质性脏器	心、肝被肺遮盖的部分
实音	实质性脏器	肌肉、心、肝
鼓音	含有大量气体的空腔脏器	空腔脏器:胃、肠
过清音	肺组织含气增多、弹性减弱的病变	肺气肿

1. 叩诊注意事项

(1) 保持周围环境的安静,以免外在噪音混淆叩诊音。

(2) 叩诊时应注意动作轻巧,与对侧部位相对比,并善于分析各种叩诊音的特性,注意板指的震动感。

2. 叩诊方法

(1) 直接叩诊法:用右手中间3个手指的掌面或手指并拢的指端直接拍击被检查的部位,借拍击的声响和指下的震动感来判断病变情况的方法称为直接叩诊法。这种方法适用于胸部或腹部面积较广泛的病变，如大面积肺实变、胸膜粘连或增厚，大量胸腔积液、腹腔积液等。

（2）间接叩诊法：是最广泛使用的方法，较常用于胸部及腹部检查。叩诊时左手中指第2节贴于被叩部位，其他手指展开并稍抬起，右手手指自然弯曲，以右手中指指端叩击左手第2指骨背面，叩击方向应与被叩部位体表垂直。叩诊时应以腕关节活动为主，叩击动作要灵活、短促而富有弹性，速落速起。每一部位应连续叩击2~3次，叩击力量要均匀适中，使产生的音响一致。叩诊时要注意听取所产生的音响，以便正确地判断叩诊音的变化（图3-2）。

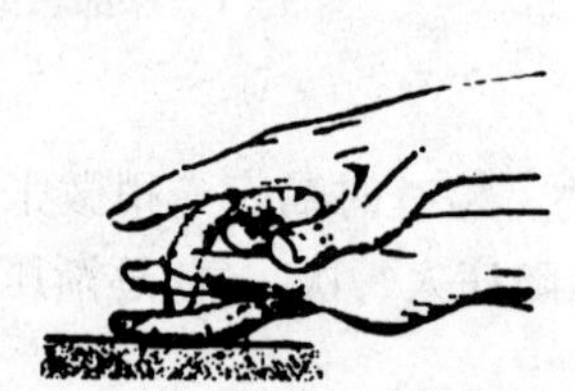
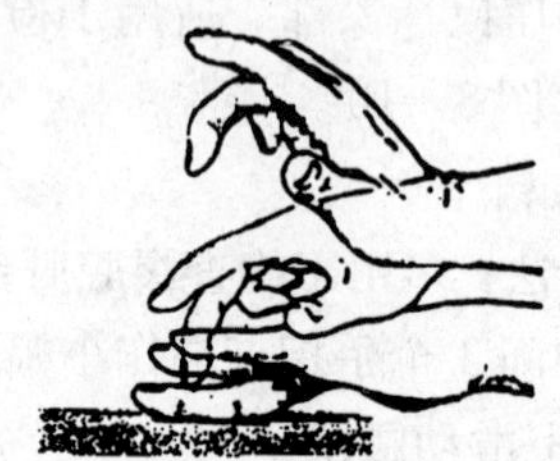

图3-2 叩诊法

（四）听诊检查

1. 听诊注意事项

（1）检查室应温暖安静。

（2）根据病情，可采取坐位或卧位，病情严重者应尽量减少体位的变动。

（3）检查听诊器各部接头是否紧密、有无松动，皮管有无阻塞或破裂。

2. 听诊方法 直接或间接。

3. 临床意义 听诊检查是直接用耳或借助听诊器（图3-3）听取患者体内某些脏器活动时所产生的微弱声音。根据其变化来推断脏器病变情况。

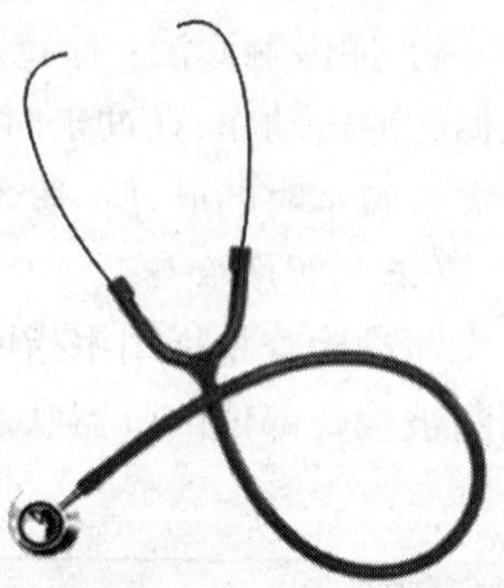

图3-3 听诊器

（五）嗅诊检查

借助嗅觉来辨别发自病人体表、呼吸道、胃肠道或呕吐物、排泄物等的异常气味，以判断疾病的性质和变化称嗅诊检查。方法是用手将患者散发的气味扇向自己的鼻部，然后仔细判断气味的性质。

（黄景华）

项目二 一般状态评估

一般状态护理体格检查是对病人全身状态的概括性观察，检查方法以视诊为主，配合触诊检查和嗅诊检查。一般护理体格检查内容包括生命体征、意识状态、面容表情、营养、体位、步态。

活动一 生命体征检查

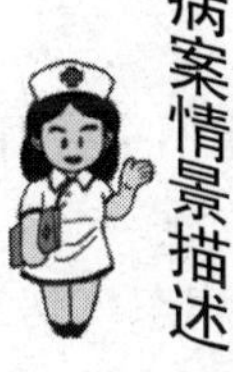

病案情景描述

某男性病人，25 岁，反复上腹不适约 3 年，进食 3 h 后更明显，伴饱胀、嗳气、泛酸，服解痉剂能缓解。近 2 个月来上腹疼痛次数增加，有时大便溏薄，于 3 h 前突然出现大呕血而急诊入院。

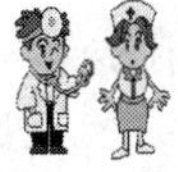

活动分析

1. 该患者出现上消化道出血，要知道他有没有生命危险，重点应检查什么？
2. 生命体征内容及检查方法是什么？

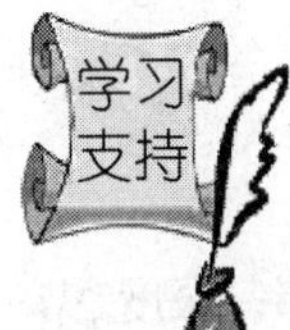

生命体征是标志生命活动存在与质量的重要征象，是护理身体评估必须检查的项目之一，其内容包括体温、脉搏、呼吸和血压。

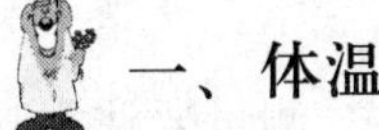

一、体温

测量体温是护士观察病情的一种重要内容，它可以客观地反映病人体温的高低和变化规律，从而评估对病人健康的影响并采取相应的护理措施。

（一）测量方法

参见《基本护理技术》。

（二）正常值

1. 口温 正常值为 36.3～37.2℃，不适于婴幼儿。

2. 肛温　正常值36.5～37.7℃，多用于婴幼儿及神志不清患者。

3. 腋温　正常值36～37℃，是最常用的方法。

（三）体温异常的临床意义

1. 体温过低　体温低于36℃称为体温过低。见于体温中枢未发育成熟、休克、急性大出血、慢性消耗性疾病、极度衰弱和甲状腺功能减退病人。

2. 体温升高　体温高于37.3℃称为发热。见于感染、组织破坏、颅内出血、恶性肿瘤、免疫性疾病和内分泌疾病。

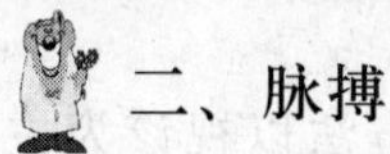

二、脉搏

测量脉搏可在短时间内获得病人的全身状态、循环功能状态等方面资料，故在病人评估中有重要意义。特别对心血管疾病病人，护士应该经常观察脉搏的变化，每次测量不能少于1 min。

（一）检查方法、内容及正常值

1. 方法　采用触诊桡动脉搏动，护士以示指、中指、无名指的指腹平放于病人桡动脉搏动处。

2. 内容　脉率、脉律、脉搏的强弱等。

3. 正常值　正常成人在安静状态下每分钟为60～100次。

（二）脉搏异常的临床意义

1. 速脉　每分钟超过100次。见于发热、贫血、甲状腺功能亢进、心功能不全、周围循环衰竭、心肌炎等情况。

2. 缓脉　每分钟低于60次。见于颅内压增高、黄疸、甲状腺功能减退、病态窦房结综合征。若每分钟在40次以下可能为房室传导阻滞，要做好抢救准备。

3. 水冲脉　脉搏骤起骤落，如有潮水冲涌。检查时，将病人手臂抬过头，触其桡动脉，可感到急促有力的冲击，见于主动脉瓣关闭不全、甲状腺功能亢进等脉压差增大的疾病。

4. 交替脉　脉搏一强一弱交替出现而节律正常，是由于心室收缩力强弱不均所致。交替脉是左心衰竭的重要体征，见于高血压性心脏病、急性心肌梗死等。

5. 奇脉　是指平静吸气时脉搏显著减弱或消失，又称为吸停脉，是由于心包腔内压力升高，使心脏舒张充盈受限所致，见于心包积液和缩窄性心包炎。

6. 不整脉　脉搏搏动不规则，称为不整脉，见于心律失常。对不整脉初发病例，应同时听诊心率以作对照，若脉率少于心率，称为脉搏短促，见于心房颤动。

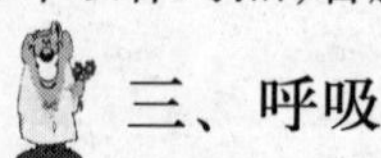

三、呼吸

正常人呼吸，男性以腹式呼吸为主，女性以胸式呼吸为主，测量要注意呼吸频率、深度、节律并注意呼出气味的改变。

（一）呼吸的测量方法及生理性改变

参见《基本护理技术》。

（二）异常临床意义

1. 气味异常

（1）烂苹果味：见于糖尿病酮症酸中毒病人。

（2）肝腥味：见于肝性脑病病人。

（3）氨味：见于尿毒症病人。

（4）刺激性蒜味：见于有机磷农药中毒病人。

（5）恶臭味：见于支气管扩张或肺脓肿病人。

2. 呼吸频率改变　正常成年人呼吸每分钟为 16 ~ 20 次。

（1）呼吸增快：每分钟超过 24 次，见于高热、贫血、疼痛、甲状腺功能亢进、心功能不全、肺及胸膜病变。

（2）呼吸减慢：每分钟少于 10 次，见于颅内压增高、麻醉剂或镇静剂过量。

3. 呼吸深度改变

（1）酸中毒大呼吸（库斯莫尔呼吸）：当有严重的代谢性酸中毒时，呼吸深大而加快称为库斯莫尔呼吸，以便排出较多的二氧化碳来调节血中的酸碱平衡，见于糖尿病酮症酸中毒、尿毒症时的酸中毒等。

（2）呼吸变浅：见于肺气肿病人。

4. 呼吸节律

（1）潮式呼吸（陈-施氏呼吸）：其特点为呼吸由浅慢逐渐变为深快，然后再由深快到浅慢，继之暂停，周而复始，称为潮式呼吸（图 3 - 4）。

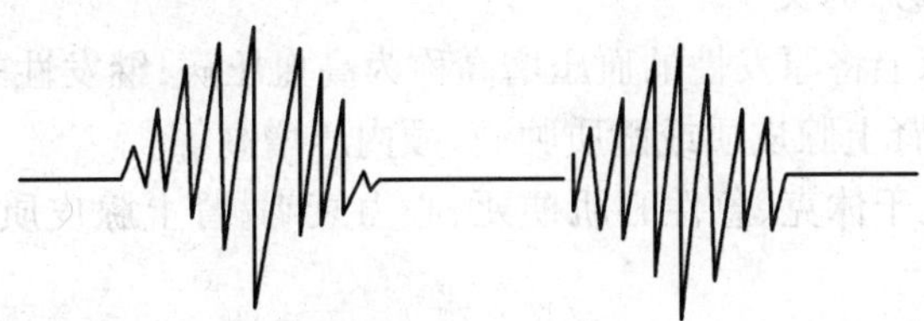

图 3 - 4　潮式呼吸

（2）间停呼吸（比奥呼吸）：呼吸与呼吸暂停交替，称为间停呼吸（图 3 - 5）。

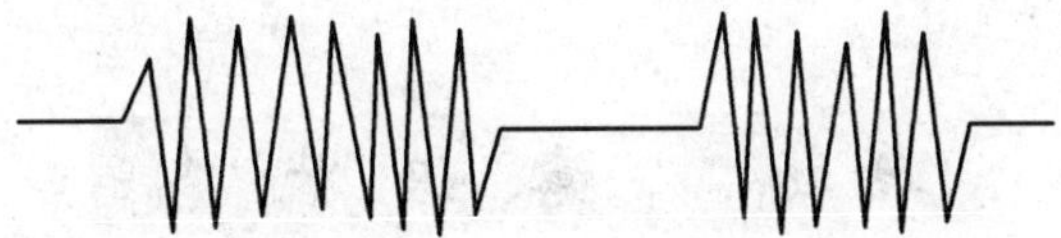

图 3 - 5　间停呼吸

以上两种呼吸节律改变是由于呼吸中枢的兴奋性降低，使调节呼吸的反馈系统失常。均见于中枢神经系统疾病，如脑炎、脑膜炎、颅内压增高及某些中毒如糖尿病酮症酸中毒、巴比妥中毒等。

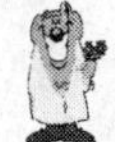 四、血压

（一）血压标准

最新版的《中国高血压防治指南》已将正常血压定义为：收缩压 < 120 mmHg，舒张压 < 80 mmHg。血压的分类如表 3 - 2 所示。

表3-2 血压分类

类别	收缩压(mmHg)	舒张压(mmHg)
正常血压	<120	<80
正常高值	120~139	80~89
高血压	≥140	≥90
1级高血压	140~159	90~99
2级高血压	160~179	100~109
3级高血压	≥180	≥110
单纯收缩期高血压	>140	<90

(二)脉压标准

脉压标准为30~40 mmHg。

(三)血压测量方法

参见《基本护理技术》。

(四)血压异常的临床意义

1. 血压升高 临床上将原发性的血压增高称为高血压病;继发性的血压增高称为高血压症,常见于肾血管疾病、肾上腺皮质或髓质肿瘤、颅内压增高等。

2. 血压降低 常见于休克、急性心肌梗死、心力衰竭、肾上腺皮质功能减退等,也可见于极度衰竭者。

在病情观察中应参照原来的血压情况(基础血压)去判断血压升高或降低。

3. 脉压增大和减小 脉压>40 mmHg称为脉压增大,见于主动脉瓣关闭不全、老年主动脉粥样硬化、甲状腺功能亢进、严重贫血等;脉压<30 mmHg称为脉压减小,见于低血压、心包积液、主动脉瓣狭窄、心力衰竭。

活动二 意识状态

参见第二章常见症状评估中项目十四意识障碍。

活动三　面容与表情

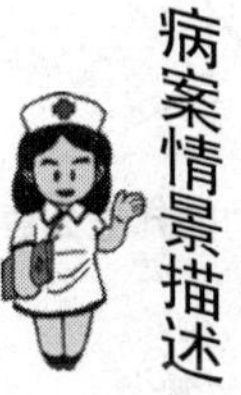

某男性病人,69岁,反复心前区闷痛5年,加剧1 h入院。1 h前因过于激动,突然感到心前区剧烈疼痛,头昏乏力,经大家扶住,才免跌到。

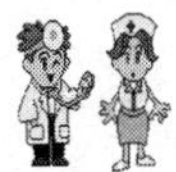

活动分析

1. 该患者因心前区剧烈疼痛,面部表情如何?
2. 临床患者有哪些特征性面容与表情?其临床意义如何?

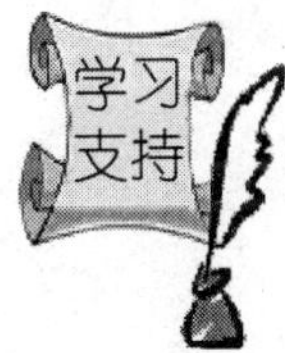

疾病可使病人的面容与表情发生变化,通常表现为痛苦、忧虑或疲惫。某些疾病发展到一定程度时,可出现特征性的面容与表情。因此护士评估病人的面容与表情变化对确定护理诊断有重要意义。

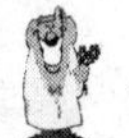

一、常见典型病容及临床意义

1. 急性病容　面色潮红、兴奋不安、口唇疱疹、呼吸急促、表情痛苦、呻吟等,见于急性感染性疾病以及过于疼痛者等。

2. 慢性病容　面容憔悴、面色苍白或灰暗、目光暗淡、精神委靡、瘦弱无力,见于慢性消耗性疾病。

3. 贫血面容　面色苍白、唇舌色淡、表情疲惫,见于各种贫血。

4. 肝病面容　面颊瘦削,面色灰褐,额部、鼻背、双颊有褐色色素沉着,见于慢性肝疾病。

5. 二尖瓣面容　面容晦暗、口唇微绀、两颊淤血性发红,见于风湿性心脏病二尖瓣狭窄(图3-6)。

6. 满月面容　面如满月、皮肤发红,常伴痤疮和小须,见于肾上腺增生和长期应用糖皮质激素的病人(图3-7)。

7. 甲状腺功能亢进面容　面容惊愕、眼裂增大、眼球突出、目光闪烁、表情兴奋易变(图3-8)。

8. 肢端肥大症面容　头颅增长、面部拉长、下颌增大向前突出、眉弓及两颧隆起、唇舌肥厚、耳鼻增大(图3-9)。

9. 面具面容　面容呆板,见于震颤性麻痹(图3-10)。

10. 黏液性水肿面容　面部水肿、苍白、面宽、目呆、反应迟钝、毛发稀少,见于甲状腺功能低下(图3-11)。

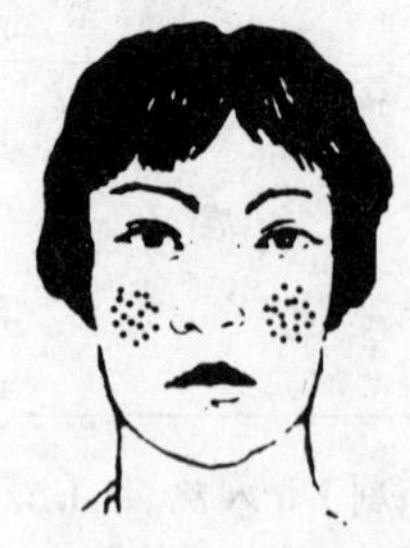

图3-6 二尖瓣面容

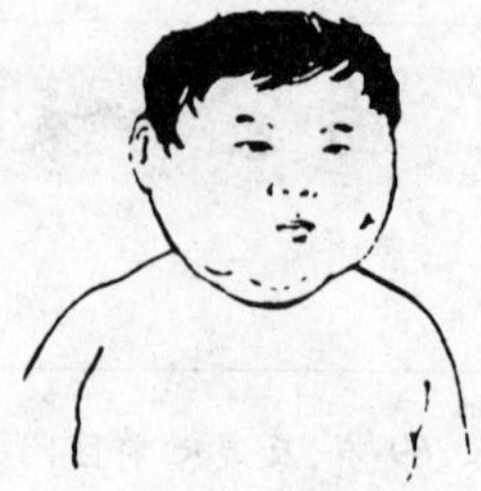

图3-7 满月面容

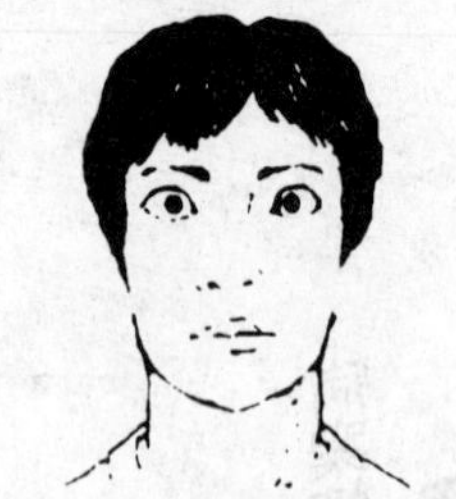

图3-8 甲状腺功能亢进面容

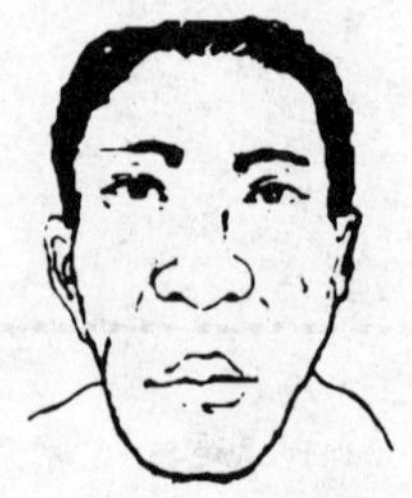

图3-9 肢端肥大症面容

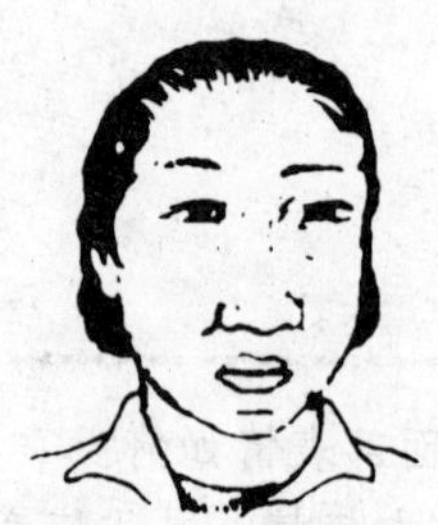

图3-10 面具面容

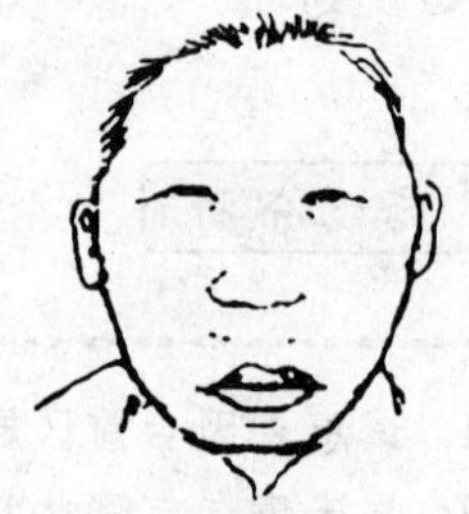

图3-11 黏液性水肿面容

活动四 发育与体型

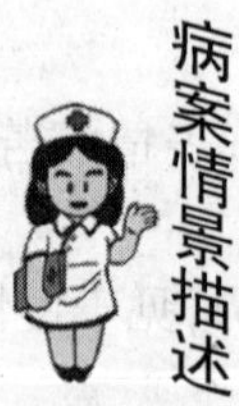

病案情景描述

某男性病人,19岁,身高1.4 m,体重100 kg,因发热、咳嗽、咳痰1周入院。

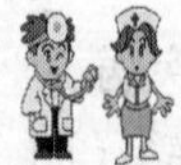

活动分析

1. 该男性病人发育、体型是否正常?
2. 判断发育是否正常的指标是什么?

学习支持

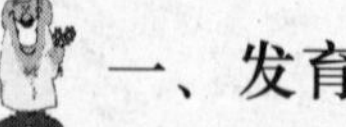

一、发育

评估发育的正常与否,通常以年龄、智力和身体状况(身高、体重及第二性征)之间的关系来判断。发育正常时,年龄、智力和体格成长状态之间的关系是均衡的。影响因素为种族遗传、营养代谢、生活条件、内分泌、体育锻炼。

思考

年龄、智力和体格成长状态之间的关系是什么?

提示:正常成人发育判断指标为胸围等于身高的一半;两上肢展开的长度等于身高;坐高等于下肢的长度。

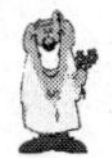

二、体型

是发育的形体表现,包括骨骼、肌肉与脂肪分布的状态。

(一) 正常人体型分类

1. 瘦长型(无力型) 身高肌瘦,颈长肩窄,胸廓扁平,腹上角 <90°(图3-12)。

2. 匀称型(正力型) 身体各部匀称适中,此型多见(图3-13)。

3. 矮胖型(超力型) 身短粗壮,颈粗肩宽,胸廓宽厚,腹上角 >90°(图3-14)。

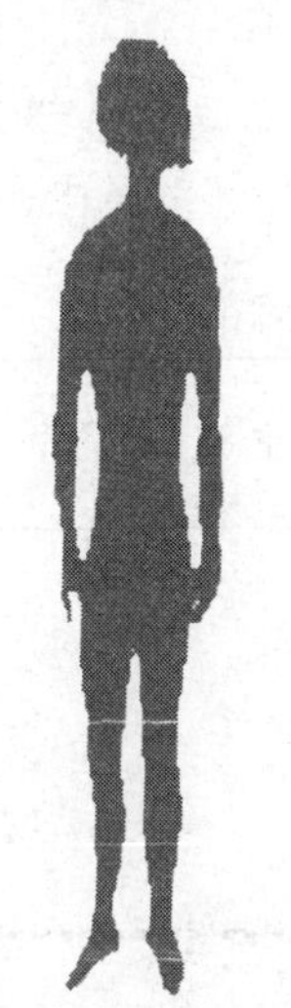

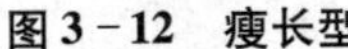

图3-12 瘦长型

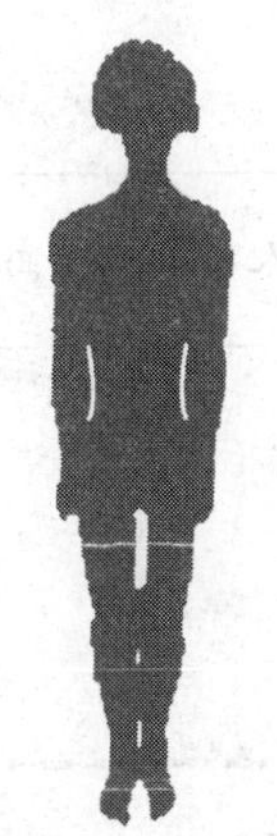

图3-13 匀称型

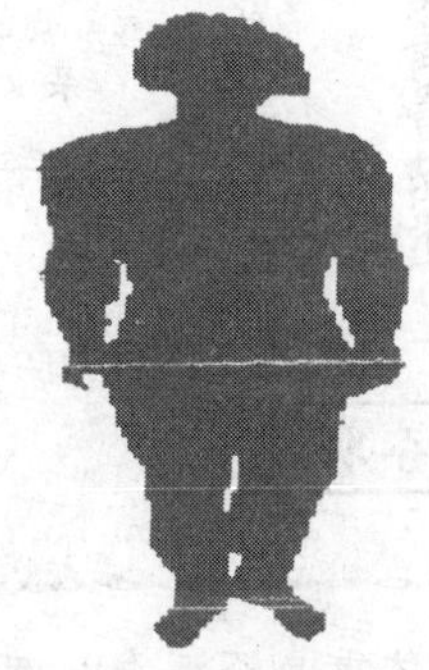

图3-14 矮胖型

(二) 体型异常

1. 巨人症 体格异常高大,见于发育成熟前垂体前叶功能亢进者(图3-15)。

2. 侏儒症 异常矮小,见于发育成熟前垂体前叶功能减退者,腺垂体激素如促性腺激素、促甲状腺激素、生长激素等分泌不足(图3-16)。

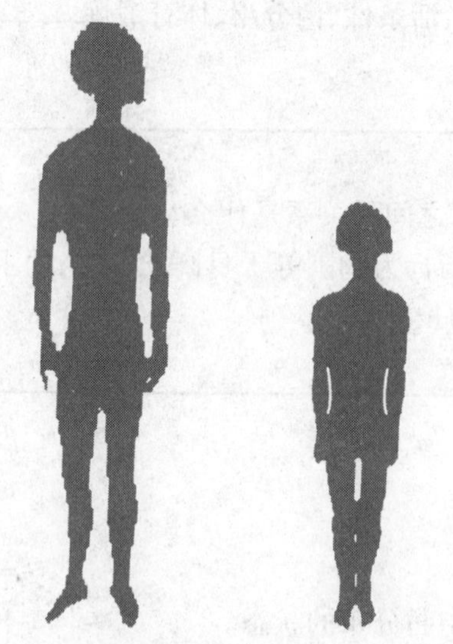

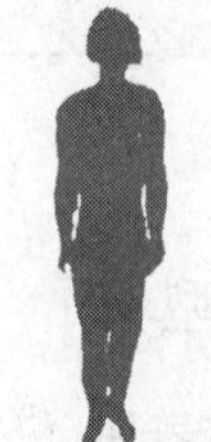

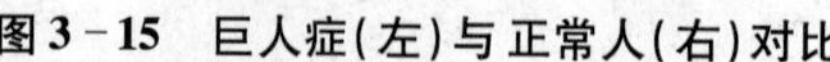

图3－15　巨人症(左)与正常人(右)对比

图3－16　侏儒症

3. 呆小症　异常矮小,病人智力低下,见于发育成熟前甲状腺功能减退。

活动五　营养状态

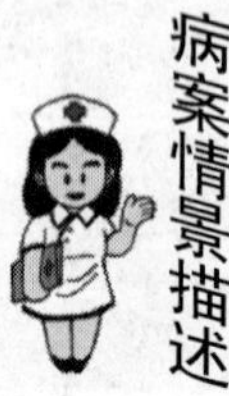

某女性冠心病病人,65岁,身高160 cm,体重85 kg。

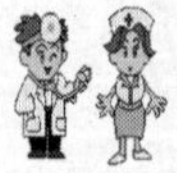

活动分析

1. 患者体重是否标准?营养状态如何?
2. 判断营养状态的指标是什么?

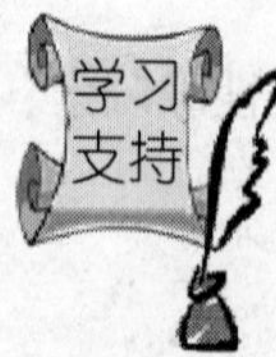

机体的营养状态与食物的摄入、消化、吸收和代谢等因素有关。营养状态是评估身体的健康状况和疾病程度的标准之一。营养过多可引起肥胖,营养不良可引起消瘦,是护士常用来判断营养失调(高于机体需要量或低于机体需要量)的依据。

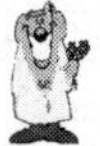

一、综合判断指标

病人皮肤、毛发、皮下脂肪、肌肉的发育情况。

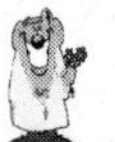

二、测量方法

（1）检查皮下脂肪：部位是上臂下1/3背侧，方法为病人手臂放松下垂，护士捏起皮下脂肪，捏时两指的距离为3 cm，标准厚度男性为12.5 mm，女性为16.5 mm。

定时测量体重，观察一定时间内的体重变化也是评估营养状态的方法之一。

（2）理想体重（DBW）计算法：

理想体重（kg）=［身高（cm）-100］×0.95（男）

理想体重（kg）=［身高（cm）-100］×0.90（女）

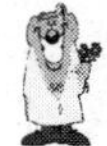

三、体重的评价

DBW±10%范围内为正常，大于正常10%～20%为超重，大于正常20%以上为肥胖；小于正常10%～20%为消瘦，小于正常20%以上为明显消瘦。

活动六　体　位

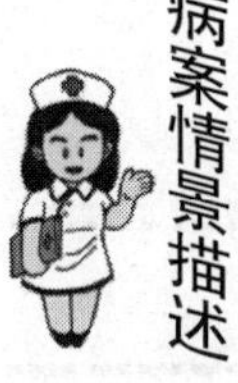

病案情景描述

某女性高血压病人，57岁。在家看电视时，突感头痛，呕吐，随即倒在地上，神志不清，急送医院。

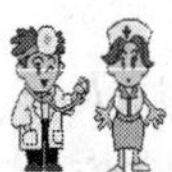

活动分析

该患者为脑出血病人，请问她的体位如何？

体位是患者身体所处的位置。

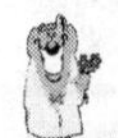

一、自动体位

身体活动自如，体位可随意改变，见于健康人、轻病病人或疾病早期。

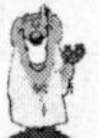

二、被动体位

病人不能自己调整或改变身体的位置，称为被动体位，见于极度衰竭或意识丧失病人。

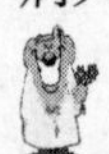

三、强迫体位

为了减轻疾病的痛苦，病人常被迫采取某种体位。

1. 强迫卧位　当腹部有剧烈疼痛迫使病人采取两膝弯曲的仰卧位，以减轻腹部肌肉紧张，可以减轻疼痛；有胸膜疾病的病人多卧向患侧，以减轻疼痛，并有利于健侧代偿呼吸。

2. 强迫坐位(端坐呼吸)　当肺部疾患或心功能不全引起呼吸困难时，迫使病人坐于床沿上，以两手置于膝盖或扶床边，这种体位可以有利于胸廓辅助呼吸肌的运动，使膈肌下降，肺容量增加，下肢回心血量减少，可减轻心脏的负担。

3. 强迫停立位　当步行时心绞痛突然发作，迫使病人立刻停止行走，以缓解疼痛。

活动七　步　态

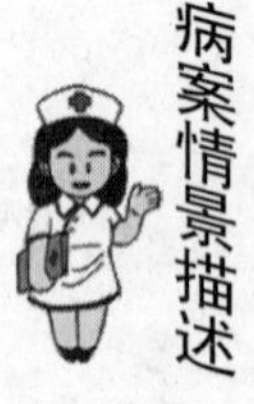

病案情景描述

某男性病人，55岁。出现左手静止性震颤伴动作缓慢1年；其叔叔年轻时有类似病史。

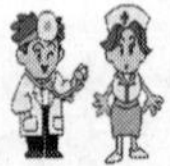

活动分析

患者为帕金森病，请问他的步态如何？

健康人步态稳健，当患某些疾病时可使步态发生改变，如震颤麻痹症病人有慌张步态，表现为起步后小步急速前行，身体前倾，有难止步之势。有小脑疾病的病人行路时躯体重心不稳，步态紊乱不准确如醉酒步态。

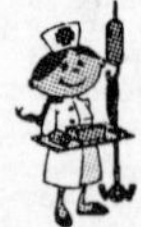

实训活动

身体一般状态评估的步骤、内容和方法如表3-3所示。素质要求：衣帽整齐、仪表端庄、态度和蔼。

表 3-3　身体一般状态评估的步骤、内容和方法

步　　骤	内　容　和　方　法
操作前准备	核对病床、正确沟通 物品准备齐全,推检查车到病室 当病人的面洗手,向病人解释检查目的和要求,解除病人的紧张情绪
生命体征的测量	体温、脉搏、呼吸、血压
发育、体型	通过观察,测量、了解发育、体型是否正常
面容、表情	是否正常,表情是否自然
营养状态	通过观察、判断营养状态
体位	通过观察判断病人体位,如强迫体位、被动体位、自动体位
步态	让病人行走,了解病人步态如慌张步态、醉酒步态等
操作后处理	安置病人,整理用物,洗手、记录

相关链接

请同学们讨论以下问题。

1. 意识障碍有哪些不同程度的表现？各有什么特点？
2. 举例说明被动体位、强迫体位？

（黄景华）

项目三　皮肤、浅表淋巴结评估

活动一　皮　　肤

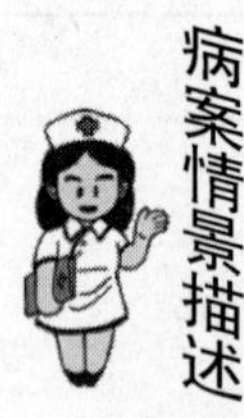

某女性病人,38 岁,2 年来反复发生右下肢胫骨前皮肤溃烂。

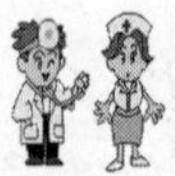

活动分析

该病人有皮肤完整性受损,应注意以下两点:
1. 皮肤评估的内容?
2. 异常改变的临床意义是什么?

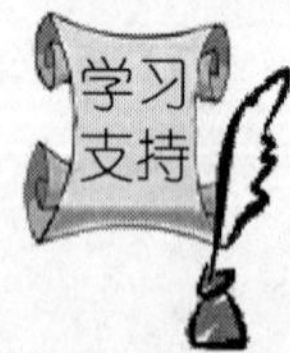

皮肤本身的疾病很多见,许多全身疾病在病程中可出现皮肤的病变反应。使皮肤的完整性受损,在护理工作中要特别关心和注意。

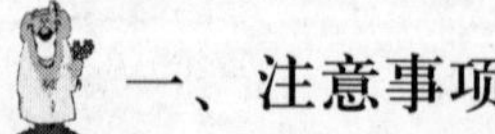

一、注意事项

光线好、温度适宜、充分暴露。

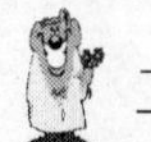

二、皮肤

(一) 颜色

皮肤颜色的变化与毛细血管的分布、血液的充盈度、血色素量的多少、皮下脂肪的厚薄有关。中国人正常皮肤颜色浅黄透红。

1. 苍白　皮肤、黏膜苍白多由于血红蛋白减少或末梢毛细血管充盈不足所致。

(1) 观察部位:指甲、口唇、口腔黏膜和睑结膜。

(2) 临床意义：贫血、休克及主动脉瓣关闭不全，此外寒冷和惊恐也可因末梢毛细血管痉挛而变苍白。

2. 发红　皮肤黏膜发红是由于毛细血管扩张充血，血流加速及增多或红细胞量增多所致。临床见于发热病人、酗酒者等。

3. 发绀　是皮肤黏膜呈青紫色，主要因血液中脱氧血红蛋白绝对量的增多(超过50 g/L)而引起，如先天性心脏病、休克、心力衰竭，少数由于血液中含有异常血红蛋白衍化物所致，如伯氨喹啉、亚硝酸盐(大量食用变质蔬菜可致)、中毒引起的高铁血红蛋白症等。

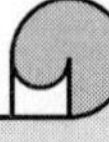

思考

1. 严重缺氧病人是否一定出现发绀？

2. 发绀病人一定是由缺氧引起吗？

提示：重度贫血出现严重缺氧病人可以不出现发绀；发绀病人不一定是由缺氧引起，还可以是血液中血红蛋白衍生物所致。

4. 黄染　皮肤黄染，临床上见于胆道阻塞、肝细胞损害或溶血性疾病所致黄疸。

5. 色素沉着　由于表皮基底层的黑色素增加，导致部分或全身皮肤色泽加深，好发于身体外露部位、乳头、摩擦部位、瘢痕等处。见于慢性肾上腺功能减退、肝硬化等疾病。

(二) 皮疹

多为全身性疾病的征候之一，是临床诊断某些疾病的重要依据，皮疹的种类很多，可分为斑疹、玫瑰疹、丘疹、斑丘疹、荨麻疹等。常见于皮肤病、传染病、重症感染和过敏反应等。

(三) 紫癜

是泛指皮肤或黏膜下出血，按其大小不同可分为以下几种。

1. 出血点　直径不超过2 mm。

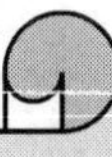

思考

出血点和红色的皮疹或小红痣的区别？出血点容易和红色的皮疹或小红痣相混淆，皮疹在加压时一般可以褪色或消失；出血点和小红痣区别在于触诊时感到小红痣稍高出皮面，并且表面光亮。

2. 紫癜　皮下出血直径在3～5 mm之间。

3. 淤斑　皮下出血直径在5 mm以上。

(四) 血肿

表现为片状出血伴局部皮肤隆起。

（五）蜘蛛痣

1. 定义　形如蜘蛛的血管痣（图3－17）。

2. 机制　是雌激素增高引起皮肤小动脉末端分支性扩张所形成。

3. 好发部位　多见于头面、颈、上臂及前胸等上腔静脉所属处。

4. 临床意义　常见于慢性肝疾病。

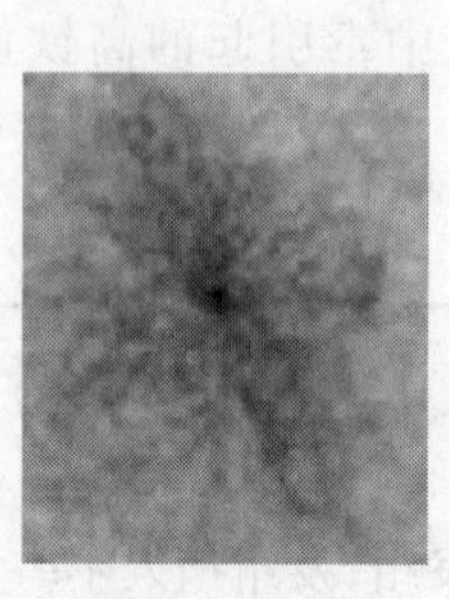
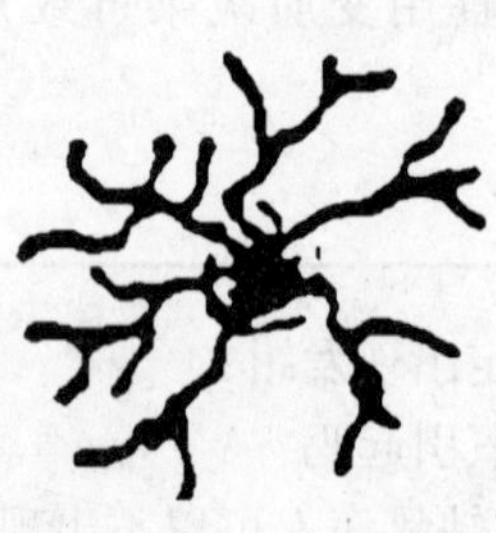

图3－17　蜘蛛痣

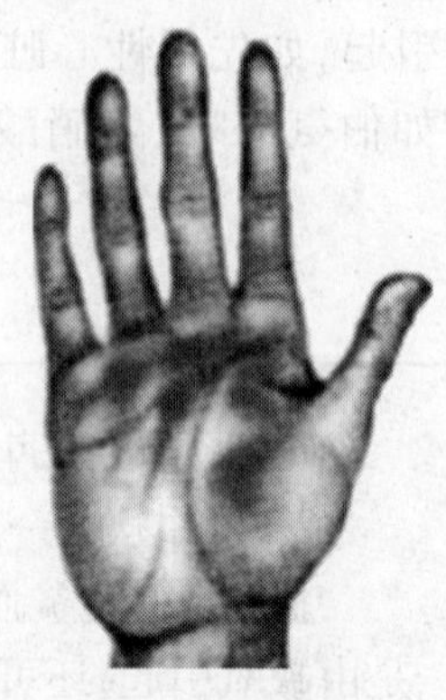

图3－18　肝掌

（六）肝掌

病人手掌大、小鱼际处常发红，加压后褪色称为肝掌，发病机制同蜘蛛痣（图3－18）。

（七）弹性

1. 判断因素　皮肤的弹性与年龄、营养状态及组织间隙含液量多少有关。青年人弹性较好，老年人弹性减退。

2. 检查方法　用示指和拇指将病人的手背、手臂皮肤捏起，正常情况下，松手后皮肤皱褶迅速平复。

3. 临床意义　弹性减退时皮肤皱褶平复缓慢，见于严重脱水。

（八）湿度与温度

生理情况下皮肤温度、湿度与气温有关；病理情况下，出汗过多和无汗都有诊断意义。

1. 皮肤异常干燥　见于脱水、维生素A缺乏症、黏液性水肿。

2. 汗多　见于甲状腺功能亢进、风湿热、结核病。

3. 皮肤冷而湿　见于虚脱、休克。

（九）水肿

1. 定义　是由于皮下组织的细胞内及组织间隙中液体潴留过多所致。

2. 分类　以手指加压，局部组织出现凹陷称为凹陷性水肿；黏液性水肿以手指加压后局部无凹陷，称为非凹陷性水肿。

3. 水肿程度

（1）轻度：仅见于眼睑、踝部及胫骨前，指压后可见局部组织轻度凹陷，平复较快。

（2）中度：全身软组织均可见明显的或较深的组织凹陷，平复缓慢。

（3）重度：全身严重水肿，低部皮肤紧张、发亮，甚至有渗出。此外，胸腔、腹腔也可见积液。

（十）皮肤破损与溃疡

皮肤受压部位有无破损及褥疮。参见《基本护理技术》。

活动二　浅表淋巴结

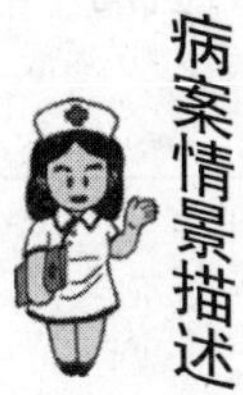

病案情景描述

某女性病人,40 岁,1 周前诊断为淋巴肉瘤。

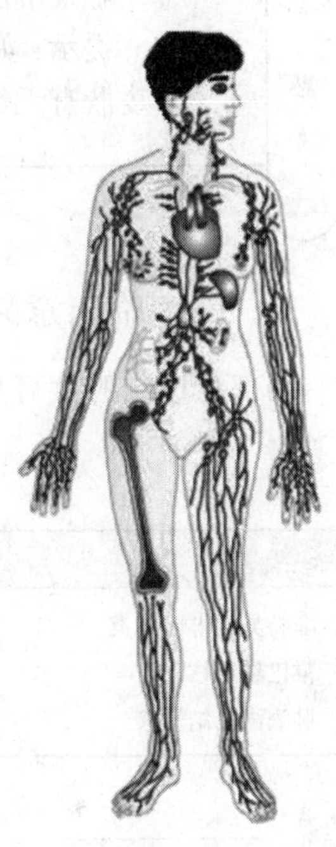

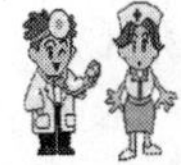

活动分析

淋巴肉瘤病人主要的临床表现是无痛性、进行性全身淋巴结肿大。临床上还有许多疾病可引起淋巴结肿大,如炎症、肿瘤等。

请思考:

1. 浅表淋巴结的评估方法是什么?
2. 异常改变的临床意义是什么?

正常人浅表淋巴结很小,不易触及,偶可触及颈部淋巴结、颌下淋巴结或腹股沟淋巴结,但一般不超过 0.5 cm,表面光滑,质软而无压痛,不活动,与周围组织无粘连。

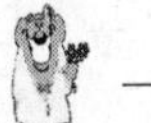

一、浅表淋巴结的分布与位置

浅表淋巴结的分布与位置如图 3－19 所示。

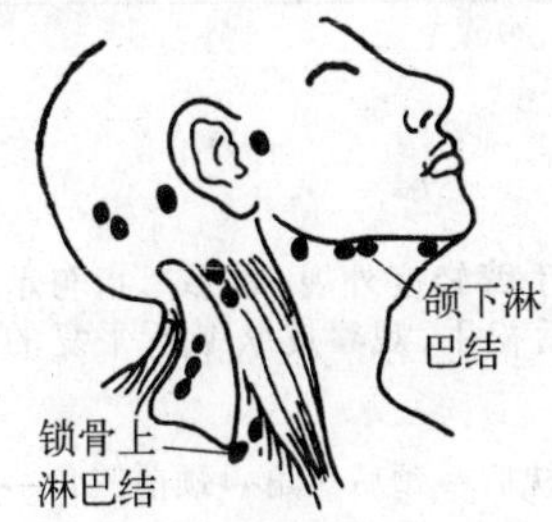

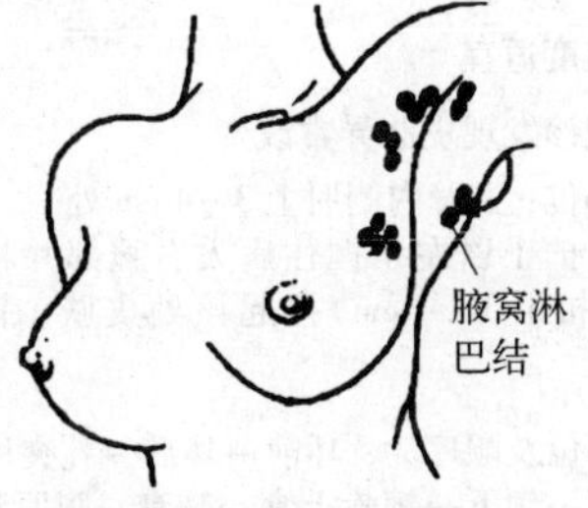

腹股沟淋巴结

图 3－19　浅表淋巴结分布

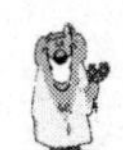

二、浅表淋巴结检查法

淋巴结检查顺序为耳后、颌下、颈部、锁骨上窝、腋下到腹股沟等处。护士手指紧贴检查部位，由浅入深进行滑行触诊。

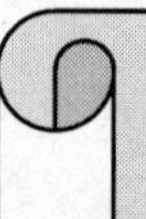

思考

触及淋巴结应注意什么？

提示：如触及淋巴结应注意其大小、数目、硬度、活动度，有无粘连，局部皮肤有无红肿、触痛。

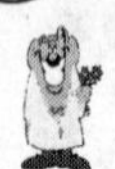

三、临床意义

局部淋巴结肿大可见于炎症、肿瘤、结核；全身淋巴结肿大可见于血癌、淋巴肉瘤（表3－4）。

表3－4 3种原因引起淋巴结肿大的特点

类 型	特 点	与周围组织关系
非特异性淋巴结炎	质软、表面光滑、有压痛，局部皮肤可以发红	无粘连
淋巴结结核	好发在颈部血管周围，常为多发性	可互相粘连或与周围组织粘连
肿瘤淋巴结转移	表面光滑，质硬如岩石或有橡皮样感，无压痛	与周围组织粘连、固定

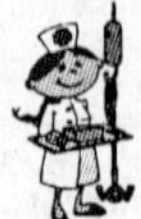

实训活动

皮肤及浅表淋巴结的评估步骤、内容和方法如表3－5所示。素质要求：衣帽整齐、仪表端庄、态度和蔼。

表3－5 皮肤及浅淋巴结评估的步骤、内容和方法

步 骤	内 容 和 方 法
操作前准备	手部温度适宜
肤色、皮疹、蜘蛛痣等	通过视诊发现皮肤异常改变
皮肤弹性	检查部位：上臂内侧肘上3～4 cm处 方法：护士以左手握住病人右腕部并将其手臂轻度外展，右手拇指与示指（相距3～4 cm）捏起该处皮肤，片刻后松手，观察皮肤皱折平复的情况
淋巴结检查	检查部位及顺序为：耳前→耳后→乳突区→枕后→颈后三角→颈前三角→颌下→颏下→锁骨上窝→腋窝→腹股沟 检查手法：双手的示指和中指指尖于各部位的皮肤上按顺序由浅入深滑行触诊，两侧同时进行
操作后处理	安置病人，整理用物，洗手，记录

相关链接

请同学们讨论以下问题：
1. 局部与全身浅表淋巴结肿大各有哪些临床意义？
2. 蜘蛛痣的检查方法是什么？

（黄景华）

项目四　头部、面部和颈部评估

活动一　头部评估

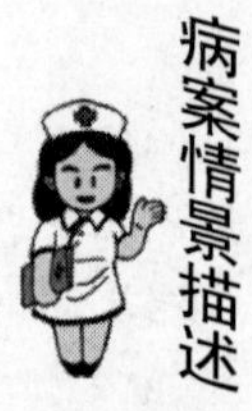

某男婴，1岁，人工喂养，常夜里磨牙、出汗。

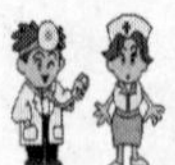

活动分析

该患儿为佝偻病。你知道头部评估会有什么异常吗？

头部评估包括头发、头皮、头颅。

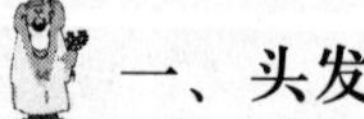

一、头发

(一) 评估内容

头发评估应注意颜色、数量、分布、质地，有无脱发。

(二) 正常

正常人头发黑、分布均匀，有弹性，少量脱发。

(三) 异常改变

1. 脱发　可见于脂溢性皮炎、伤寒、肿瘤化疗及放疗。
2. 发黄及弹性差　营养不良。

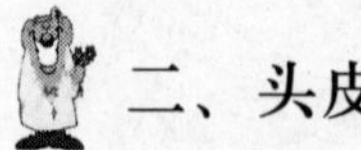

二、头皮

观察有无头癣、瘢痕、外伤、炎症、皮屑。

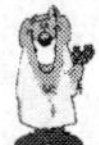

三、头颅

（一）测量方法

头颅大小以头围大小来衡量；用软尺自眉间绕到颅后通过枕骨粗隆，为头围大小。

（二）正常

成人头围平均大于或等于 53 cm。

（三）异常

1．方颅　头颅平坦呈方形，多见于佝偻病（图 3－20）。

2．巨颅　头颅增大，多见于脑积液（图 3－21）。

3．小颅　因囟门过早闭合引起，头颅小，常伴智力障碍（图 3－22）。

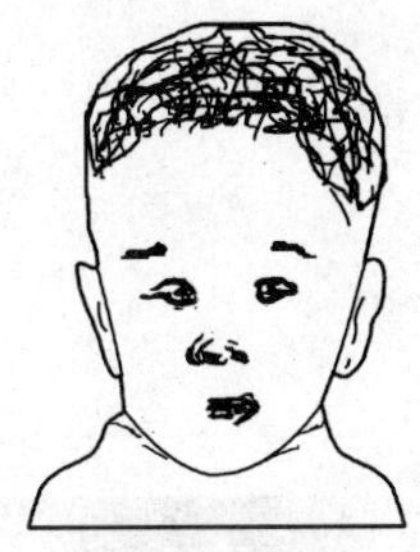

图 3－20　方颅

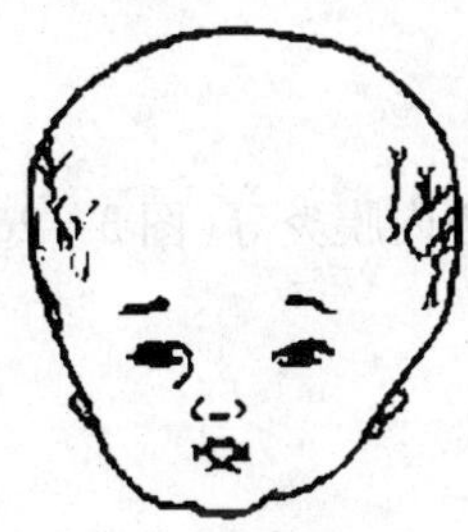

图 3－21　巨颅

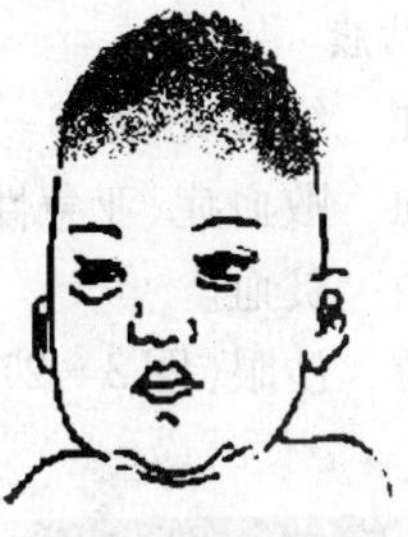

图 3－22　小颅

活动二　面部评估

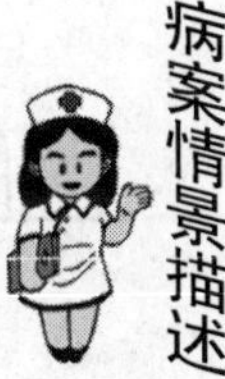

病案情景描述

某女性病人，23 岁，眼畏光、流泪、灼热感 1 天来就诊。

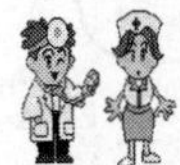

活动分析

该患者为急性细菌性结膜炎。请思考：

1．面部评估的内容。

2．异常改变的临床意义是什么？

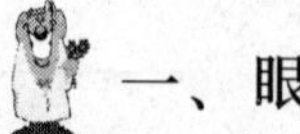

一、眼

(一) 眼睑

1. 水肿　多见于肾炎、营养不良、血管神经性水肿(图3－23)。

2. 下垂　单侧下垂见于动眼神经麻痹、颈交感神经麻痹;双侧下垂见于重症肌无力(图3－24)。

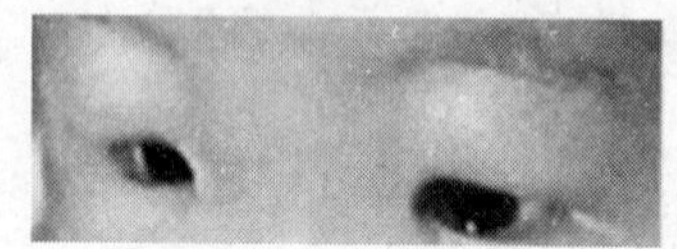

图3－23　眼睑水肿

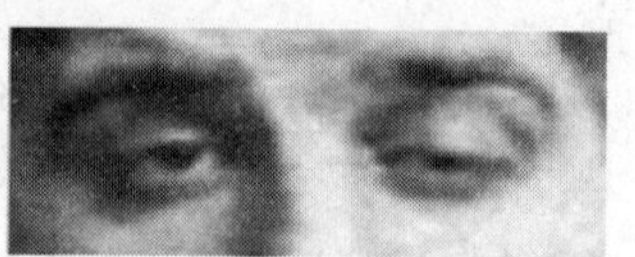

图3－24　眼睑下垂

(二) 结膜

1. 充血　结膜炎(图3－25)。
2. 出血　败血症、亚急性感染性心内膜炎等(图3－26)。
3. 苍白　贫血。
4. 颗粒　沙眼(图3－27)。

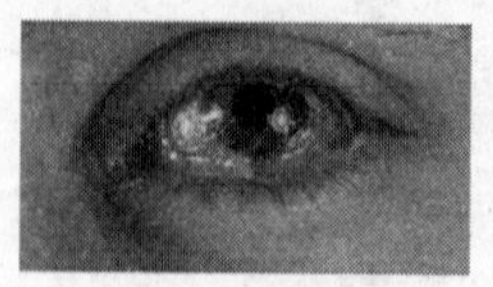

图3－25　结膜充血

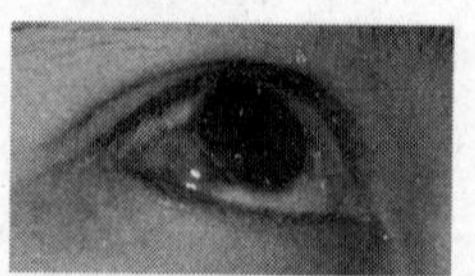

图3－26　结膜出血

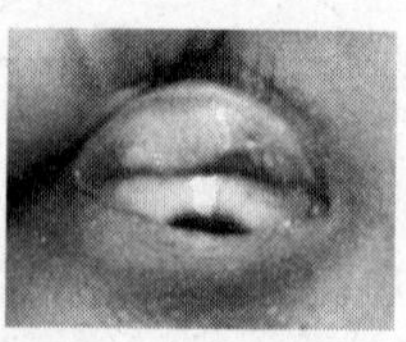

图3－27　沙眼

(三) 巩膜

1. 方法　巩膜检查应在自然光线下,让病人眼球向下看,进行观察。
2. 意义　黄染见于黄疸。

思考

黄疸引起巩膜黄染与脂肪沉积引起的巩膜黄染的区别?

提示:黄疸时巩膜呈均匀的黄染。脂肪沉积,黄染为不均匀。

(四) 瞳孔

瞳孔常可反映中枢神经系统的一般功能状态,是危重病人的主要监测项目。

1. 评估内容　大小、形状、对光反射。
2. 正常　瞳孔直径为3～4 mm,等大等圆。
3. 异常　双侧瞳孔缩小见于有机磷中毒、吗啡、氯丙嗪过量;双侧瞳孔扩大见于阿托品反应、视神经萎缩等;双侧不等大见于颅内病变及脑疝等;对光反射减弱或消失见于昏迷、濒死的病人。

4. 瞳孔对光反射

(1) 方法及正常情况：用手电筒直接照射瞳孔并观察其动态反应。正常人当眼受到光线刺激后双侧瞳孔即缩小，移开光源后瞳孔迅速复原。

(2) 异常的临床意义：瞳孔反应迟钝或消失见于昏迷病人；两侧瞳孔散大并伴有对光反射消失为濒死状态的表现。

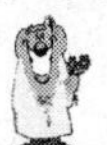

二、耳

(一) 异常分泌物

脓性分泌物为中耳炎；血液或脑脊液提示颅底骨折。

(二) 听力

听力减退见于外耳道异物、耵聍、局部或全身血管硬化、听神经损害等。

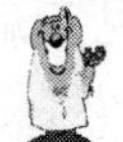

三、鼻

(一) 评估内容

外形、鼻翼是否扇动、鼻腔是否通畅，有无分泌物、出血。

1. 外形

(1) 蛙状鼻：鼻腔部分及完全阻塞，使鼻梁变宽，见于鼻息肉。

(2) 马鞍鼻：鼻梁塌陷，见于鼻骨骨折或先天性梅毒。

2. 鼻翼扇动　吸气时鼻孔开大，呼气时回缩，称为鼻翼扇动，见于气管、支气管阻塞。

3. 鼻出血　常见于外伤、高血压、出血性疾病、肿瘤等。

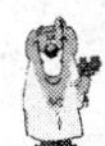

四、口

(一) 评估内容

口唇、口腔黏膜、咽及扁桃体。

1. 口唇

(1) 颜色：苍白见于贫血、虚脱；发绀见于缺氧等；樱桃红色见于一氧化碳中毒。

(2) 疱疹：见于急性传染性疾病。

(3) 毛细血管搏动征：用清洁玻璃片轻压病人的口唇黏膜，局部出现发红与苍白交替的节律性毛细血管搏动现象，称为毛细血管搏动征。见于主动脉瓣关闭不全、甲亢和严重贫血。

2. 口腔黏膜　注意有无溃疡及真菌感染。黏膜溃疡见于口腔炎症，真菌感染见于重度衰弱或长期使用广谱抗生素者。

3. 咽及扁桃体

(1) 检查方法：护士右手执压舌板，左手持手电筒，病人坐在椅上，头略后仰，口张大并发“a”音，此时用压舌板将舌的前2/3与后1/3交界处迅速下压，在照明的配合下可看清咽喉及扁桃体。

(2) 检查内容：注意咽部有无充血、水肿、溃疡、渗出物，扁桃体有无充血、分泌物或脓液，肿大程度。扁桃体肿大程度分3度：Ⅰ度肿大为不超过咽腭弓；Ⅱ度肿大为超过咽腭弓；Ⅲ度肿大为超过咽后壁正中线(图3－28)。

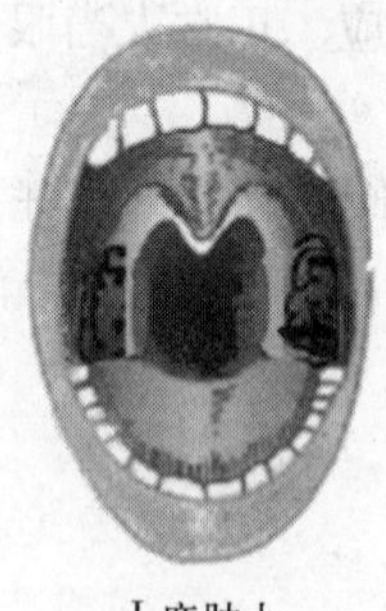
Ⅰ度肿大

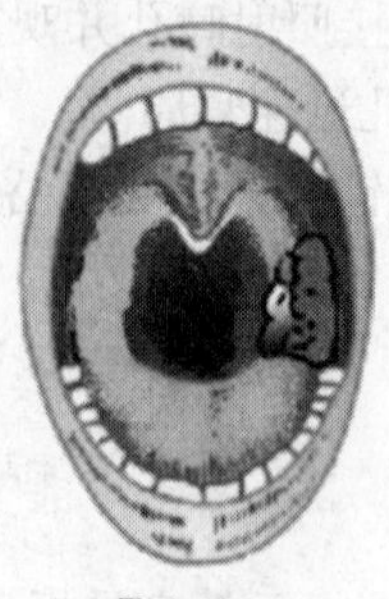
Ⅱ度肿大

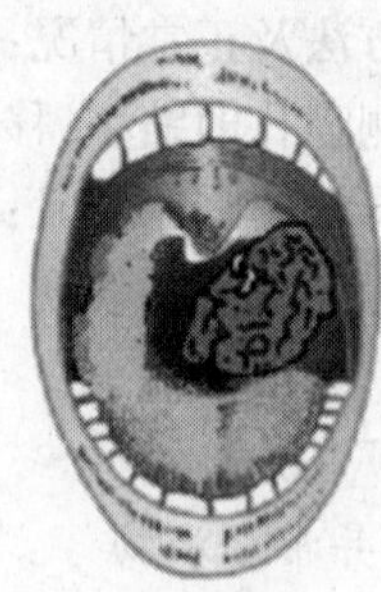
Ⅲ度肿大

图3－28 扁桃体肿大程度

(3) 临床意义：咽部充血见于急性咽炎；咽部滤泡见于慢性咽炎；扁桃体肿大见于扁桃体炎。

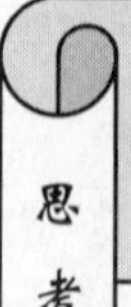

思考

正常人能否看见扁桃体？

提示：不能，看见扁桃体提示扁桃体肿大。

活动三　颈部评估

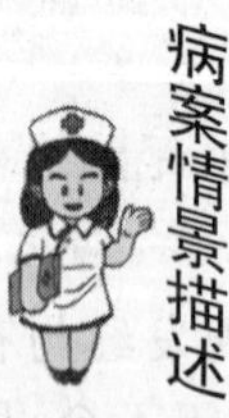

病案情景描述

某男性病人，58岁，慢性支气管炎合并肺气肿患者，因剧烈咳嗽，突然出现胸痛，呼吸困难。

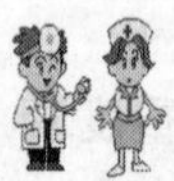

活动分析

患者并发自发性气胸，导致气管移位及呼吸困难。请思考：

1. 气管评估方法，移位的临床意义是什么？
2. 颈部评估其他内容及临床意义是什么？

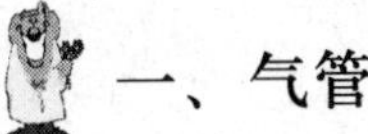

一、气管

(一) 方法

检查时病人取坐位或仰卧位,护士将右手示指和无名指分别置于两侧胸锁关节处,中指触摸气管。若中指恰在示指和无名指中间,则气管居正中;若两侧距离不等,则表示气管有偏移。

(二) 临床意义

大量胸腔积液、积气、纵隔肿瘤可将气管推向健侧;肺不张、胸膜粘连可将气管拉向患侧。

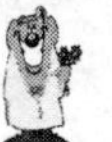

二、颈静脉怒张和肝颈静脉回流征

(一) 正常

正常人立位或坐位时颈静脉不显露,卧位时可稍见充盈,充盈仅限于锁骨上缘至下颌角距离的下2/3以内。

(二) 异常及临床意义

1. 颈静脉怒张　30°~45°半卧时静脉充盈度超过正常水平,称为颈静脉怒张,提示静脉压增高、上腔静脉回流障碍,临床见于右心功能不全、心包积液或纵隔肿瘤等病人。

2. 肝颈静脉回流征阳性　用手按压病人肿大的肝脏时,可致颈静脉充盈更为明显,称为肝颈静脉回流征阳性。它是右心功能不全的重要征象之一,是因为按压肝脏后使回流到右心的血流量增加,使原来已有淤血的右心房压力更加增高,不能完全接受回流的血量,因而颈静脉充盈更明显。

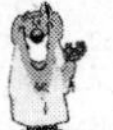

三、颈动脉搏动

正常人在安静状态下看不到颈动脉搏动。如在安静状态下出现颈动脉明显搏动,则多见于主动脉瓣关闭不全、甲状腺功能亢进及严重贫血。

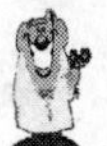

四、甲状腺

甲状腺位于甲状软骨下方,正常不易见到,也不易触及。

(一) 评估方法

护士站在病人背后,双手拇指放于病人颈后,两手示指、中指置于甲状软骨下方气管两侧,让病人做吞咽动作,肿大的甲状腺随吞咽上下移动。

(二) 评估注意点

肿大程度、质地,表面是否光滑、压痛、震颤。

(三) 肿大程度

分3度:Ⅰ度为不能看到但能触及肿大的甲状腺;Ⅱ度为能看到肿大的甲状腺并能触及,但在胸锁乳突肌外缘以内;Ⅲ度为肿大的甲状腺超过胸锁乳突肌外缘者。

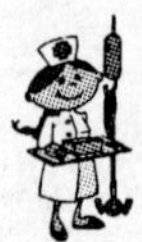

实训活动

头部、面部和颈部评估的步骤、内容和方法如表3－6所示。素质要求：衣帽整齐、仪表端庄、态度和蔼。

表3－6 头部、面部和颈部评估的步骤、内容和方法

步骤	内容和方法
头部检查	头部检查内容及顺序：头发→头皮→头颅→眼→耳→鼻→口
1. 头发	观察头发色泽、分布、密度及脱发情况
2. 头颅	测量头围：以软尺自眉间绕到颅后通过枕骨粗隆，再从对侧绕回到眉间
面部检查	
1. 眼	
(1) 眉毛及眼睑	观察眉毛分布，有无脱落，眼睑有无内翻、水肿、闭合障碍
(2) 结膜及巩膜	检查上睑结膜时需翻眼睑，注意护士手要干净。其要领为：嘱病人下视，用示指和拇指捏住左上睑中外1/3交界处边缘，轻轻向前下牵拉，然后示指向下压迫睑板上缘并与拇指配合将睑缘向上捻转翻转上眼睑，观察睑结膜和穹隆结膜 检查下睑结膜时，用双手拇指置于下眼睑中部，请病人向上看，同时向下牵拉下眼睑边缘，观察下眼睑结膜、球结膜及巩膜
(3) 瞳孔	测量瞳孔直径，双侧瞳孔是否等大同圆
1）瞳孔 2）对光反射	取手电筒，聚光→手电光由外向内移动，直接照射瞳孔，瞳孔缩小，称为直接对光反射
2. 耳	检查耳郭、外耳道 将左手拇指放在耳屏前向外上牵拉，右手持手电筒观察外耳道的皮肤及有无溢液；嘱病人闭目，并用手指堵塞未被检测的外耳，护士站在病人后面以拇指与示指相摩擦，自1 m以外逐渐移近病人耳部，直到病人听到声音或接近耳部为止。以此测听力并与正常人作比较
3. 鼻	
鼻外形	观察外部形态
4. 口	
(1) 唇	颜色，有无疱疹、糜烂
(2) 咽部及扁桃体	嘱病人张大口并发“α”音，手持压舌板在舌前2/3与后1/3交界处将舌迅速下压，观察咽部及扁桃体。如扁桃体肿大则应注意分度
颈部检查	
1. 颈静脉	病人分别取平卧位、30°～45°半卧位，观察锁骨上缘至下颌角颈静脉充盈情况
2. 甲状腺	
(1) 视诊	观察甲状腺的大小和对称性
(2) 触诊	护士站在病人背后，双手拇指放于被评估者颈后，两手示指、中指置于甲状软骨下方，让病人做吞咽动作，肿大的甲状腺随吞咽上下移动
3. 气管	将示指与无名指分别放在两侧胸锁关节上、中指置于气管上，观察中指至示指及中指至无名指的距离，判断有否气管移位
操作后处理	安置病人，整理用物，洗手、记录

相关链接

请同学们讨论以下问题：

1. 气管向患侧移位见于哪些情况？

2. 颈静脉充盈的判断标准是什么？临床意义如何？

（黄景华）

项目五 胸部评估

活动一 胸 廓

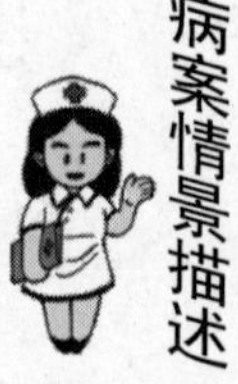

某男性病人,28 岁,因车祸胸部外伤,右侧第 4 肋骨骨折,呼吸极度困难,发绀。

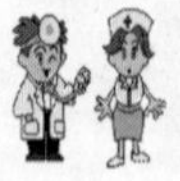

活动分析

患者是因外伤骨折引起气胸,导致呼吸困难。请思考:

1. 胸部病变部位如何描述?
2. 胸廓外形及临床意义是什么?

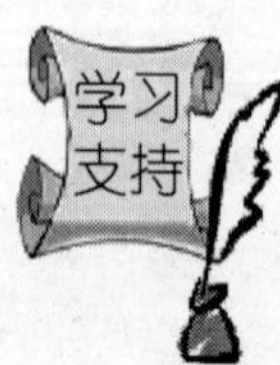

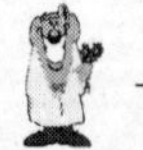

一、胸部的体表标志

胸部检查时为了确定并说明病变所在位置,通常采用下列骨性标志和垂直线(图 3-29)。

1. 胸骨角 胸骨柄与胸骨体的交界处,为第 2 肋骨的标志。
2. 第 7 颈椎棘突 低头时特别突出处。
3. 肩胛下角 平第 7 肋骨水平。
4. 胸部体表垂直标志线 有前、后正中线、锁骨中线、腋前线、腋中线、腋后线、肩胛下角线。

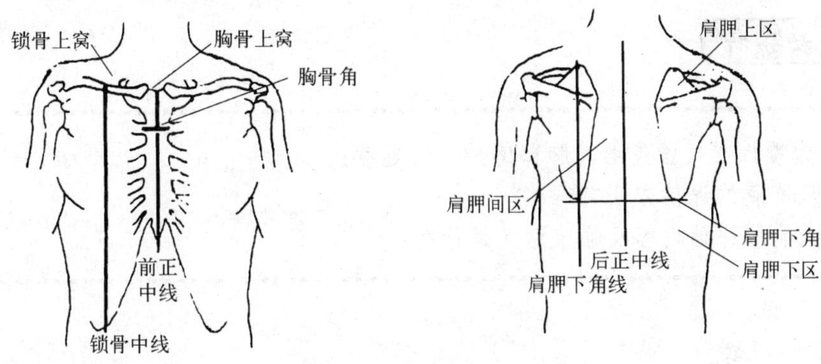

图 3-29 胸部的体表标志

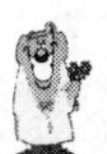

二、胸廓外形

正常胸廓两侧大致对称,成人胸廓左右径大于前后径(图 3-30)。常见的异常胸廓(图 3-30)有以下几种。

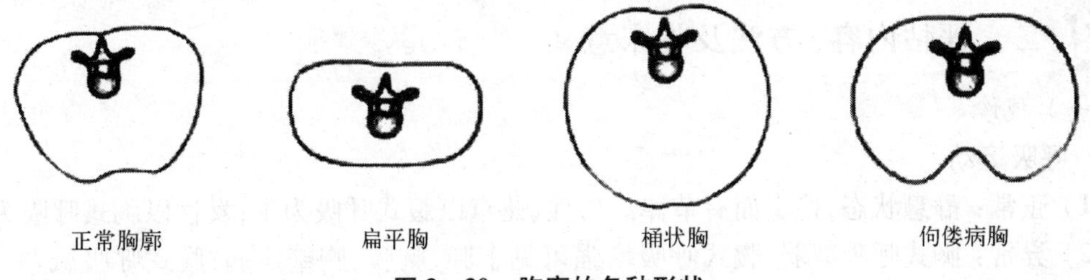

图 3-30 胸廓的各种形状

1. 扁平胸 胸廓扁平,前后径小于左右径的一半,可见于慢性消耗性疾病病人,如肺结核,也可见于瘦长体型者。

2. 桶状胸 胸廓呈桶形,前后径增大,有时可与左右径相等,肋间隙加宽,多见于肺气肿,也可见于年老或矮胖体型者。

3. 佝偻病胸 又称鸡胸。胸骨下端前突,两侧肋骨凹陷,胸廓左右横径缩小,犹如鸡类胸廓外形,见于佝偻病。沿胸骨两侧各肋软骨与肋骨交接处增厚隆起,形成串珠状,称为佝偻病串珠。如胸廓前下缘膈肌附着处因软骨质软,膈肌收缩时向内牵引,而底侧肋骨外翻,形成一沟,称为肋膈沟。

活动二 肺、胸膜评估

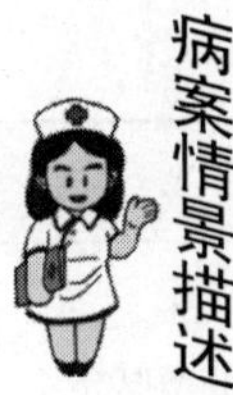

病案情景描述

某男性病人,68 岁,反复咳嗽、咳痰 10 余年,加重伴发热、呼吸困难 1 周。

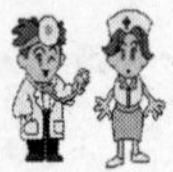

活动分析

患者为慢性支气管炎继发肺部感染。请思考：

1. 肺、胸膜的评估方法有哪些?
2. 肺、胸膜评估内容及临床意义是什么?

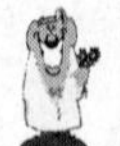

一、注意事项

1. 环境　安静、温暖、光线充足。
2. 体位　坐位,双手交叉抱于前胸;半卧位或侧卧位检查。
3. 顺序　自上而下、从前到后,左右对比。
4. 物品　听诊器、记录笔、纸。

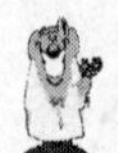

二、评估内容、方法及临床意义

(一) 视诊

1. 呼吸运动

(1) 正常：静息状态,稳定而有节律。男性、儿童以腹式呼吸为主;女性以胸式呼吸为主。

(2) 异常：胸式呼吸减弱、腹式呼吸增强可见于肺、胸膜、胸壁疾病;腹式呼吸减弱、胸式呼吸增强可见于腹腔积液、肝脾肿大、妊娠后期等。

2. 呼吸困难

(1) 吸气性呼吸困难：表现为吸气费力,严重时可出现“三凹征”,即胸骨上窝、锁骨上窝、肋间隙及腹上角在吸气时有明显凹陷,临床见于上呼吸道部分阻塞,如气管异物和上呼吸道肿瘤等。

(2) 呼气性呼吸困难：表现为呼气费力,并有呼气时间延长,见于下呼吸道部分阻塞,如支气管哮喘、阻塞性肺气肿。

(3) 混合性呼吸困难：吸气、呼气均困难,见于大叶性肺炎、气胸、胸腔积液等。

(二) 触诊

1. 语颤　检查时护士将两手掌平放于病人胸廓两侧对称部位,让病人低音调说“yi”,此时声带震动产生声波,并沿气管传至胸壁,检查的手即感细微震动称为语音震颤(语颤)。

(1) 正常人两侧语颤对称。

(2) 临床意义：如表 3-7 所示。

表 3-7　语颤的临床意义

异常	传导情况	临床意义
语颤增强	病变组织传导好	组织实变、空洞
语颤减弱或消失	病变组织传导差	肺泡含气过多、支气管阻塞、胸膜增厚等

2. 胸膜摩擦感　以纤维蛋白渗出为主的胸膜炎,脏、壁层胸膜相互摩擦产生的振动为胸膜摩擦感。其特点为活动大的部位易触到如腋下,吸气末及呼气始易触到。

（三）叩诊

1. 叩诊方法　分直接叩诊方法和间接叩诊方法。

2. 影响叩诊音响的主要因素

（1）胸壁组织增厚。

（2）胸廓骨骼支架改变。

（3）肺泡含气量、弹性、张力的变化。

3. 叩诊音分布及临床意义　如表3－8所示。

表3－8　叩诊音分布及其意义

分类	正常胸部叩诊音分布	临床意义
清音	分布面广,是正常肺部叩诊音	无
鼓音	无	肺部空洞、气胸
过清音	无	肺张力减弱,含气量增多,如肺气肿
浊音	与肺重叠的实质脏器如心、肝	肺组织含气减少的病变,如肺炎
实音	实质脏器的表面如心(绝对浊音区)	不含气的实质性病变,如大叶性肺炎、胸腔积液

（四）听诊

1. 注意事项

（1）体位：肺部听诊时病人宜取坐位,也可取卧位。

（2）听诊环境：

1）直接将听诊器放在胸端皮肤上听诊。

2）皮肤汗液多时应擦净。

3）室内宜温暖、安静。

（3）听诊顺序：一般从肺尖开始,自上而下,前胸、侧胸到背部,要上下对比和左右对比。病人微张口作均匀的呼吸,必要时可作较深呼吸或咳嗽几声后进行听诊,这样容易察觉呼吸音的改变及附加音的出现。

2. 呼吸音

呼吸时,气流进出呼吸道及肺泡产生湍流而引起振动,发出声音,经肺及胸壁,在体表所听到的声音为呼吸音。

（1）正常呼吸音：支气管呼吸音、支气管肺泡呼吸音、肺泡呼吸音(图3－31,表3－9)。

（2）病理性肺泡呼吸音：

1）两侧肺泡呼吸音均降低：见于全身衰弱、肺气肿。

2）患侧肺泡呼吸音降低：见于胸腔积液、气胸、肺不张、胸膜增厚,此时健侧可代偿性增强。

3）肺泡呼吸音增强：见于运动后、代谢亢进、严重贫血、酸中毒、部分肺疾病。

表3-9 3种呼吸音

类型	机制	部位	性质
支气管呼吸音	气流经过声门、气管、主支气管而产生声音	喉部,胸骨上窝,第1、第2胸椎,第6、第7颈椎附近	呼气比吸气更响、更长
支气管肺泡呼吸音	兼有支气管呼吸音特点和肺泡呼吸音特点的声音	胸骨两侧第1、第2肋间隙,背部第3、第4胸椎旁肩胛间区	吸气音的性质与肺泡呼吸音相似,呼气音的性质与支气管呼吸音相似
肺泡呼吸音	气流冲击肺泡引起肺泡的弹性变化,气流振动而产生的声音	除在支气管呼吸音的部位和支气管肺泡呼吸音的部位外,大部分肺部都可听到肺泡呼吸音	吸气时相较长,音响也较大,呼气时相较吸气为短

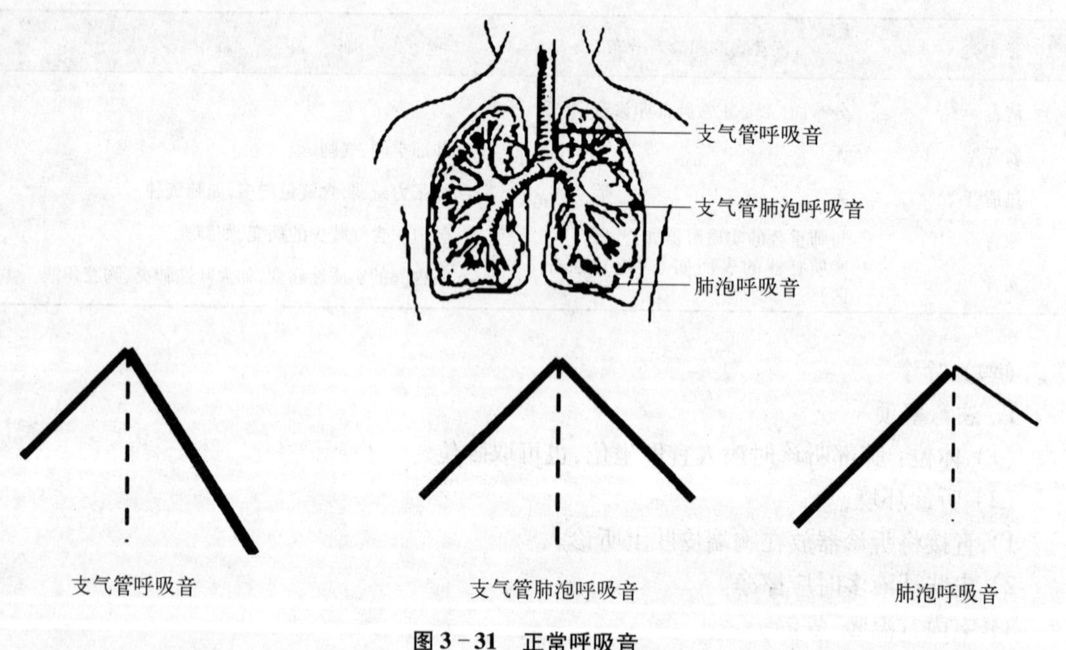

图3-31 正常呼吸音

(3) 病理性支气管呼吸音:在正常肺泡呼吸音部位若出现支气管呼吸音则为病理性支气管呼吸音,提示病变传导好;见于肺实变、肺内大空腔、压迫性肺不张。

(4) 病理性支气管肺泡呼吸音:在正常肺泡呼吸音部位如出现支气管肺泡呼吸音则为病理性支气管肺泡呼吸音;提示有实变范围小与正常组织掺杂或实变部位深被正常肺组织遮盖;见于支气管肺炎、肺结核、大叶性肺炎。

3. 啰音 是正常呼吸音以外的附加音。

(1) 干啰音:是气流通过狭窄的支气管或冲击支气管腔的黏稠分泌物使之震动所产生的音响(图3-32)。病变在较大支气管,发生的声音低而粗称为"鼾音";发生于小支气管者,音调高常伴有呼气延长称为"哮鸣音"。干啰音特点为持续时间较长,音调较高,吸、呼均可听到,以呼气为著(图3-33),性质、强度、部位及数量易变换,干啰音常见于慢性支气管炎、支气管哮喘。

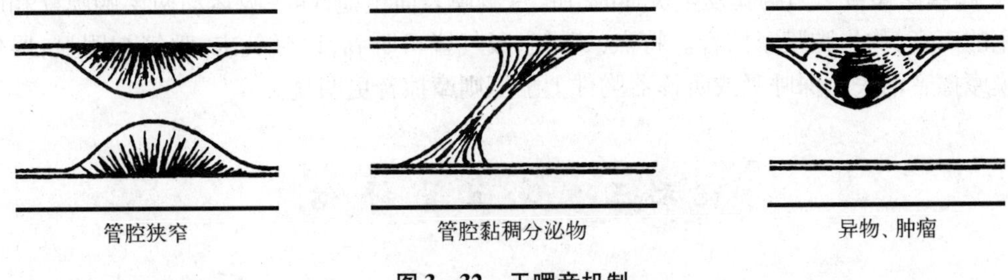

图 3－32 干啰音机制

（2）湿啰音（水泡音）：是由于气流通过支气管或空洞内有较稀薄的分泌物时形成水泡并立即破裂所产生的声音。根据支气管大小口径不同所发出的水泡音可分小、中、大 3 种。特点为持续时间较短，且断续一次连续出现多个，多在吸气相出现，吸气末清楚（图 3－34），部位性质不易变换，咳嗽后可消失或出现。捻发音为黏合的肺泡壁被吸入的气体冲击后展开所产生的音（图 3－35）；捻发音临床多见于长期卧床、肺淤血、肺炎早期。

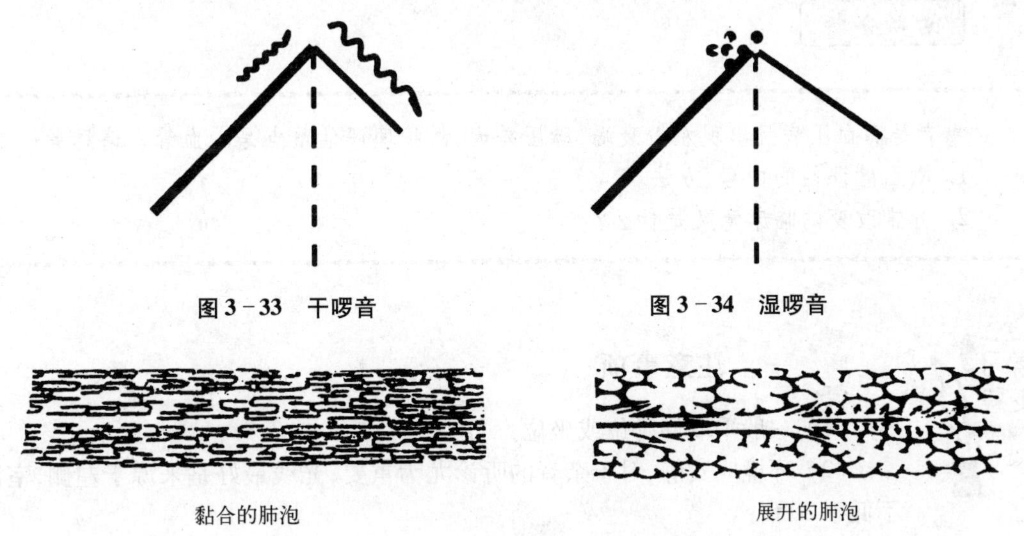

图 3－33 干啰音

图 3－34 湿啰音

图 3－35 捻发音产生机制

提示

（1）湿啰音局限于某一部位，提示肺部有炎症。如肺炎、肺结核、支气管扩张。

（2）湿啰音如发生于两侧肺底，提示肺下部炎症或左心功能不全引起的肺淤血、肺水肿。

（3）如两肺满布湿啰音，常提示急性肺水肿。

4. 胸膜摩擦音　当胸膜发生炎症时,脏、壁胸膜表面粗糙,随呼吸运动两层胸膜互相摩擦而产生的声音,称为胸膜摩擦音。特点：呼气、吸气皆可听到,以吸气末、呼气初明显;屏住呼吸胸膜摩擦音消失。深呼吸或听诊器胸件上加压则摩擦音更明显。

活动三　心血管评估

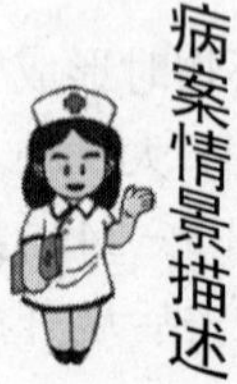

病案情景描述

某男性病人,68 岁,高血压病史 10 年(不服药时血压为 180/70 mmHg)。今突感胸闷,咳粉红色泡沫痰。

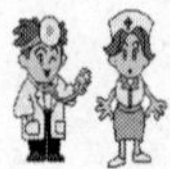

活动分析

患者是高血压病且出现左心衰竭,脉压差大,故护理评估重点是心血管。请思考：
1. 心血管评估的内容、方法。
2. 异常改变的临床意义是什么?

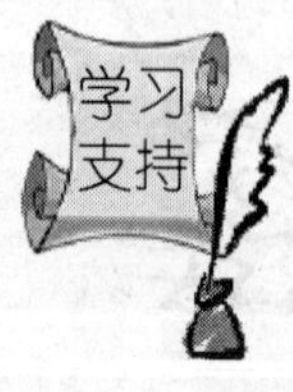

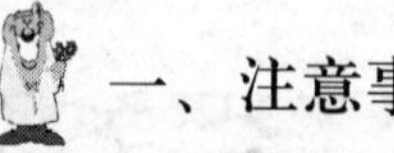

一、注意事项

(1) 一般采取仰卧位或坐位。

(2) 环境应安静,对于杂音的听诊尤为重要;光线最好是来源于左侧,室温不低于 20℃。

(3) 病人应充分暴露胸部,绝不可隔着衣服听诊。

(4) 护士应全神贯注,按规范的检查手法一丝不苟地仔细检查,以便全面分析。

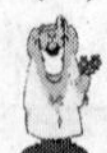

二、视诊

心脏视诊要点为护士站在病人右侧,为观察心前区异常搏动和隆起,视诊心尖搏动时,两眼视线应与心尖区呈切线位置。

(一) 心前区

1. 正常人　心前区不隆起,与右侧对称。

2. 隆起　儿童时期患心脏病且心脏显著增大,由于胸壁肋骨尚软,可使心前区隆起;成人有大量心包积液时,心前区可饱满;先天性心脏病心前区呈隆起等。

(二) 心尖搏动

心尖主要由左室构成。

1. 定义　心脏收缩时,心尖冲击心前区胸壁对应部位,使局部肋间组织向外搏动,称为心尖搏动。

2. 部位及范围

(1) 正常人位于胸骨左侧第5肋间隙,左锁骨中线内侧0.5～1.0 cm处,搏动的范围(直径)为2.0～2.5 cm。一般明显可见,肥胖者或女性乳房垂悬时不易看见。

(2) 位置改变的临床意义:

1) 心脏疾病:左心室增大时,心尖搏动向左下移位;右心室增大时,心尖搏动向左上移位;左、右心室皆增大时,心尖搏动向左下移位,并可伴有心界向两侧扩大;右位心时,心尖搏动在胸骨右缘第5肋间,即正常心尖搏动的镜相位置。

2) 胸部疾病:凡能使纵隔及气管移位的胸部疾病均可使心尖搏动移位。如一侧胸腔积液或气胸时,心尖搏动移向健侧;一侧肺不张或胸膜粘连,纵隔向患侧移位,心尖搏动也随之稍向患侧移动。

3) 腹部疾病:凡能使腹压增高、膈肌上抬的疾病均可使心尖搏动上移。如大量腹水、腹腔巨大肿瘤等。

3. 心尖搏动强度及范围

(1) 生理条件下的变化:胸壁增厚(肥胖、乳房大)或肋间变窄时,心尖搏动减弱,搏动范围也减小;胸壁薄(消瘦、儿童)或肋间增宽时,心尖搏动强,范围也较大。此外,在剧烈运动或情绪激动时,由于心收缩有力和心跳加快,心尖搏动也可增强。

(2) 病理条件下的改变:

1) 增强:见于左心室肥大、甲状腺功能亢进、发热、贫血时,心尖搏动增强,搏动范围增大,尤其是左心室肥大时心尖搏动明显增强。

2) 心尖搏动减弱:心肌病变(急性心肌梗死、心肌病等)心尖搏动减弱;心包积液、右侧胸腔大量积液或积气、肺气肿时,心尖搏动减弱或消失,搏动范围明显缩小。

4. 负性心尖搏动　心脏收缩时,心尖搏动内陷者,称为负性心尖搏动,见于粘连性心包炎、由于心包与周围组织广泛粘连所致。右心室明显肥大时,由于心脏顺钟向转位,左心室向后移位,也可出现负性心尖搏动。

5. 心前区异常搏动

(1) 胸骨左缘第2肋间搏动:见于肺动脉高压,有时也可见于正常青年人。

(2) 胸骨左缘第3～4肋间搏动:见于右心室肥大。

(3) 剑突下搏动:见于各种原因引起的右心室肥大时,也可见于腹主动脉瘤。

思考

剑突下搏动可以由右心室肥大或腹主动脉瘤引起,两者如何鉴别?

提示:两者鉴别方法是:嘱病人深吸气,如搏动增强则为右心室搏动,搏动减弱则为腹主动脉瘤。

（4）胸骨右缘第 2 肋间及其邻近部位或胸骨上窝搏动：见于升主动脉瘤或主动脉弓瘤。

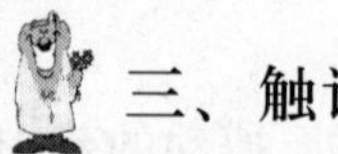

三、触诊

（一）注意事项

触诊时手要温暖，压力要适当，以免影响检查效果。

（二）方法

心脏触诊检查，以全手掌、手掌尺侧或指腹触诊。

（三）触诊内容

1．心尖搏动　用触诊法确定心尖搏动的位置、强弱和范围，较视诊更准确，尤其在视诊时看不清心尖搏动的情况下，必须进行触诊方能确定。当左心室肥大时，用手指触诊，被强有力的心尖搏动抬起，这种较大范围增强的外向运动，称为抬举性搏动，这是左心室肥大的可靠体征。

2．震颤　也称猫喘，是一种持续性高频震动，是用手触诊时感觉到的一种微细的震动感，为器质性心血管疾病的特征性体征之一。其产生机制与杂音相同，触及震颤时临床应注意部位、时期、临床意义（表 3－10）。

表 3－10　心前区震颤的临床意义

部位	时相	常见病变
胸骨右缘第 2 肋间	收缩期	主动脉瓣狭窄
胸骨左缘第 2 肋间	收缩期	肺动脉瓣狭窄
胸骨左缘第 3、第 4 肋间	收缩期	室间隔缺损
胸骨左缘第 2 肋间	连续性	动脉导管未闭
心尖部	舒张期	二尖瓣狭窄
心尖部	收缩期	重度二尖瓣关闭不全

（1）时期：可分为收缩期震颤、舒张期震颤及连续性震颤 3 种。

（2）临床意义：触及震颤提示心瓣膜的器质性病变。

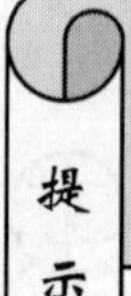

提示

一般情况下，震颤的强弱与病变狭窄程度、血流速度和压力阶差呈正比。狭窄越重，则震颤越强，但过度狭窄则无震颤。

3．心包摩擦感　是在心前区触及的一种连续性摩擦振动感，多见于心包膜发生炎症时，心包膜表面粗糙，在心脏跳动时两层粗糙的心包膜互相摩擦产生振动，传至胸壁所致。心包摩擦感在胸骨左缘第 4 肋间处较易触及，当心包膜腔内液体渗出较多时，则摩擦感消失。

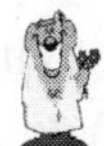

四、叩诊

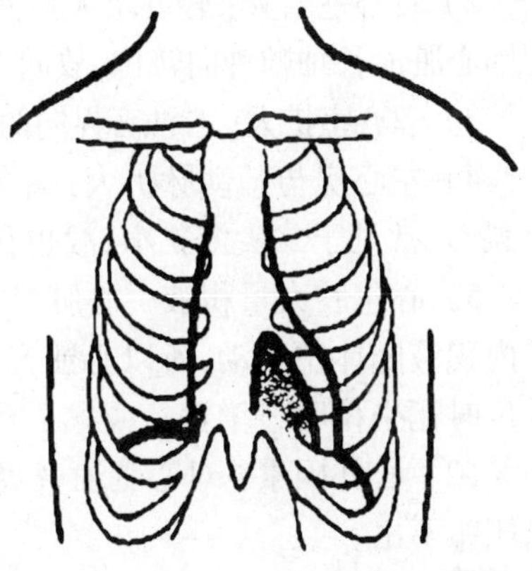

图3－36　心绝对浊音界和相对浊音界

叩诊的目的在于确定心脏(包括所属的大血管)的大小、形状及其在胸腔内的位置。

(一) 方法

叩诊时,嘱病人取仰卧位或坐位,平静呼吸。方法为间接叩诊法,沿肋间隙先左后右(也可先右后左)、由外向内、自下而上(也可自上而下)的顺序进行叩诊。

(二) 内容及临床意义

1. 心脏浊音界　心脏及大血管为不含气器官,叩诊呈绝对浊音(实音)。然而心脏被肺遮盖的部分,则叩诊呈相对浊音(图3－36,表3－11)。

表3－11　正常心脏相对浊音界

右(cm)	肋　间	左(cm)
2～3	Ⅱ	2～3
2～3	Ⅲ	3.5～4.5
3～4	Ⅳ	5～6
	Ⅴ	7～8

2. 心脏浊音界改变的临床意义　心脏浊音界的大小、形态、位置可因多种因素影响而改变。

(1) 心脏本身因素:

1) 左心室增大:心脏左浊音界向左、下扩大;明显左心室肥大时,心腰部由正常钝角变为近似直角,使心脏浊音区呈靴形(图3－37)。常见于主动脉瓣关闭不全、高血压性心脏病,也称为主动脉型心脏病。

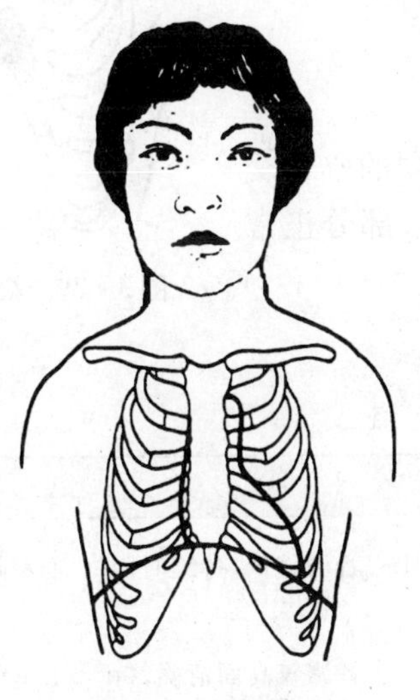

图3－37　靴形心

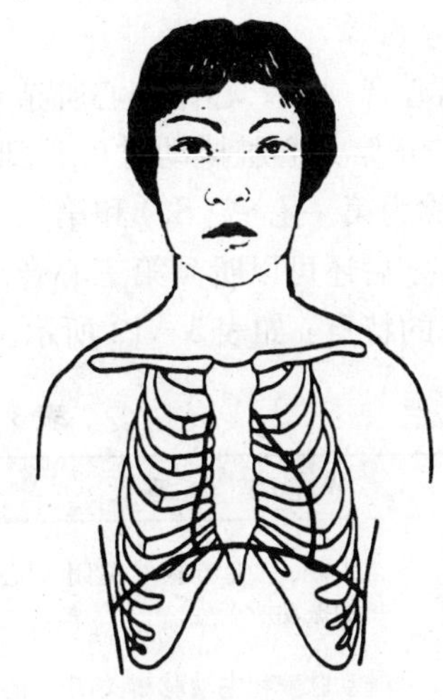

图3－38　梨形心

2）右心室增大：轻度增大只使绝对浊音界扩大；显著增大时，相对浊音界同时向左、右扩大。但因心脏沿长轴顺钟向转位，故向左增大较为显著，但不向下增大。常见于肺源性心脏病等。

3）双心室扩大：心浊音界向两侧扩大成普大型心，常见于扩张型心肌病、全心功能不全等。

4）左心房与肺动脉扩大：左心房与肺动脉扩大可使心腰部饱满或膨出，心脏浊音区外形呈梨形，常见于二尖瓣狭窄，故也称为二尖瓣型心脏（图3－38）。

5）心包腔大量积液　心脏呈三角烧瓶形，相对浊音区与绝对浊音区几乎相同。由于心包腔内积液随体位移动，所以心浊音界的外形随体位改变也发生变化，特别是心底部浊音界在仰卧位时比坐位明显增宽。

（2）心外因素：对心脏浊音界有明显影响的心外因素，如大量胸腔积液和气胸时，心界在患侧叩不出。

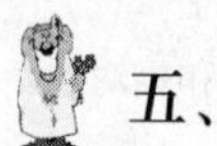

五、听诊

心脏听诊是身体评估中比较复杂而又重要的方法，如在心跳骤停的急救中，护士必须正确判断有无心音，才能抢救；在静脉推注洋地黄制剂时也需进行心脏听诊，因此心脏听诊是观察重危病人和心血管病人的主要监测手段。

（一）听诊区

心脏各瓣膜所产生的声音，常沿血流方向传导到胸壁不同的部位。在听诊时，此处最清楚即为该瓣膜的听诊区。心脏各瓣膜听诊区与瓣膜口在胸壁上投影的位置并不完全一致（图3－39）。

1．二尖瓣区　正常在心尖部，即位于左锁骨中线内侧第5肋间隙处。

2．主动脉瓣区　有2个听诊区，第1听诊区在胸骨右缘第2肋间处；第2听诊区在胸骨左缘第3～第4肋间处。

3．肺动脉瓣区　在胸骨左缘第2肋间处。

4．三尖瓣区　在胸骨体下端左缘，即胸骨左缘第4、第5肋间处。

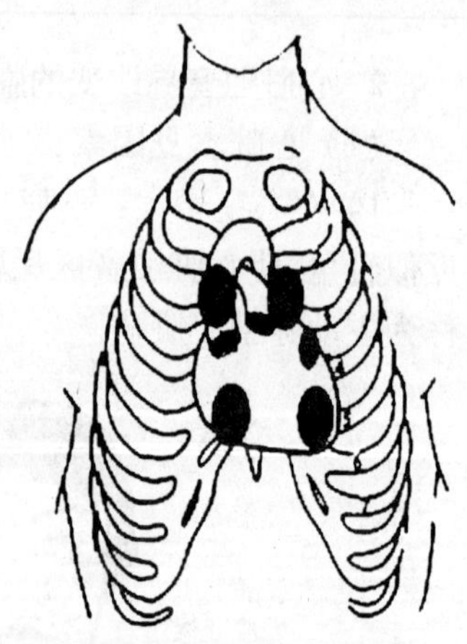

图3－39　瓣膜听诊区

（二）听诊内容

主要包括心音、心率、心律和心脏杂音。

1．心音　正常人心脏搏动时可听到2个性质不同的心音交替出现，分别称为第一心音（S_1）和第二心音（A_2、P_2），部分正常人在第二心音之后还可以听到第三心音。

（1）心音的特点：如表3－12所示。

表3－12　心音特点

心音	主要产生机理	部位	性质	标志
第一心音（S_1）	二尖瓣、三尖瓣骤然关闭的振动所产生	心尖部听诊最强且清晰	音调较低，持续时间较长	心室收缩的开始
第二心音（A_2、P_2）	肺动脉瓣和主动脉瓣关闭的振动所产生	心底部听诊最强且清晰	音调较高而清脆，持续时间较短	心室舒张的开始

（2）临床意义：

1）心音增强：S_1 增强可见于高热、甲状腺功能亢进、二尖瓣狭窄、心室肥大时，因心室肌收缩力增强所致；主动脉瓣区第二心音（A_2）增强，主要见于高血压、主动脉硬化；肺动脉瓣区第二心音（P_2）增强，因肺动脉高压所致，主要见于二尖瓣狭窄、二尖瓣关闭不全、左心衰竭、左向右分流的先天性心脏病（如房间隔缺损、室间隔缺损等）。

2）心音减弱：两个心音或第一心音减弱。常见于心肌炎、心肌梗死、休克等疾病。

3）舒张期奔马律：当动脉粥样硬化性心脏病、心肌炎等重症心脏病病人出现舒张期的一个附加心音，组成三音心律，其心律在100次/分钟以上，犹如马奔驰时的马蹄声，故称为舒张期奔马律。它提示心肌损害是一种严重的体征。

2. 心率　指每分钟的心跳次数。正常人心率大多每分钟为60～100次。

（1）窦性心动过速：是指心率超过每分钟100次。见于剧烈运动、过度紧张、发热、心肌炎等。

（2）窦性心动过缓：是指心率每分钟低于60次。见于运动员、迷走神经兴奋性增高、心肌炎、冠心病等。

3. 心律　指心跳的规律，正常人心律是规则的。常见的心律失常有以下几种。

（1）窦性心律不齐：表现为可随呼吸运动而改变，吸气时心率增快，呼气时心率减慢。常见于一部分健康的青年人，一般无临床意义。

（2）过早搏动（早搏）：是在原来有规则的心律中，突然提前出现的心脏搏动，随后有一个较长的间歇。

1）分类：临床根据起源的部位不同分为房性早搏、室性早搏、结性早搏。

2）临床意义：① 功能性早搏：最常见。健康人都可偶尔出现过早搏动，主要见于植物神经功能不稳定的人，在饭后或安静时出现。② 器质性早搏：可发生于各种心脏病。

（3）心房颤动：是临床上常见的心律失常，它是由于心房内异位节律点发出极高频率的冲动，或异位冲动产生多个折返所致。临床心房颤动常见于风湿性心脏病、二尖瓣狭窄、冠心病和甲状腺功能亢进。

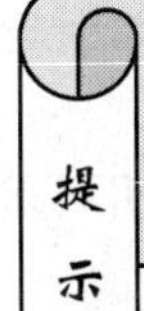

心房颤动的临床听诊主要特点为：① 心律绝对不规则；② 心音强弱绝对不等；③ 脉搏短促。

4. 心脏杂音　是在心音以外出现的一种具有不同频率、不同强度的附加音。杂音如发生在第一心音和第二心音之间，称为收缩期杂音；如发生在第二心音之后，称为舒张期杂音。

（1）机制：① 心脏疾病引起的瓣膜关闭不全或瓣膜狭窄；② 心脏内有漂浮物；③ 异常通道；④ 血流加速。

（2）心脏杂音听诊的要点：听到杂音应根据其最响部位、出现时期、性质、传导方向、强度和杂音与体位、呼吸及运动的关系等来判断其临床意义。

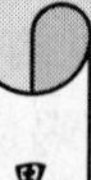

思考

触及震颤的部位往往能听到杂音，但听到杂音时，不一定能触及震颤，为什么？

（3）杂音的临床意义：

1）功能性杂音：生理性杂音如发热、贫血等。

2）器质性杂音：瓣膜器质性损害如二尖瓣狭窄、主动脉瓣关闭不全等。

收缩期生理性杂音与器质性杂音的区别如表3－13所示。

表3－13 收缩期生理性杂音与器质性杂音区别

要点	生理性	器质性
年龄	儿童、青少年	不定
部位	肺动脉瓣区或心尖部	不定
性质	柔和	粗糙
持续时间	短	长
强度	3/6级以下	3/6级及以上
震颤	无	常有
传导	局限	沿血流方向传导较远

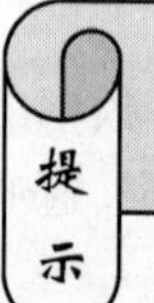

提示

听到舒张期杂音均提示器质性病变。

（三）血管检查听诊

1．枪击音　在外周较大动脉处，轻放听诊器鼓型胸件时可听到与心跳一致、短促如射枪的声音。见于主动脉瓣关闭不全、甲状腺功能亢进、贫血等。

2．Duroziez双重杂音　指用听诊器放在股动脉上稍加压力，听到的收缩期与舒张期双重吹风样杂音。

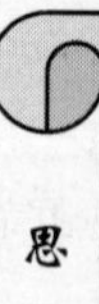

思考

周围血管征包括什么？临床意义是什么？

提示：周围血管征包括水冲脉、毛细血管搏动、枪击音、杜氏双重杂音，临床提示脉压差增大。见于主动脉瓣关闭不全、甲状腺功能亢进等。

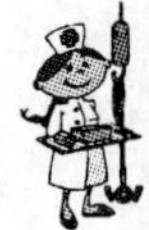

实训活动

胸部评估的步骤、内容和方法如表3-14。素质要求：衣帽整齐、仪表端庄、态度和蔼。

表3-14 胸部评估的步骤、内容和方法

步骤	内容和方法
备物、洗手、解释	物品准备齐全，推检查车到病室，当病人的面洗手，向病人解释检查目的和要求，解除病人的紧张情绪
正常胸部标志、画线及分区	
1. 锁骨	
(1) 锁骨中线	锁骨肩峰端与胸骨端两者中点的垂直线
(2) 胸骨上窝	锁骨上方的凹陷部，相当于两肺上叶肺尖的上部
2. 胸骨角	由胸骨柄与胸骨体的连接处向前突起而成，两侧分别与左右第2肋软骨连接，为计数肋骨和肋间隙顺序的主要标志
3. 胸骨上窝	胸骨柄上方的凹陷部，气管位于其后
4. 腋窝	
(1) 腋前线	通过腋窝前皱襞，沿前侧胸壁向下的垂直线
(2) 腋后线	通过腋窝后皱襞，沿后侧胸壁向下的垂直线
(3) 腋中线	自腋窝顶端位于上述两线之间的向下的垂直线
5. 第7颈椎棘突	低头时最突出，其下为第1胸椎，为计数胸椎的标志
6. 肩胛下角	肩胛骨的最下端，可作为后胸部计数肋骨的标志，肩胛下角可以作为第7肋或第8肋骨水平的标志，或相当于第8胸椎的水平
7. 肩胛下角线	病人取直立位两上肢自然下垂时，通过肩胛下角的垂直线
肺部检查	
1. 视诊	
(1) 呼吸运动	呼吸运动类型、呼吸频率、节律，两侧呼吸运动是否对称、肋间隙的宽度（肺气肿形成的桶状胸肋间隙常增宽）
(2) 胸廓外形	两侧是否对称，是否有鸡胸或漏斗胸、桶状胸
2. 触诊	
(1) 触觉语颤	方法：护士将左右手掌的尺侧边缘轻放在两侧胸壁的对称部位，然后嘱病人用同等的强度发"yi"长音，并双手交换部位，以排除两手感觉的误差 部位：胸壁的上、中（偏外侧）、下 注意：比较两侧相应部位语音震颤的异同，注意有无增强或减弱
(2) 胸膜摩擦感	双手手掌置于病人胸廓下侧部，触诊有无胸膜摩擦感（急性胸膜炎患者呼吸时，因脏层和壁层腹膜相互摩擦造成）
3. 叩诊	
肺部叩诊音	检查胸部叩诊音分布，以胸骨角为标志，确定肋间隙 板指与肋骨平行，由第1肋间至第4肋间，按由外向内、自上而下、两侧对比的原则叩诊，注意叩诊音的改变及板指的震动感
4. 听诊	支气管呼吸音、支气管肺泡呼吸音、肺泡呼吸音。注意肺部有无干、湿啰音

续 表

步 骤	内 容 和 方 法
心脏评估	
1. 视诊	病人取平卧位,护士下蹲,视线以切线方向观察病人心前区是否隆起,观察心尖搏动的位置、强弱和范围,心前区有无异常搏动
2. 触诊	护士先以手掌或手掌尺侧置于心前区,感觉心尖搏动的位置以及心前区有无震颤;然后并拢示指和中指,以指腹进一步触摸心尖搏动的位置、范围(直径为2.0~2.5 cm),节律、强度,是否弥散,有无抬举性搏动以及其他异常搏动;最后以手掌在胸骨左缘第4肋间触诊有无心包摩擦感
3. 叩诊	先左后右,自下而上,从外向内。从心尖搏动的肋间开始,在心尖搏动外2~3 cm处(通常为第5肋间锁骨中线稍外)由外向内进行叩诊,当叩诊音由清音变为相对浊音时,表示已达心界,用笔作一标记,用此方法逐一肋间确定心界,直至上移至第2肋间为止
4. 听诊	逆钟向听诊5个听诊区:心率、心律、心音;杂音:如果听到杂音,应认真辨别其最响的部位、时期、性质、传导、强度及与体位、呼吸、运动的关系;心包摩擦音:胸骨左缘第3、第4肋间听诊
操作后处理	安置病人,整理用物,洗手、记录

相关链接

请同学们讨论以下问题:

1. 间接叩诊时应注意哪几项要点?
2. 肺部叩诊时出现鼓音、过清音、浊音、实音的临床意义。
3. 支气管呼吸音的正常分布。
4. 心脏各部触及震颤的临床意义。
5. 简述各瓣膜区听诊位置。
6. 心脏听诊内容有哪些?

(黄景华)

项目六　腹部评估

活动一　腹部标志、分区

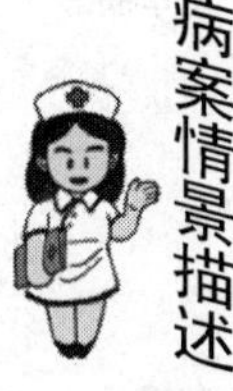

病案情景描述

某男性病人,26岁,转移性右下腹疼痛。体格检查:右下腹麦氏点压痛明显,反跳痛阳性。

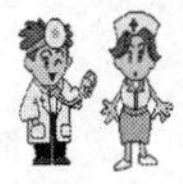

活动分析

该病人为急性阑尾炎,重点应针对腹部进行护理体格检查。请思考:

1. 你知道腹部有哪些标志吗?
2. 为描述腹部病变部位,如何将腹部进行分区?

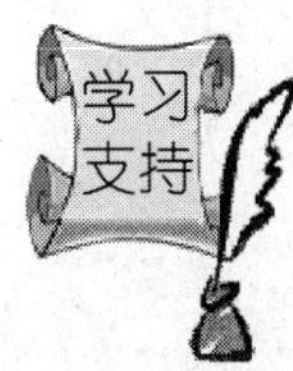

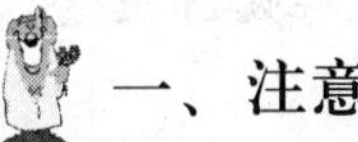

一、注意事项

(1) 病人取仰卧位,小枕置于头下,使双腿弯曲腹肌松弛。

(2) 正确暴露腹部,从乳房至耻骨联合,对女病人应盖住乳头。

(3) 嘱病人先解小便,排空膀胱。

(4) 注意避免受凉。

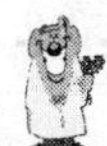

二、腹部标志、分区

(一) 标志

腹上角、肋弓下缘、腹直肌外缘、髂前上棘、耻骨联合上缘、脐(图3-40)。

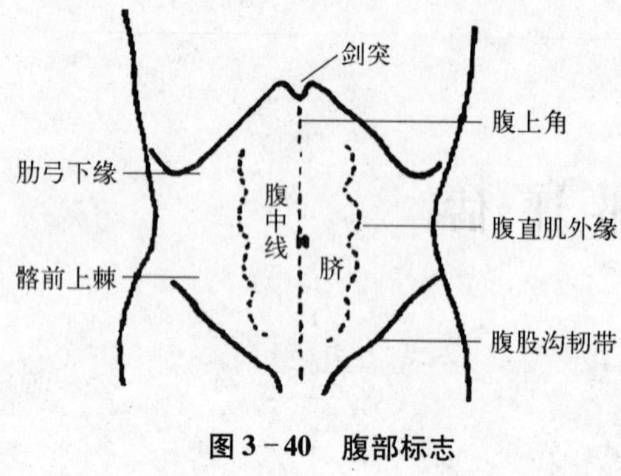

图 3-40　腹部标志

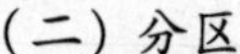

（二）分区

1. 四区法　通过脐分别作垂直线和水平线，将腹部分为四区（图 3-41）。

2. 九区法　以 2 条水平线和 2 条垂直线将腹部分成 9 个区。由连接两侧第 10 肋骨下缘及两侧髂前上棘的 2 条水平线，将腹部分为上、中、下 3 部；再通过髂前上棘至前正中线连线中点作 2 条垂直线而将上、中、下腹部各自分为左、中、右 3 部，共 9 个区域（图 3-41）。

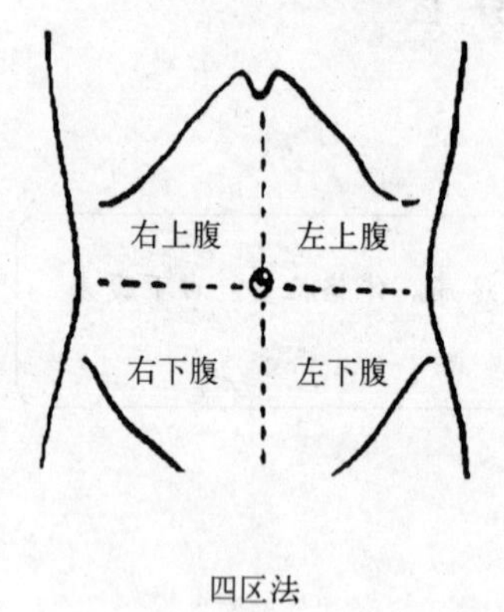

四区法

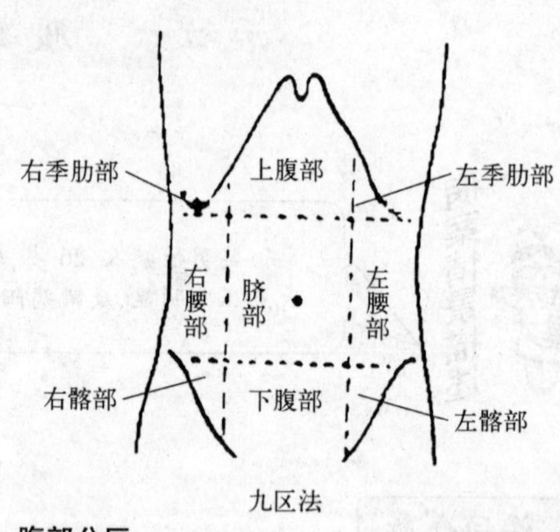

九区法

图 3-41　腹部分区

活动二　腹部护理体检

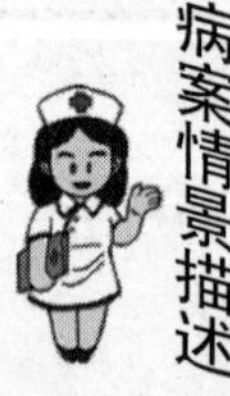

病案情景描述

某男，56 岁，因饮酒、饱餐后，突然出现剧烈腹痛，急送医院诊治。检查：体温 37℃，脉搏 100 次/分，呼吸 21 次/分，血压 140/80 mmHg，问还应做哪项护理体格检查？

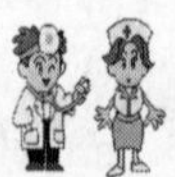

活动分析

该病人为胃穿孔，重点应针对腹部进行哪些护理体格检查。请思考：

1. 腹部检查有哪些评估内容？其方法如何？
2. 异常改变的临床意义是什么？

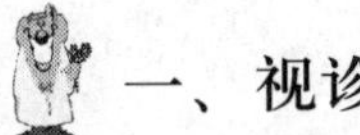

一、视诊

(一) 外形

1. 正常人　腹部平坦、稍饱满、稍凹陷,两侧对称。

2. 异常改变(图 3－42)及临床意义

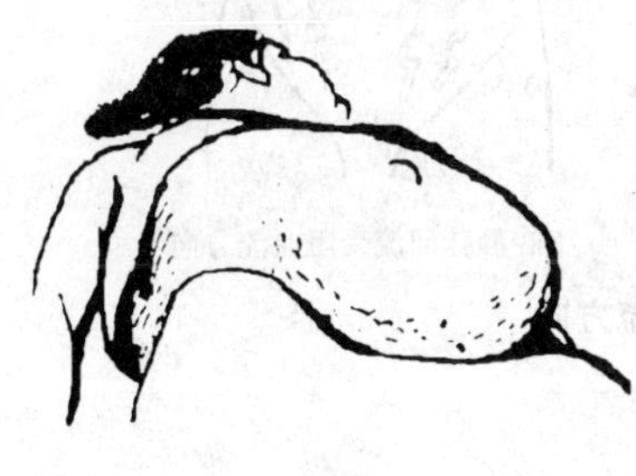

蛙腹

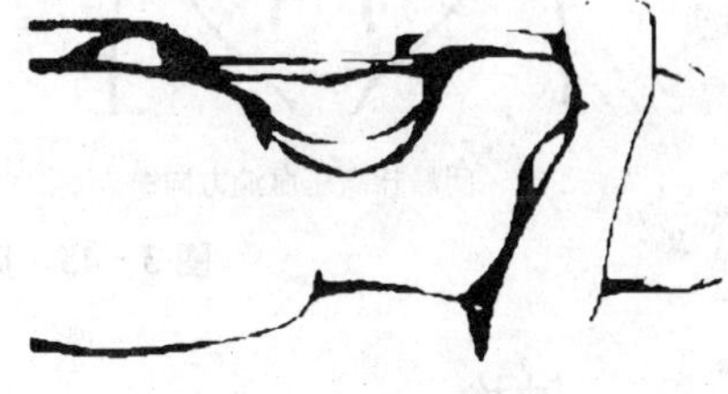

舟状腹

图 3－42　腹部异常外形

(1) 腹部膨隆:见于大量腹腔积液、胃肠道胀气、腹部巨大肿瘤等。

(2) 腹部凹陷:见于极度消瘦或严重脱水者,腹部凹陷严重时可呈"舟状腹"。

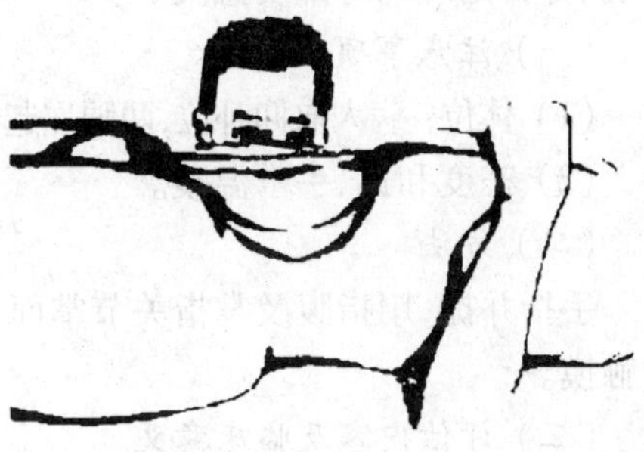

图 3－43　呼吸运动视诊

(二) 腹式呼吸运动

腹式呼吸运动(图 3－43)消失见于腹膜炎症,腹肌和膈肌痉挛强直。如胃穿孔、急性腹膜炎、剧烈腹痛、大量腹腔积液等,均可使腹式呼吸减弱或消失。

(三) 腹壁静脉曲张

1. 检查方法　用示指和中指挤压血管,放一指看血管充盈度来判断血流方向(图 3－44)。

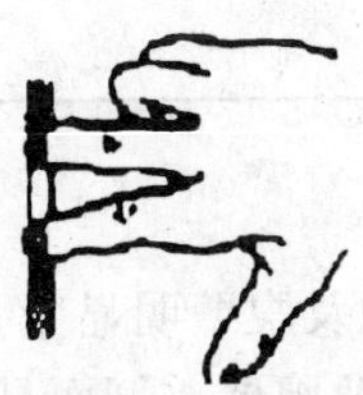

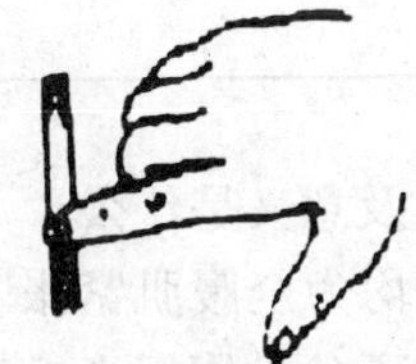

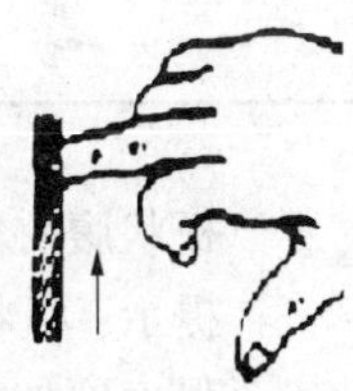

图 3－44　血流方向检查法

2. 临床意义　当门静脉循环障碍或上、下腔静脉回流受阻时,由于侧支循环形成,腹壁静脉可显而易见,甚至曲张,常见于肝硬化病人(图 3－45)。

(四) 胃肠蠕动波及肠型

当胃肠道发生梗阻时,梗阻上部蠕动增强,可出现蠕动波。如幽门梗阻时,上腹部可见胃蠕动波,自左向右移动。肠梗阻时,在腹壁上可看到肠蠕动波和肠型。

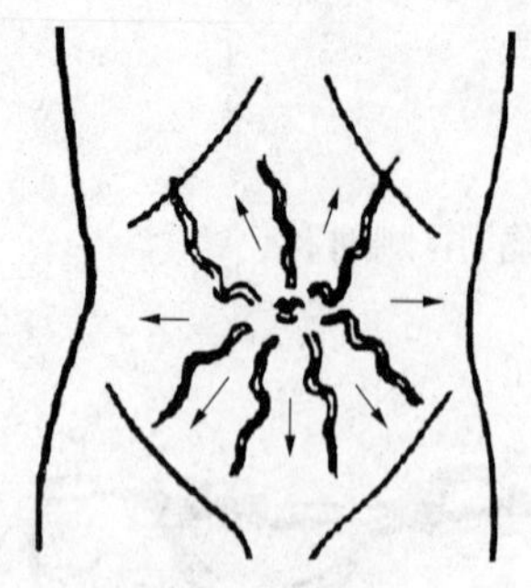

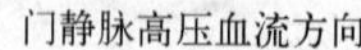

门静脉高压血流方向

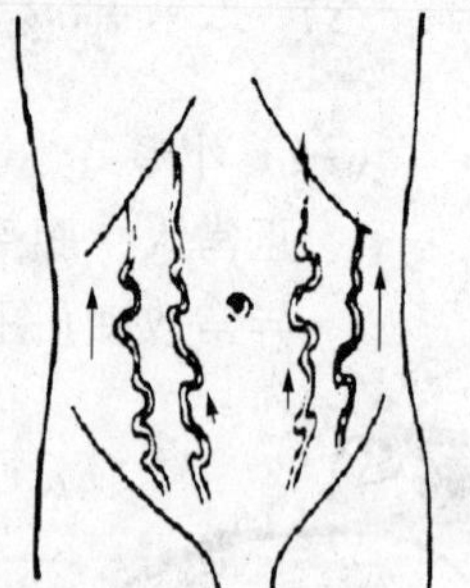

下腔静脉回流受阻血流方向

图3－45 腹壁静脉曲张血流方向

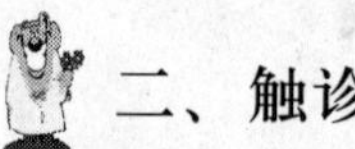

二、触诊

腹部触诊是观察腹部疾病，特别是消化系统疾病的主要方法。对腹痛病人的观察，急诊、鉴别、分科处理均有重要意义。

（一）注意事项

（1）体位：病人取仰卧位，两腿屈起并稍分开，使腹肌放松，护士站在病人右侧。

（2）态度和蔼、手掌温暖。

（二）方法

手指并拢，用指腹及掌指关节掌面先轻轻抚摸腹壁使病人适应，然后由浅入深逐渐加压进行触摸。

（三）评估内容及临床意义

1．腹壁紧张度、压痛及反跳痛

（1）正常人腹壁柔软，无压痛及反跳痛。

（2）异常：① 腹肌紧张如板状；② 明显压痛及反跳痛。临床上称为腹膜刺激征，提示急性腹膜炎。

思考

板状腹、揉面感的定义及意义是什么？

提示：板状腹、揉面感均为全腹肌紧张。板状腹触及腹壁明显紧张，甚至强直硬如木板，临床见于急性腹膜炎症；揉面感触及腹壁柔韧而具抵抗力，不易压陷，触之犹如揉面团一样，临床见于慢性腹膜刺激如结核性腹膜炎、肿瘤转移至腹膜。

2．腹部肿块

（1）方法：护士用双手配合，将左手置于包块后部，并将其推向右手，这样既可起固定作用，又可使包块更接近右手，以利触诊。

（2）注意点：腹部触及肿块时，应注意其位置、大小、形状、硬度、有无压痛与搏动，能否移动，与周围器官和腹壁的关系等。

提示

炎症包块、良性肿瘤与恶性肿瘤的区别

（1）炎症包块：包块与邻近组织粘连，压痛明显，不易推动。

（2）良性肿瘤：包块边界清楚、表面光滑、质地不坚、压痛不著、活动较大。

（3）恶性肿瘤：包块巨大、边界模糊、表面不平、质地坚硬、移动度差。

思考

如何区别腹壁包块与腹腔包块？

提示：做仰卧起坐动作时，包块更明显为腹壁包块；更不明显为腹腔包块。

3．肝脏触诊

（1）方法：深部滑行触诊法、双手触法。

（2）正常：正常成人的肝脏一般触不到，腹壁松弛或体瘦的人，当深呼吸时可触及肝下缘，以右锁骨中线从肋缘到肝下缘距离计算仅在1 cm以内，剑突下不超过3 cm。质软、表面光滑、边缘规则、无触痛。

（3）触及肿大肝脏注意点：① 肿大程度；② 质地：肝脏的质地一般分为质软、质韧和质硬3种；③ 表面光滑度及边缘厚度；④ 触痛。

急性肝炎或肝淤血：质软、表面光滑、触痛。肝硬化：质韧、表面不光滑，呈较均匀的小结节状。肝癌：质硬，肝表面呈粗大不均匀的结节状，边缘厚薄也不一。

4．胆囊触诊（图3－46）

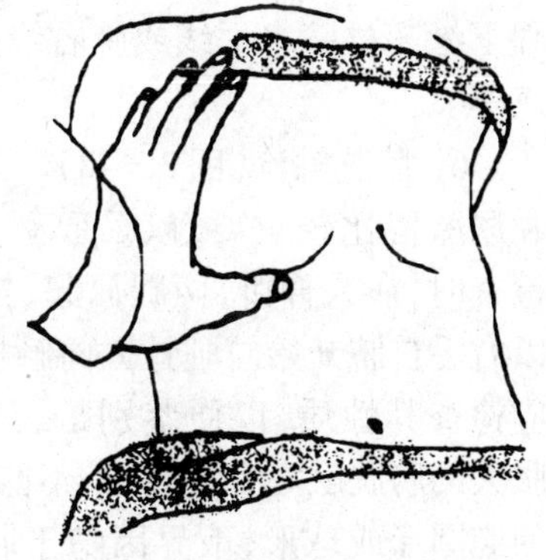

图3－46 胆囊触诊法

（1）触诊方法：单手触诊法。

（2）正常：一般不能触及。

（3）异常：胆囊肿大可触及。Murphy征阳性见于急性胆囊炎。

思考

Murphy 征阳性的定义是什么？

提示：护士将拇指指腹放在右肋缘与腹直肌外缘交界处，然后嘱病人缓慢深呼吸。在吸气中有炎症的胆囊下移时碰到用力按压的拇指，即可引起疼痛或因痛而突然屏气，称为 Murphy 征阳性。

5. 脾触诊(图 3－47)

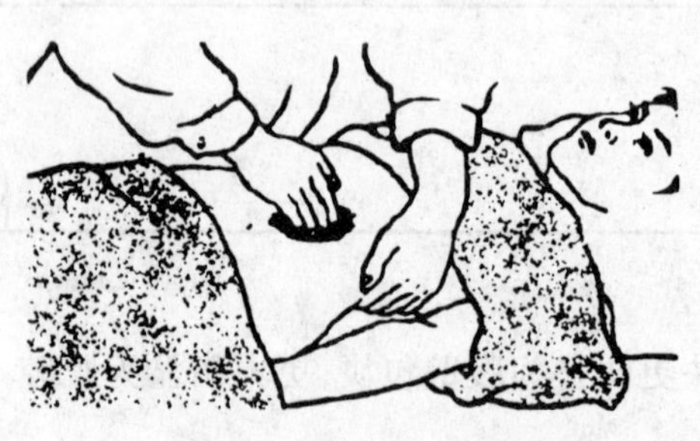

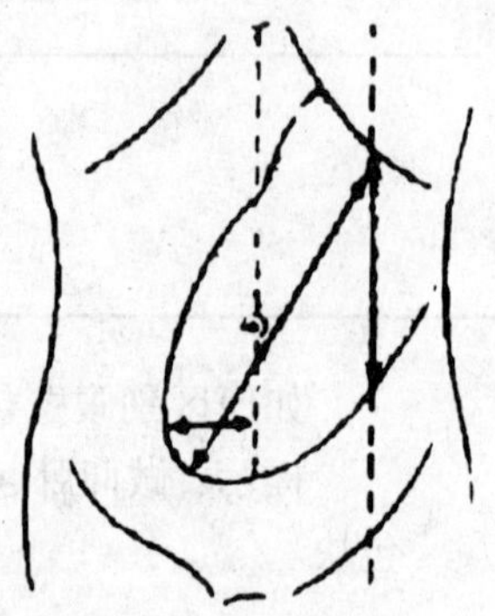

图 3－47 脾触诊及测量

(1) 方法：深部滑行触诊法、双手触法。

(2) 正常：正常人脾肋下不能触到。

(3) 临床意义：触及脾脏提示脾肿大，常可在内侧摸到切迹。

脾肿大的程度可分为：① 轻度肿大。深吸气时，脾下缘在肋缘下不超过肋下 2 cm，见于慢性肝炎、伤寒、亚急性感染性心内膜炎和系统性红斑狼疮。② 中度肿大。脾下缘超过肋下 2 cm 但在脐水平线以上，见于肝硬化、慢性淋巴细胞性白血病、淋巴瘤。③ 高度肿大。脾下缘超过脐水平线或脾右缘超过前正中线，见于慢性粒细胞性白血病、血吸虫病、慢性疟疾等。

6. 膀胱触诊(图 3－48) 对鉴别有无尿液和尿潴留比较重要，以采取必要的护理措施。检查时，病人仰卧，两腿屈起，护士位于其右侧以右手自脐开始向耻骨方向触摸，触及肿物后，应检查其性质，以便鉴别是否为胀大的膀胱。胀大的膀胱触之有囊性感，不能被推移，呈横置的椭圆形或球形，下界因隐于耻骨后而触不清楚，按压时有尿意，排空膀胱后，胀大的膀胱缩小或消失。借此可与妊娠子宫、卵巢囊肿等区别。

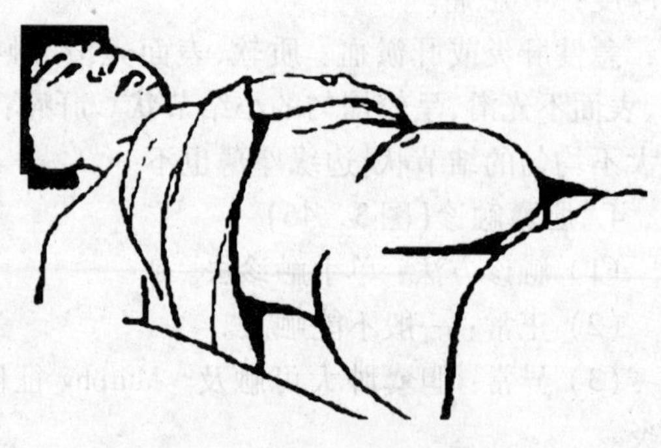

图 3－48 膀胱触诊

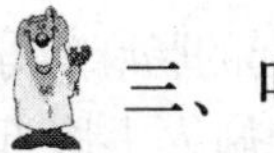

三、叩诊

(一) 叩诊方法

常用间接叩诊法。

(二) 叩诊音

1. 正常叩诊音 正常腹部叩诊音呈鼓音,其音响程度与胃肠道充气量有关。

2. 肝界 肝浊音上界通常在右锁骨中线第5~6肋间,下界为右肋下缘;肺气肿时可使肝浊音界下移;严重腹腔积液可使肝浊音界上移;当胃肠穿孔时,气体逸出,进入腹腔,肝浊音可消失。

3. 移动性浊音 随着体位改变而移动的浊音,称为移动性浊音,见于腹腔积液。当腹腔内游离液体在1 000 ml以上时,移动性浊音阳性(图3-49)。

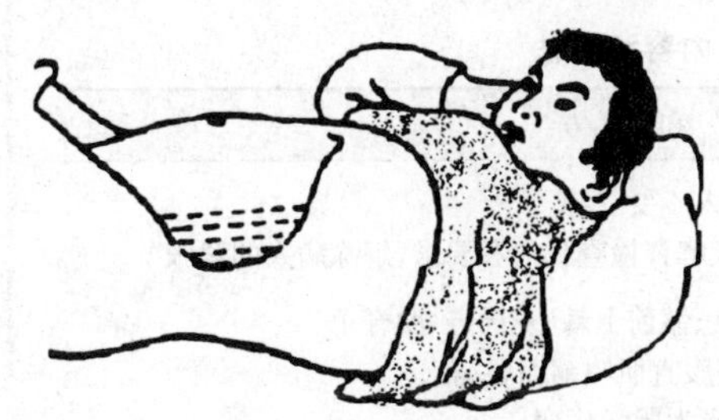
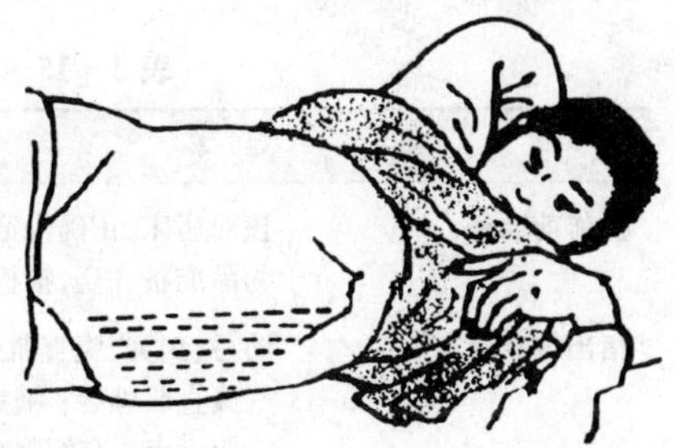

图3-49 移动性浊音

(三) 叩击痛

1. 方法 以左手掌平放在被检查脏器的体表位置上,右手握拳用轻到中等强度的力量叩左手背,如患者感到疼痛,称为叩击痛。

2. 正常人 各脏器无叩击痛。

3. 临床意义 肝区或胆区有叩击痛,见于肝炎、肝脓肿、胆囊炎等。肾区有叩击痛,见于肾炎、肾盂肾炎、肾结石等。

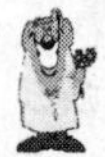

四、听诊

是判断腹泻的程度、腹胀便秘的性质,以及有无肠梗阻的方法。

(一) 方法

间接听诊法。

(二) 临床意义

1. 肠鸣音 当肠蠕动时,肠腔内液体和气体也随之流动,产生一种断断续续的咕噜声,称为肠鸣音。

(1) 正常值: 肠鸣音每分钟4~5次。

(2) 肠鸣音活跃: 若每分钟超过10次,称为肠鸣音活跃,见于急性胃肠炎、胃肠道大出血等。

(3) 肠鸣音亢进: 肠鸣音不但次数增多,而且声音响亮、音调高亢,称为肠鸣音亢进,见于肠梗阻。

(4) 肠鸣音减弱: 肠鸣音明显少于正常,称为肠鸣音减弱,见于便秘、低钾血症等。

（5）肠鸣音消失：持续听诊3～5 min仍未听到肠鸣音，常见于急性腹膜炎引起的肠麻痹等。

2. 振水音　病人取仰卧位，护士以稍弯曲而并拢的4指，连续迅速地冲击病人上腹部，若听到胃内气体与液体相撞击而发生的声音，称为振水音。正常人仅在饭后多饮时出现，如空腹或饭后6～8 h以上，胃部仍有振水音，则提示胃排空不良，见于幽门梗阻、胃扩张。

3. 血管音　正常腹部无血管音。腹主动脉瘤、肾动脉狭窄可听见杂音。

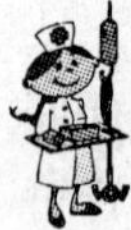

实训活动

腹部评估的步骤、内容和方法如表3－15所示。素质要求：衣帽整齐、仪表端庄、态度和蔼。

表3－15　腹部评估的步骤、内容和方法

步骤	内容和方法
操作前准备	核对病床、正确沟通，手温适宜，注意病人不要受凉 物品准备齐全，推检查车到病室，向病人解释检查目的和要求，解除病人的紧张
指出体表标志	肋弓、剑突、腹直肌外缘、胆囊点、季肋点、髂前上棘、麦氏点、肋脊角 腹直肌外缘：嘱病人半抬上半身以使腹直肌收缩而显露 胆囊点：右侧腹直肌与肋缘交点，压痛为胆囊病变 季肋点：第10肋前端，压痛表明肾病变 麦氏点：脐与右侧髂前上棘连线中外1/3处，压痛示阑尾炎
腹部分区法	
1. 四区法	过脐做水平线和垂直线，将腹部分为4个区，分别称为左上腹部、右上腹部和左下腹部、右下腹部
2. 九区法	分别于左右肋弓下缘、左右髂前上棘作2条水平线，再从左右两侧髂前上棘与前正中线之中点作2条垂直线，将腹部分为9个区
腹部检查方法	腹部检查顺序为视、听、叩、触
1. 视诊	嘱病人取仰卧位，充分暴露腹部。蹲下平视腹部外形是否平坦；再视腹部皮肤、呼吸运动、腹壁静脉、胃肠形及蠕动等，脐的状态；通过脐围绕腹部1周，测量腹围
2. 听诊	
（1）肠鸣音	用听诊器置于脐周或右下腹，听诊1分钟，以"次/分"记录，并判断肠鸣音有无增强、减弱或消失
（2）腹部血管音	用听诊器在脐部和脐上两侧可听到腹主动脉搏动音，并注意有无血管杂音
3. 叩诊	
（1）移动性浊音	先从脐部开始，向左侧叩诊，直达左中腹边缘，如叩诊变为浊音，叩诊板指位置固定（不离开皮肤），嘱病人向右侧卧位，重新叩诊该处，听取音调有无变化。然后向右侧移动叩诊，直达浊音区或右中腹边缘，叩诊板指固定位置，嘱病人向左侧翻身作左侧卧位，再次叩诊，听取音调之变化。这种浊音区随体位变动而变动的现象，称为移动性浊音
（2）肾脏叩诊	病人侧卧位，护士用左手掌平放在被检者的肾区（即肋脊角），右手握拳，用轻到中等度的力量向左手背进行叩击，了解有无叩击痛
4. 触诊	注意事项：① 病人取仰卧位，两手放在躯干两侧，两腿弯曲；② 先训练病人作均匀而较深的腹式呼吸，利用病人的呼吸运动进行触诊；③ 护士站于病人右侧床边，面对被检者，右手平放于腹壁表面，手指并拢，要温暖、轻巧，用力要均匀，并随时观察被检者的面部表情；④ 注意腹壁紧张度及有无腹壁紧张、压痛及反跳痛、腹部肿块、波动感

续 表

步　　骤	内　容　和　方　法
(1) 浅触诊法	用自然平放的手指掌心面不加压力轻柔地进行腹壁的一般试探式触诊，以了解腹壁软硬度，有无抵抗及疼痛
(2) 深部触诊法 1) 深插触诊法	用1～2个垂直于腹壁的手指指尖，逐渐而均匀用力地深按极为局限的某一部位，用以确定腹腔的压痛点
2) 双手触诊法	用左手把被检查的区域或器官保持于一定的位置，并将其略推向右手方向，同时右手随病人的腹式呼吸运动进行触诊。此法常用于检查肝、脾、肾和腹内肿物
3) 滑行触诊法	在病人呼气时利用腹壁的松弛，将稍变曲而并拢的手指逐渐压向腹腔后壁的脏器或包块，并连同该处的腹壁皮肤一起，在被触及的脏器或包块上，作上下左右的滑动触摸，如为肠管或索条状包块则应作与长轴相垂直方向(即横轴方向)的滑动触诊
4) 冲击触诊法	以3、4个并拢的手指，取几乎垂直的角度，置于腹壁上相应的部位，作数次急速而有力的冲击动作，在冲击时指端即会感觉出脏器在腹腔内的浮沉。此法只用于大量腹腔积液时对肝脾的大致了解，不宜用力过猛而引起病人不适
5) 胆囊触诊 (胆囊触痛检查)	左手掌放在被检者的右肋缘部，将拇指放在胆囊点(腹直肌外缘与肋弓交界处)，先以拇指用中度压力压迫腹壁，然后嘱病人深吸气，若病人因胆囊触及拇指而疼痛称为胆囊触痛，此时如突然屏气，称莫非(Murphy)征阳性
操作后处理	安置病人，整理用物，洗手、记录

相关链接

请同学们讨论以下问题：

1. 腹部触诊为什么要求病人两腿弯曲？
2. 肝、脾触诊的方法是什么？
3. 腹部正常情况下可触及哪些包块？

（黄景华）

项目七 四肢、脊柱评估

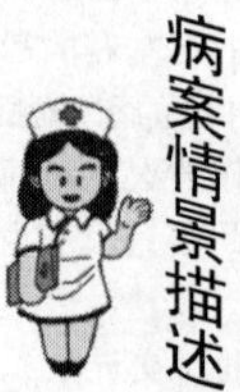

某女性病人,46岁,于10年前无任何诱因出现两手指关节疼痛,晨起指关节僵硬,两腕关节、脊柱均感不适,时轻时重,治疗效果不佳,近1年来加重。

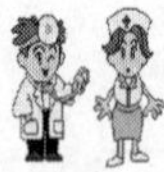

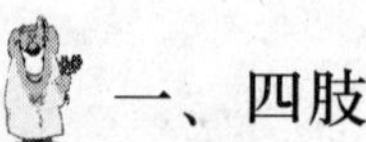

该患者为关节、脊柱病变,请思考:

1. 该患者的四肢、脊柱有何改变?
2. 四肢、脊柱评估方法及内容是什么?

一、四肢

(一) 方法

视诊、触诊。

(二) 内容

观察病人上、下肢是否对称,活动是否自如,有无畸形,有无肢端肥大、肌肉萎缩,关节有无红、肿、热、痛、积液、变形。

(三) 异常及临床意义

1. 杵状指(趾) 是指手指或足趾末端增生肥厚呈杵状膨大,指甲根部到末端呈现弧形隆起。由于人体慢性缺氧引起;多见于支气管扩张、肺脓肿、支气管肺癌及发绀性先天性心脏病病人(图3-50)。

2. 匙状甲 是指甲中央凹陷,边缘翘起,指甲变薄,表面粗糙的条纹。多见于缺铁性贫血(图3-51)。

3. 梭形关节 是指关节变形成梭状。临床见于类风湿关节炎(图3-52)。

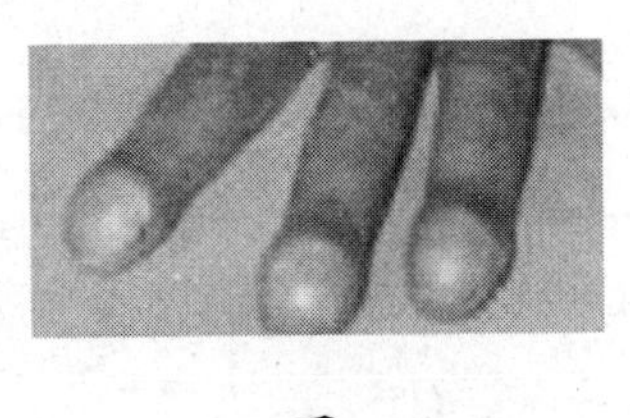
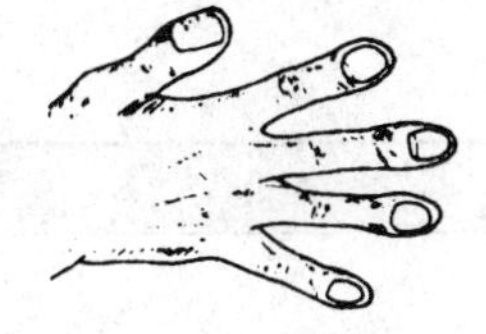

图 3－50　杵状指

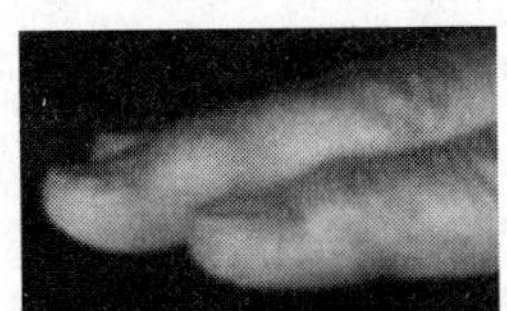
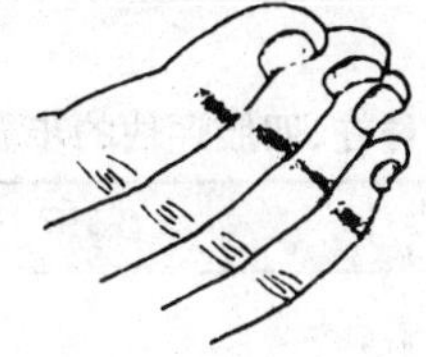

图 3－51　匙状甲

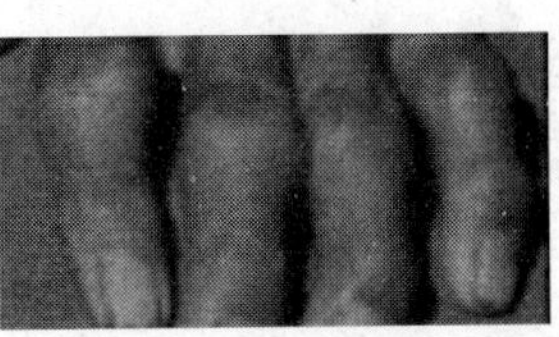
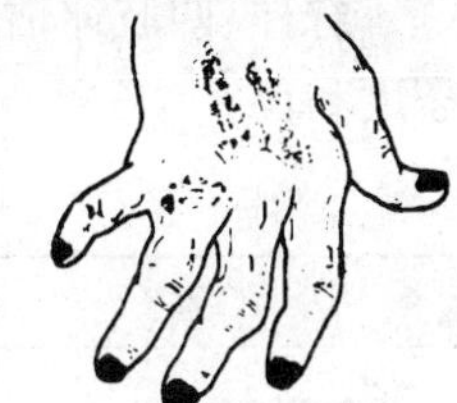

图 3－52　梭形关节

4．膝内、外翻畸形　“O”形腿为膝内翻，“X”形腿为膝外翻。见于佝偻病（图 3－53）。

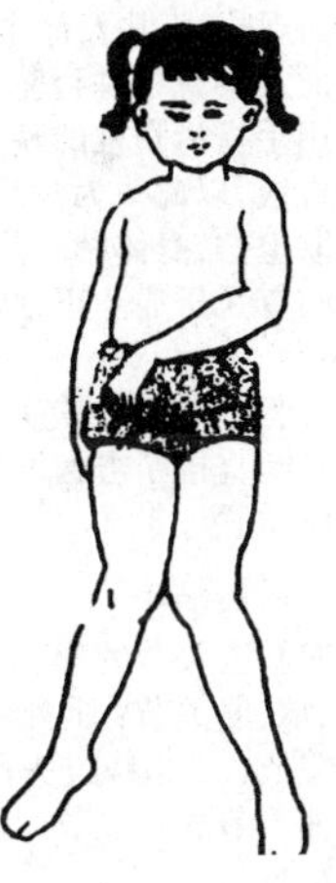
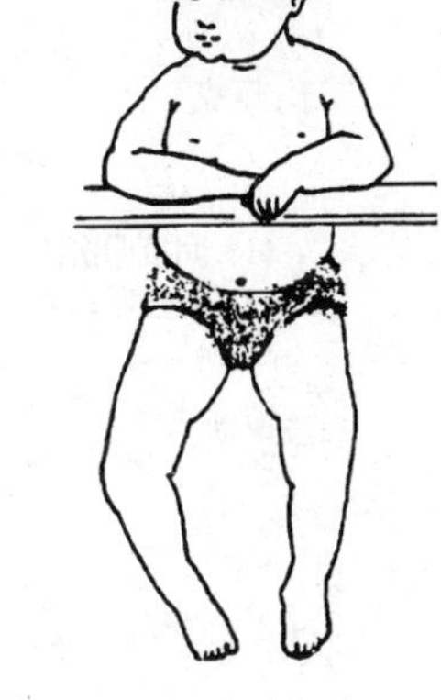

图 3－53　膝内、外翻畸形

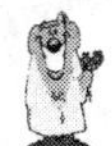

二、脊柱

（一）方法

视诊、触诊、叩诊。

（二）内容

1．视诊　观察病人坐位或立位时脊柱有无异常弯曲及畸形，活动是否受限，脊柱有无压缩，当脊柱有疾病或畸形时可引起姿势异常（图 3－54）。

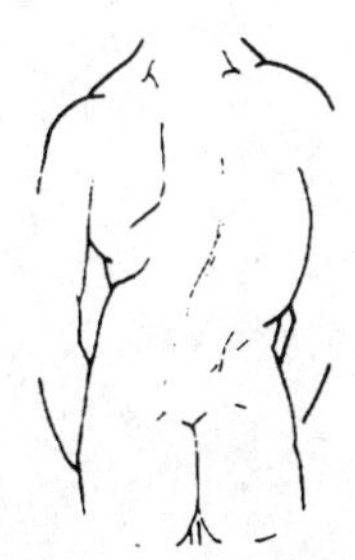
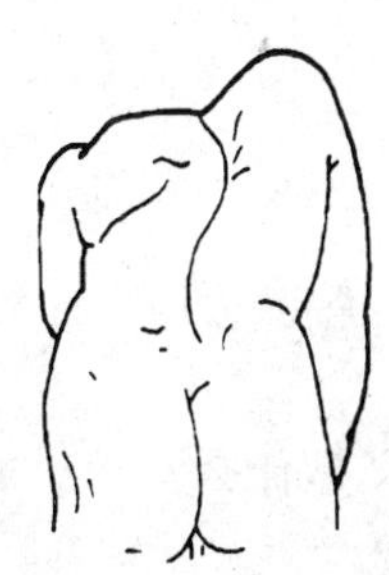
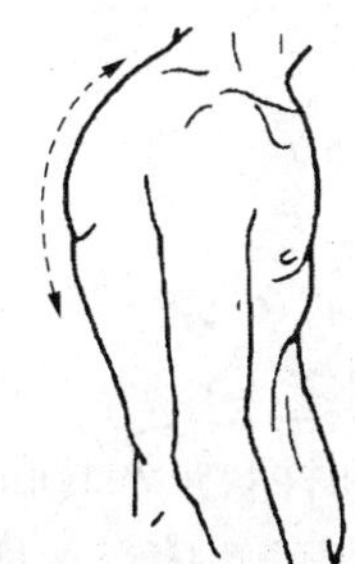
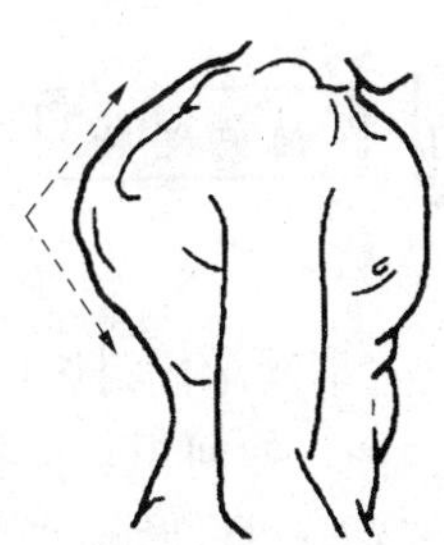

图 3－54　脊柱畸形

2．触诊　检查每个椎骨有无疼痛；椎旁肌肉压痛提示腰背肌肉劳损。

3．叩诊　间接叩诊法。有叩击痛提示相应部位脊椎骨的病变，见于脊椎结核、骨折、椎间盘突出症等。

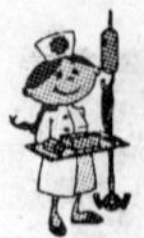

实训活动

脊柱、四肢评估的步骤、内容和方法见表3－16。素质要求：衣帽整齐、仪表端庄、态度和蔼。

表3－16　脊柱、四肢评估的步骤、内容和方法

步　骤	内容和方法
操作前准备	核对病床、正确沟通 物品准备齐全，推检查车到病室，向病人解释检查目的和要求，解除病人的紧张
脊柱的评估	病人取坐位或立位
1. 正常弯曲度	从侧面观察，正常人脊柱有4个生理弯曲（颈椎前凸、胸椎后凸、腰椎前凸、骶椎后凸）
2. 脊椎畸形	从后面观察脊柱是否驼背，左、右侧弯 护士用手指沿脊椎的棘突尖以适当的压力从上往下划压，划压后皮肤出现一条红色充血线，以此线为标准，观察脊柱有无侧弯。正常人脊柱无侧弯
3. 压痛	病人取坐位，身体稍向前倾。护士用右手拇指自上而下逐个按压脊柱棘突直至骶部，询问有无压痛。正常每个棘突均无压痛
4. 叩击痛	
(1) 间接叩击法	嘱病人坐正，将左手掌置于病人头顶部，右手半握拳叩击左手背，观察病人有无疼痛
(2) 直接叩诊	用叩诊锤直接叩击胸椎和腰椎棘突，询问有无叩击痛。如有压痛和叩痛，则计数病变椎体位置
四肢评估	常用视诊与触诊 检查四肢及关节的形态、肢体位置、活动度或运动等情况 腕、掌、肘关节：手腕翻转、肘部屈伸 肩关节：手指绕过头顶摸对侧耳朵 髋部关节和膝关节运动：伸臂下蹲、前后踢腿、下肢伸直外展、内旋等
操作后处理	安置病人，整理用物，洗手、记录

相关链接

请同学们讨论以下问题：

1. 如何识别杵状指和杵状趾？其临床意义是什么？
2. “O”形腿、“X”形腿的临床意义是什么？
3. 脊柱叩击痛阳性的临床意义是什么？

（黄景华）

项目八 神经系统评估

活动一 神经反射评估

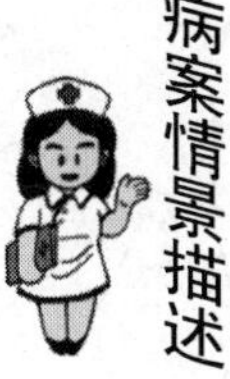

病案情景描述

某女性病人,58 岁,患高血压病,因激动突然晕倒,急送医院。查体:血压 200/110 mmHg,深昏迷状态,双侧瞳孔不等大,对光反射消失,左侧下肢病理反射阳性。

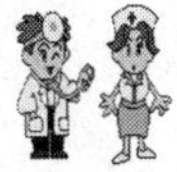

活动分析

这是一位脑出血的病人,出现病理反射阳性。请思考:

1. 神经反射的内容及评估方法有哪些?
2. 异常改变的临床意义是什么?

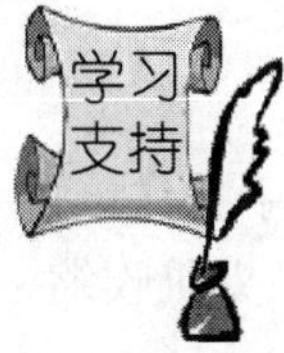

神经反射是通过反射弧形式完成的。反射弧包括:感受器、传入神经元、中枢、传出神经和效应器等部分。在反射弧的任何部位发生病变时,都可使反射减弱或消失。同时反射活动受高级神经中枢的控制,如锥体束有病变,可使反射活动失去抑制,而出现反射亢进。临床上将神经反射分为生理反射和病理反射;生理反射又分为浅反射和深反射两部分。

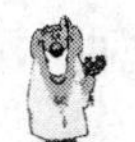

一、生理反射

(一) 浅反射

是刺激皮肤或黏膜所引起的反射。

1. 角膜反射

(1) 方法:检查时嘱病人眼向侧方视,如为昏迷病人用手指将其上眼睑拨开,以稍湿的棉签上的细毛触病人角膜外缘,正常时可见被检查者眼睑迅速闭合,反射弧的传入神经是三叉神经，传出神经是面神经。

（2）临床意义：深昏迷者角膜反射消失。

2．腹壁反射

（1）方法：用钝头竹签由外向内轻划两侧上、中、下腹壁皮肤。正常时两侧腹壁肌立即收缩，反射中枢在胸髓7～12节（图3－55）。

（2）临床意义：腹壁反射消失见于胸髓病损、锥体束病损及昏迷病人。

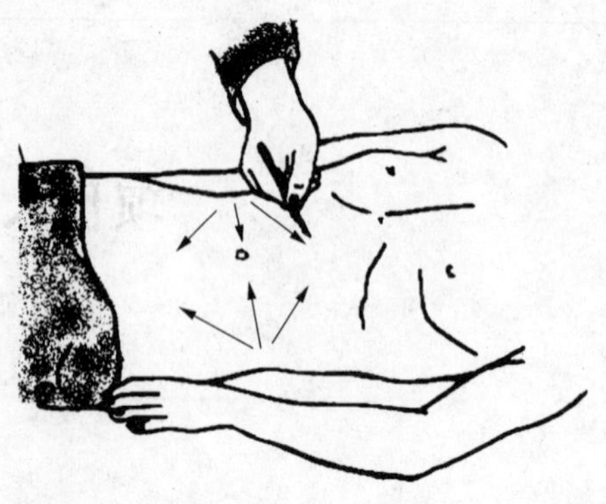

图3－55 腹壁反射

（二）深反射

是刺激肌腱或骨膜所引起的反射。

1．方法（图3－56）

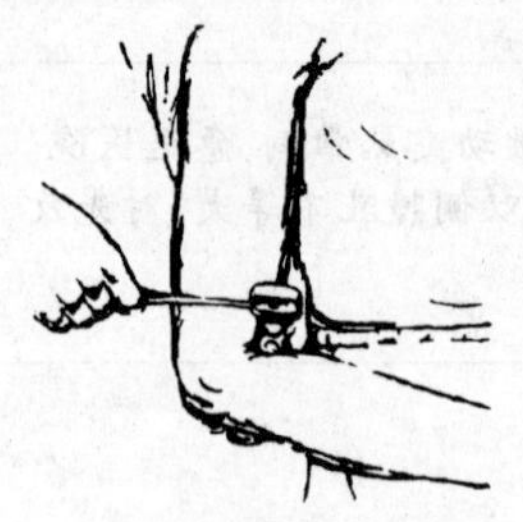

肱二头肌反射

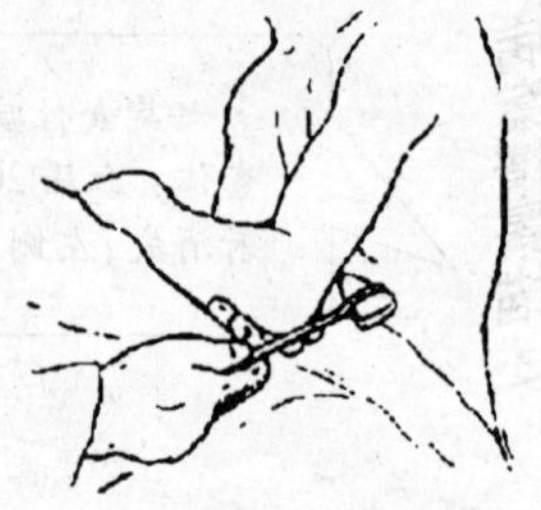

肱三头肌反射

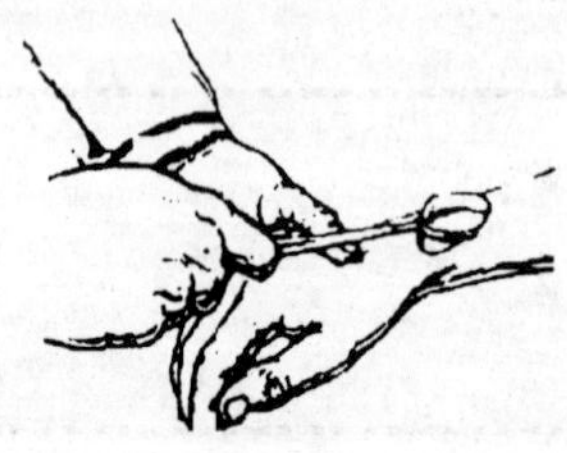

桡骨骨膜反射

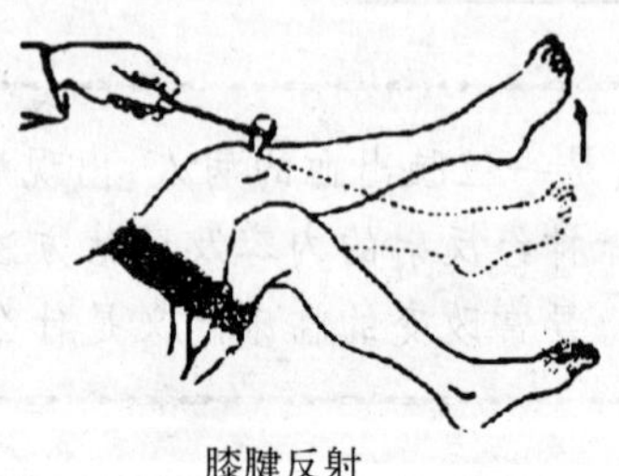

膝腱反射

图3－56 深反射

（1）肱二头肌反射（颈髓5～6节段）：病人前臂曲肘90°，手掌朝下，护士以左手托住该臂肘部，左拇指置于肱二头肌肌腱上，右手持叩诊锤叩击左手拇指。正常反应为肱二头肌收缩，肘关节快速屈曲。

（2）肱三头肌反射（颈髓7～8节段）：护士左手托起被检查者肘部，嘱其前臂屈曲，用叩诊锤叩击鹰嘴上方的肱三头肌肌膜，正常反应为肱三头肌收缩致前臂稍伸展。

（3）桡骨骨膜反射（颈髓5～8节段）：护士用左手托扶被检查者腕部，使腕关节自然下垂，叩其桡骨茎突上方，正常反应为前臂旋前屈肘。

（4）膝腱反射（腰髓2～4节段）：坐位时小腿完全松弛下垂与大腿成直角。仰卧时护士以左手在腘窝处托起被检查者双下肢使之与小腿成120°，右手持锤叩击股四头肌肌腱，正常反应为小腿伸展。

2. 临床意义　深反射减弱或消失多为器质性病变，见于末梢神经炎、神经根炎、脊髓前角灰质炎等所致反射弧受损；周期性麻痹、重症肌无力、下运动神经元瘫痪、深昏迷、脑或脊髓急性损伤休克期均可使深反射减弱或消失；骨关节病和肌营养不良也可使深反射减弱或消失。深反射亢进为上运动神经元瘫痪的重要体征。

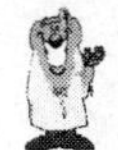

二、病理反射

（一）内容及方法

1. 巴彬斯基征　用钝头竹签由后向前轻划足底外侧至小趾跟部，再转向拇趾侧掌关节处。正常反应为各趾向跖面屈曲，若拇趾背伸，其余四趾呈扇形展开为阳性，见于脑出血、脑肿瘤等（图3－57）。

2. 奥本海姆征　护士以拇指和示指沿被检查者胫骨前侧自上而下加压移动，阳性表现同巴彬斯基征（图3－58）。

3. 戈登征　护士用手指压腓肠肌，阳性表现同巴彬斯基征（图3－58）。

4. 查多克征　护士用竹签从外踝下方向前划至足背外侧，阳性表现同巴彬斯基征（图3－58）。

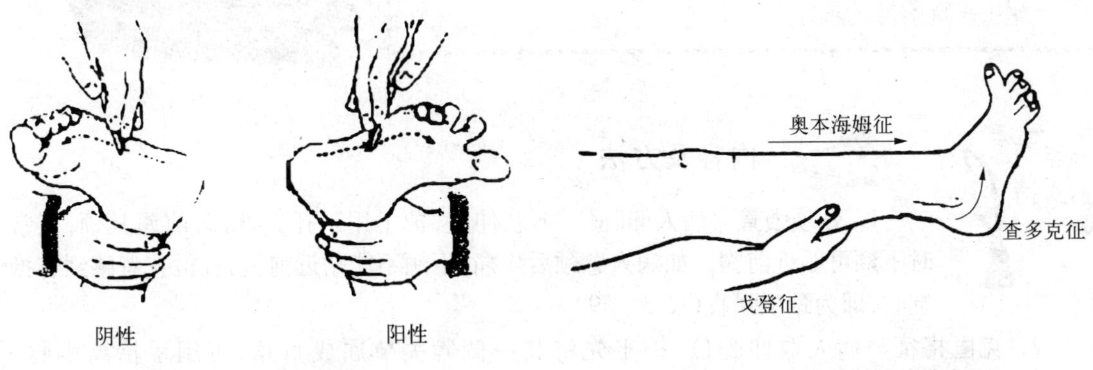

图3－57　巴宾斯基征　　图3－58　病理反射其他检查法

（二）临床意义

病理反射阳性提示锥体束受损。

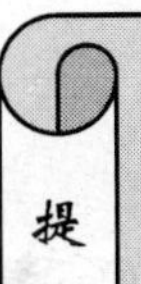

提示

一岁半以内婴儿锥体束尚未发育完善，可以出现病理反射阳性，意义不大。

活动二 脑膜刺激征

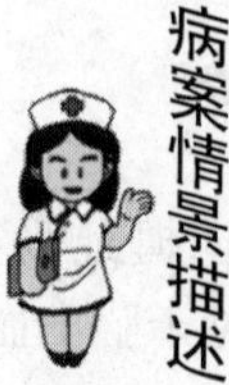

某女性患儿，10 岁，发热、头痛、呕吐 2 天后入院。体格检查：急病容，意识模糊，脑膜刺激征阳性。

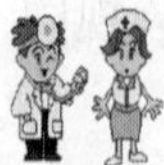

活动分析

这是一位流脑病儿，脑膜刺激征阳性。请思考：

1. 脑膜刺激征内容及其评估方法是什么？
2. 其临床意义是什么？

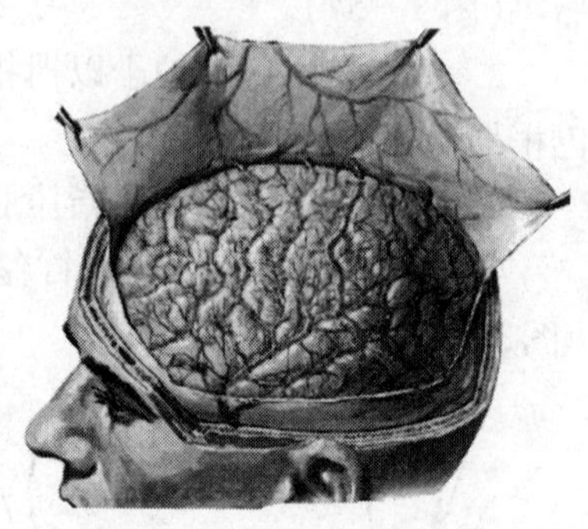

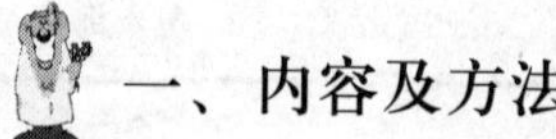

一、内容及方法

1. 颈项强直　病人仰卧位，下肢伸直，护士用手托其枕部，前屈其颈，正常时下颏可贴近前胸。如病人感颈后疼痛，下颏不能贴近前胸，且检查者感到有抵抗时，即为颈项强直(图 3-59)。

2. 克匿格征　病人取仰卧位，护士先将其一侧髋关节屈成直角，再用手抬高小腿。正常时可使膝关节伸达到 135°以上。如在 135°以内出现抵抗感或疼痛，则为阳性反应(图 3-60)。

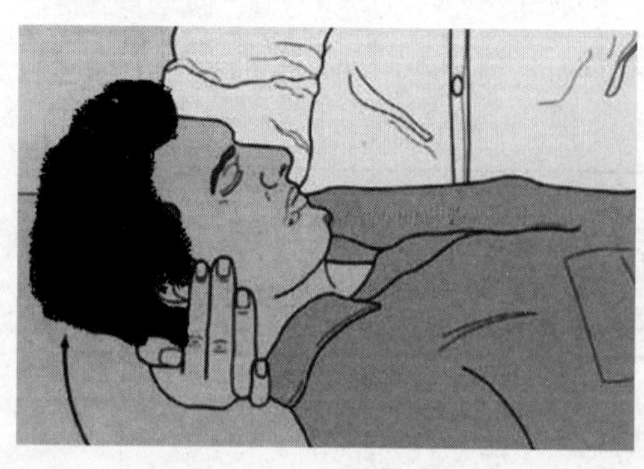

图 3-59　颈项强直

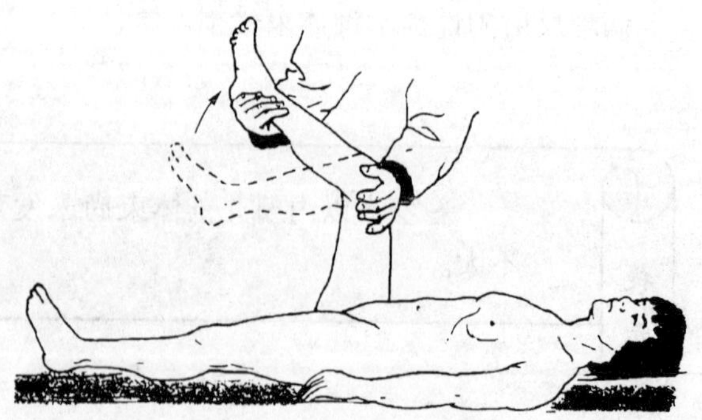

图 3-60　克匿格征

3. 布鲁津斯基征　病人取仰卧位，下肢自然伸直，检查者一手托病人枕部，一手置于病人胸前，然后使头部前屈。如病人下肢发生不自主的屈曲，则为阳性反应（图3－61）。

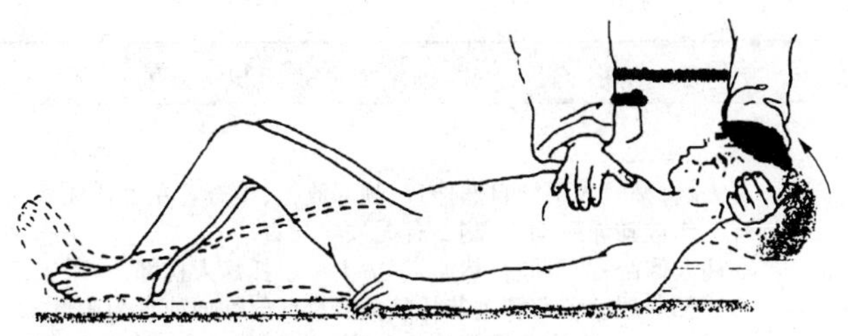

图3－61 布鲁津斯基征

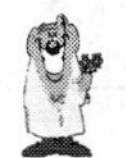

二、临床意义

脑膜刺激征阳性为脑膜、神经根受激惹的表现，见于各种脑膜炎、蛛网膜下隙出血、颅内压增高等。

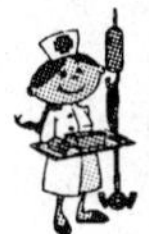

实训活动

神经系统评估的步骤、内容和方法如表3－17所示。素质要求：衣帽整齐、仪表端庄、态度和蔼。

表3－17 神经系统评估的步骤、内容和方法

步骤	内容和方法
操作前准备	核对病床、正确沟通 物品准备齐全，推检查车到病室，向病人解释检查目的和要求，解除病人的紧张
生理反射	
1. 浅反射	
（1）角膜反射	嘱病人向内上方注视，用灭菌棉签的棉花纤维由角膜外缘轻触病人的角膜。正常时可见眼睑迅速闭合，称为角膜反射
（2）腹壁反射	病人平卧，两下肢稍曲以使腹肌松弛，以脐为中心，用较尖锐器具（如钝头竹签）轻轻划过腹壁皮肤（从外到内），分别于上、中、下3部位，左、右对称进行检查
2. 深反射	
膝腱反射	病人取坐位时，小腿自然下垂，或取卧位，护士立于病人侧面（以防被踢及），用左手在病人腘窝部托起双下肢，使髋、膝关节稍屈曲，叩击髌骨下方股四头肌肌腱。正常小腿有伸展运动
病理反射	
1. 巴彬斯基征（Babinski）	用竹签由足跟开始沿足底外侧向前轻划，至小趾跟部再转向趾侧。如拇趾背伸，其余4趾呈扇形展开，则为巴彬斯基征阳性
2. 奥本海姆征（Oppenheim）	护士用拇指及示指沿被检者的胫骨前侧用力由上向下推动，有巴彬斯基征样反应者为阳性
3. 戈登（Gordon）征	用拇指和其他4指分置于腓肠肌部位，然后以适度的力量捏压，有巴彬斯基征样反应者为阳性
4. 查多克征（Chaddock）	用竹签在外踝下方由后向前划至趾跖关节处（足背外侧）为止，有巴彬斯基征样反应者为阳性

续表

步骤	内容和方法
脑膜刺激征	
1. 颈强直	去枕,嘱病人下肢自然伸直,颈部放松,检查者左手托住病人枕部,右手放其胸前作被动屈颈动作,测试有无颈项强直
2. 布鲁津斯基征(Brudzinski)	病人仰卧,两下肢自然伸直,护士一手托病人枕部,一手置于病人胸前,然后使头部前屈。若双膝关节与髋关节有反射性屈曲者为阳性
3. 克匿格征	病人仰卧,先将一侧髋关节和膝关节屈成直角,然后用手抬高小腿,在135°以内出现抵抗,或沿坐骨神经发生疼痛者为阳性。有时还可引起对侧下肢屈曲
操作后处理	安置病人,整理用物,洗手、记录

相关链接

请同学们讨论以下问题:

1. 常见的病理反射有哪些?如何检查?
2. 常用的浅反射检查有哪些?出现异常的临床意义?
3. 脑膜刺激征有哪些?如何检查?

【附录】 身体评估实训考试评分标准

项目	要求	标准分	得分	备注
素质要求	衣帽整洁、仪表端庄、态度和蔼	5		
操作前准备	护士准备	2		
	用物准备	5		
	病人准备	5		
操作步骤	生命体征	10		
	观察意识状态	5		
	观察面容	2		
	营养状态	2		
	体位	2		
	皮肤、黏膜检查	6		
	淋巴结检查	4		
	观察头颅	2		
	观察瞳孔	2		
	口腔检查(唇、咽、扁桃体)	6		
	肺部检查(视、听)	8		
	心脏检查(听诊)	8		
	腹部检查(视、触、听)	8		
	四肢检查(活动度、杵状指、趾)	2		
	神经检查(膝腱反射、巴彬斯基征)	6		

续 表

项　目	要　求	标准分	得　分	备　注
操作后处理	安置病人，整理用物，洗手、记录	5		
熟练速度	动作轻揉、敏捷，注意保暖，操作时间少于 20 min	5		
总　分		100		

（黄景华）

第四章 实验室检查

1. 能正确实施各种标本采集。
2. 能熟练掌握血、尿、粪三大常规检查内容、参考值及临床意义。
3. 能熟练掌握肝、肾功能检查参考值及临床意义。
4. 能熟练掌握临床常用生物化学检查参考值及临床意义。

实验室检查是通过细胞学、生物化学、微生物免疫学和寄生虫学等检查技术对病人的血液、体液、排出物或脱落细胞等进行检查，以获得病原体、病理变化及脏器功能状态等方面的资料，对协助诊断、观察病情或制订防治护理措施具有重要作用。随着医学科学的发展，实验室诊断正在不断采用先进技术，使检测趋向自动化、微量化，检验结果日益精确；所涉及的范围不断扩大，已成为临床医学的一个重要领域。

项目一 血液检查

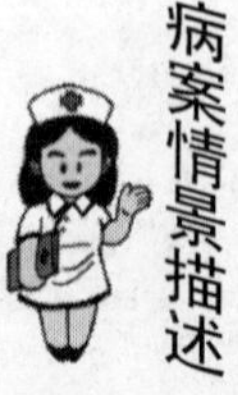

病案情景描述

某男性病人，42岁，因拔牙后出血难止就医，发现患有白血病。
临床表现：贫血、发热、出血等。
临床诊断：急性粒细胞性白血病。

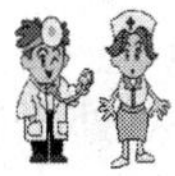

项目分析

1. 该病人出现贫血、发热、出血，需要做什么检查？
2. 如何采集标本？检查前要做哪些准备？

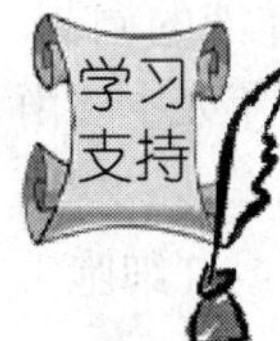

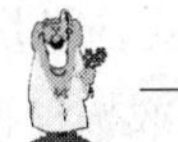

一、一般检查

标本采集法是指采集微血管或静脉血 1 ml，放入血常规试管内。

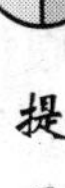

提示

血液中血细胞分为 3 大类：红细胞、白细胞、血小板，其中数量最多的是红细胞，它们的大体形状与分布如图 4－1 所示。

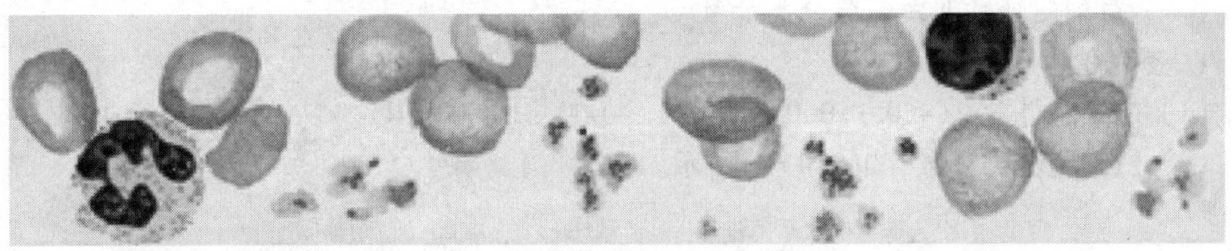

图 4－1　血细胞形态与分布

（一）血红蛋白和红细胞测定

1. 参考值　如表 4－1 所示。

表 4－1　血红蛋白和红细胞参考值

人　群	血　红　蛋　白	红　细　胞
成年男性	120～160 g/L(12～16 g/dl)	$(4.0\sim5.0)\times10^{12}$/L(400 万～550 万/μl)
成年女性	110～150 g/L(11～15 g/dl)	$(3.5\sim5.0)\times10^{12}$/L(350 万～500 万/μl)
新生儿	170～200 g/L(17～20 g/dl)	$(6.0\sim7.0)\times10^{12}$/L(600 万～700 万/μl)

2. 临床意义

（1）红细胞和血红蛋白生理性变化：红细胞生理性变化受全身血液容量和全身血浆容量的影响，并有一定的生理变化，如年龄及性别、精神因素、剧烈体力劳动或运动等（图 4－2）。

1）新生儿：红细胞明显增高，2 周后下降，6～7 岁最低。

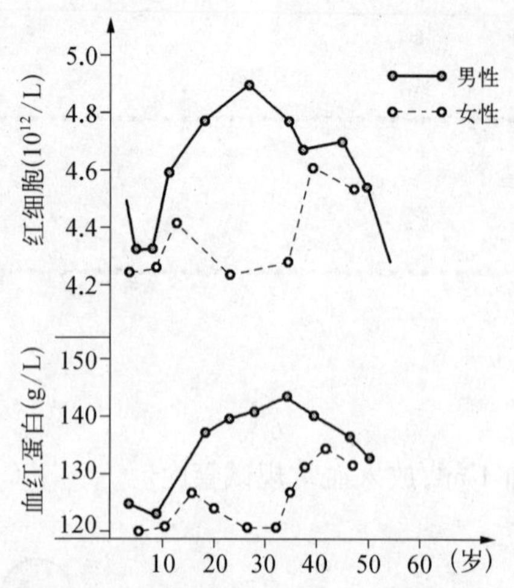

图 4－2　红细胞和血红蛋白生理性变化

2）男性：25 岁～35 岁达高峰。

3）女性：13 岁～15 岁达高峰，21 岁～35 岁处于低水平，以后逐渐增高。

（2）红细胞病理性变化：

1）红细胞及血红蛋白减少：红细胞及血红蛋白减少通称贫血，是指单位容积血液中红细胞数及血红蛋白含量低于正常值下限。包括：① 生理性减少：妊娠中、后期为适应胎盘循环的需要，通过神经、体液的调节，使血浆容量明显增加而引起血液稀释；某些老年人主要由于造血功能明显衰退可致红细胞及血红蛋白减少；② 病理性减少：可由造血原料不足、造血功能障碍或红细胞丢失、破坏过多等原因引起。

2）红细胞及血红蛋白增多：指单位容积血液中红细胞数及血红蛋白含量高于正常值。包括：① 相对性红细胞增多：是因血浆中水分丢失，使血液中有形成分相对增加所致，如连续呕吐、频繁腹泻、多汗、多尿、大面积烧伤等；② 绝对性红细胞增多：主要见于各种生理、病理原因引起的缺氧，如生理性见于胎儿、新生儿、高原生活、剧烈的体力活动；病理性见于严重的肺气肿、肺源性心脏病和某些先天性心脏病等。

（二）白细胞计数及白细胞分类计数

1. 参考值

（1）白细胞计数：(4.0～10.0)×10^9/L(4 000～10 000/μl)。

（2）白细胞分类计数：如图 4－3 所示。

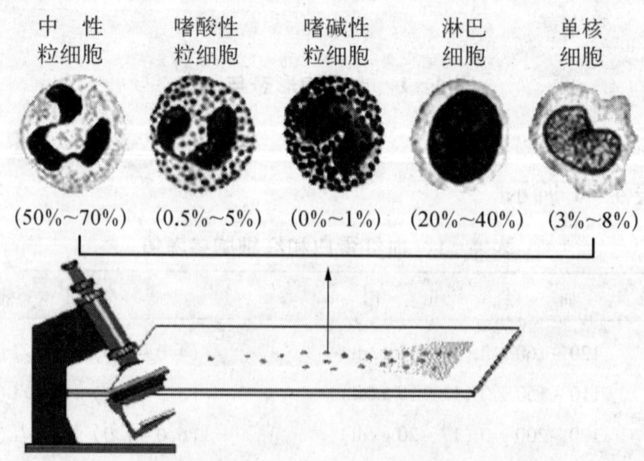

图 4－3　白细胞分类计数

2. 临床意义　白细胞计数高于 10.0×10^9/L 称为白细胞增多，低于 4.0×10^9/L 称为白细胞减少。因中性粒细胞的百分率占 50%～70%，故白细胞增多或减少与中性粒细胞的增多或减少一致。

（1）中性粒细胞：中性粒细胞具有活跃的变形运动和吞噬能力。当机体某一部位受到细菌侵犯时,它便以变形运动穿出毛细血管,聚集到受侵部位行使杀菌功能。

1）中性粒细胞增多：① 生理性增多见于新生儿、妊娠5个月以上、剧烈运动或劳动后,严寒、暴热均有一过性白细胞总数增高。② 病理性增多见于急性感染,尤其是化脓菌感染,如肺炎链球菌性肺炎、败血症等,也见于粒细胞性白血病及某些恶性肿瘤、严重的组织损伤、急性大出血和急性中毒等。

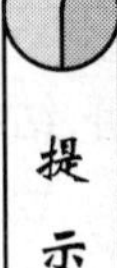

急性粒细胞性白血病时,白细胞异常性增多,血液中出现大量的原始或幼稚的中性粒细胞,应注意与一般急性感染性白细胞增多的区别。

2）中性粒细胞减少：常见于某些革兰阴性杆菌感染如伤寒,某些病毒感染如麻疹,应用某些药物如氯霉素、抗肿瘤药物、放射线损害以及某些血液病如再生障碍性贫血、自身免疫性疾病、脾功能亢进等。

3）中性粒细胞的核变化：① 核左移：外周血中杆状核粒细胞增多并出现晚幼粒、中幼粒、早幼粒等细胞时,均称为核左移,常见于急性化脓性感染或急性中毒及急性溶血反应；② 核右移：正常人外周血中的中性粒细胞以3叶核为主,若5叶者超过5%时为核右移,常见于造血物质不足或骨髓造血功能减退所致(图4-4)。

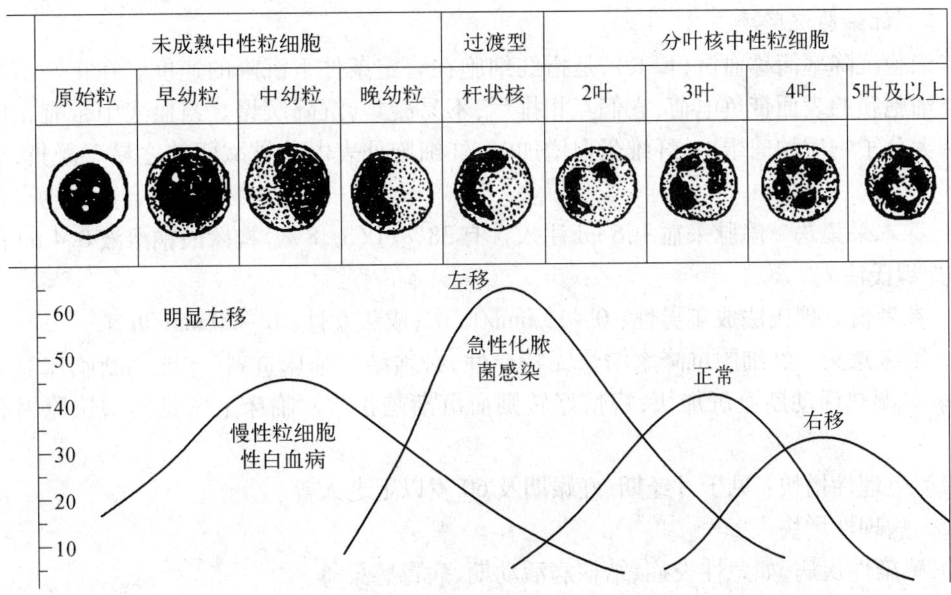

图4-4　中性粒细胞的核变化及其临床意义

4）中毒颗粒：在较严重的化脓性感染及大面积烧伤等情况时,中性粒细胞胞质中出现粗大的分布不均匀的黑蓝色颗粒,称为中毒颗粒。

(2) 嗜酸性粒细胞：嗜酸性粒细胞增多见于过敏性疾病,如支气管哮喘、荨麻疹；寄生虫病，如血吸虫病、蛔虫病和钩虫病；皮肤病，如湿疹、银屑病（牛皮癣）等；也可出现在淋巴系统恶性肿瘤、慢性粒细胞性白血病、器官移植排异反应前期。嗜酸性粒细胞减少见于伤寒、副伤寒及长期应用皮质激素病例。

（3）嗜碱性粒细胞：嗜碱性粒细胞增多较少见，主要见于慢性粒细胞性白血病。嗜碱性粒细胞数量很少，故减少与否，很难察觉，意义不大。

（4）淋巴细胞：淋巴细胞增多见于某些病毒或细菌感染，如病毒性肝炎、百日咳、结核病等。在中性粒细胞百分率增多的各种疾病中，淋巴细胞百分率减低，称为淋巴细胞的相对减少，而慢性淋巴细胞性白血病则淋巴细胞明显增多。

（5）单核细胞：单核细胞增多见于某些感染，如活动性结核、疟疾、急性感染恢复期、结缔组织疾病、单核细胞性白血病等。

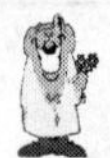

二、其他常用血液检查

（一）网织红细胞

网织红细胞是晚幼红细胞脱核后到完全成熟的红细胞之间的过渡型细胞，网织红细胞的增减，可反映骨髓造血功能的盛衰。

1. 标本采集法　微血管采血。

2. 参考值　成人0.5% ~1.5%；绝对值为(24 ~84)×10^9/L(24 000 ~84 000/μl)。

3. 临床意义　网织红细胞增多见于溶血性贫血、出血性贫血、缺铁性贫血及巨幼细胞性贫血经补充有关物质后。网织红细胞减少见于再生障碍性贫血。

（二）红细胞沉降率

红细胞沉降率简称血沉（ESR），是指红细胞在一定条件下沉降的速度。在正常情况下血流中红细胞膜的表面带负电荷，它们互相排斥，不易凝集，沉降缓慢。当血浆中带有正电荷的不对称大分子物质如球蛋白、纤维蛋白增加时，红细胞外表电荷被减弱使之易于凝集，故血沉加速。

1. 标本采集法　静脉采血1.6 ml注入含有38%/L(3. 8%)枸橼酸钠溶液0.4 ml的试管内混匀（魏氏法）。

2. 参考值　魏氏法成年男性：0 ~15 mm/lh末；成年女性：0 ~20 mm/lh末。

3. 临床意义　红细胞沉降率增快无特异性，必须结合临床资料，才能判断临床意义。如结核病、风湿热活动期血沉加快，病情好转则血沉渐趋正常。临床上常见的增快原因有以下几种。

（1）生理性增快：见于月经期、妊娠期及60岁以上老人等。

（2）病理性增快

1）感染性疾病，如急性炎症、结核病活动期、病毒感染等。

2）活动性风湿热、风湿性关节炎和心肌炎。

3）严重的组织损伤及坏死，如大手术、急性心肌梗死、大面积烧伤。

4）恶性肿瘤，增长迅速的各种恶性肿瘤血沉均增快。

5）高球蛋白血症，如红斑狼疮、慢性肾炎、肝硬化、多发性骨髓瘤等。

6）各种贫血，若血红蛋白低于90 g/L时，血沉可因而增快，贫血越严重，血沉增快越明显。

7）高胆固醇血症。

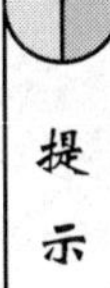

红细胞沉降率检查的临床意义：可以帮助排除疾病，而对疾病的诊断并无特异性。

(三) 血小板计数

血小板由骨髓成熟巨核细胞所产生，其功能为保护毛细血管的完整性，并参与止血和凝血过程。许多出血性疾病常与血小板质与量的变化有关。

1. 标本采集法　微血管采血。

2. 参考值　(100～300)×10^9/L(10万～30万/μl)。

3. 临床意义

(1) 生理性波动：如在运动、进餐后血小板增加；女性月经期的第1天，血小板可降低。

(2) 病理性减少：

1) 见于造血功能障碍，如再生障碍性贫血、放射病。

2) 血小板破坏增加，如原发性血小板减少性紫癜、脾功能亢进。

3) 血小板消耗过多，如弥散性血管内凝血等。

(3) 病理性增加：见于急性大失血及溶血性贫血等。

(四) 红细胞比积测定

红细胞比积是测定红细胞在全血中所占体积的百分比，红细胞比积的多少主要与红细胞数量及其大小有关。

1. 标本采集法　静脉采血2 ml，注入双草酸盐抗凝管内，充分混匀。

2. 参考值　成年男性：0.40～0.50 L/L；成年女性：0.37～0.48 L/L。

3. 临床意义　贫血患者红细胞比积减少，但由于贫血有小细胞性、大细胞性及正常细胞之别，故红细胞比积减少的程度与红细胞计数不一定成比例。红细胞比积增加见于血液浓缩及红细胞增多的疾病。

(五) 出血时间测定

出血时间测定的目的是了解血小板的数量及血管壁的结构功能状况，受凝血因子的影响较少。

1. 采集方法　采血针于指端刺出3 mm伤口。

2. 参考值　Duke法：1～3 min，大于4 min为异常。

3. 临床意义　出血时间延长见于血小板明显减少或功能异常，如原发性或继发性血小板减少性紫癜、再生障碍性贫血、血小板无力症以及血管功能或结构异常。

(六) 凝血时间测定

凝血时间是血液离体后至凝血所需的时间，用以测定血液的凝固能力。

1. 标本采集方法　试管法和玻片法。

2. 参考值　试管法：4～12 min，玻片法：2～5 min，毛细血管法：2～6 min。

3. 临床意义

(1) 凝血时间延长的意义：血友病、肝功能损伤、应用肝素或双香豆素抗凝等。

(2) 凝血时间缩短的意义：脑血栓、心肌梗死、静脉血栓等。

(七) 凝血酶原时间测定

在血浆中加入组织凝血活酶和钙离子后，测定凝血所需要的时间称凝血酶原时间。

1. 标本采集方法　静脉采血 1 ml，注入干燥试管内。

2. 参考值　12～13 s(一步法，比正常人对照延长 3 s)。

3. 临床意义　凝血酶原时间延长主要见于维生素 K 缺乏和肝脏疾病。

相关链接

请同学们讨论以下病例：

某女性病人，45 岁。自儿童时期起哮喘反复发作，昨天上午因受凉感冒而致哮喘再发作。病人于今天下午来急诊，血常规检测结果为：

RBC 2.96×10^{12}/L，Hb 52 g/L，WBC 12.1×10^{9}/L，中性分叶核细胞 47%，中性粒细胞 3%，淋巴细胞 25%，单核细胞 2%，嗜酸性粒细胞 23%，PLT 123×10^{9}/L。

问题 1：请问该患者血常规检测有何异常？

问题 2：进一步的检测方向是什么？

（姜海宁）

项目二 尿液检查

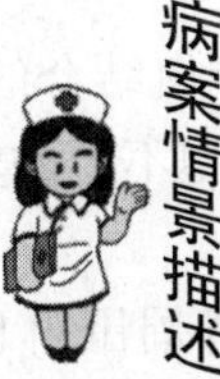

病案情景描述

某男性病人,68 岁,因水肿、无尿入院。入院前因上呼吸道感染多次使用庆大霉素和复方磺胺甲噁唑而出现水肿,尿量进行性减少。

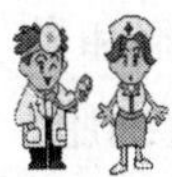

项目分析

1. 该患者出现水肿,尿量进行性减少,需要做什么检查?
2. 如何采集标本?检查前要做哪些准备?

一、尿液一般检查

尿液是通过肾小球滤过、肾小管和集合管的重吸收及排泌所生产的终末代谢产物。尿液检查主要用于诊断和观察泌尿系统的炎症、结核、结石、肿瘤以及糖尿病、急性胰腺炎、急慢性肝炎等其他系统疾病,对药物毒物引起的肾脏损害也有一定的监测作用。

(一) 标本采集法

清洁容器随时留取新鲜尿液 100～200 ml,肾脏疾病或作早期妊娠诊断试验时,以晨尿为好。成人女性留取标本时,应避免月经与白带混入尿内。

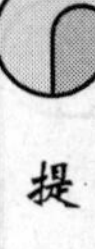

提示

尿标本的采集及保存的容器要求:清洁、干燥。

留尿的种类:随意一次尿、清晨空腹尿、餐后尿、12 h 尿、24 h 尿。

（二）检查内容及临床意义

1. 性状检查

（1）颜色：正常新鲜尿液为淡黄色透明液体，多尿者（尿量超过 2 500 ml/d）尿色较淡；服用维生素 B、呋喃唑酮（痢特灵）、呋喃类药物或吃胡萝卜者尿色加深。病理情况下，尿色可有下列变化：

1）胆红素尿：尿内含有大量的胆红素，尿色呈深黄色，振荡后泡沫也呈黄色。多见于阻塞性黄疸及肝细胞性黄疸。

2）血尿：尿内含有一定量的红细胞称血尿。由于出血量不同，可呈淡棕红色、淡红色云雾状、洗肉水样或血凝块。

3）血红蛋白尿：当大量红细胞破坏时，血液中血红蛋白超过能与触珠蛋白结合的量，则游离血红蛋白可从尿中排出，使尿液呈酱油色，见于急性溶血、恶性疟疾和血型不合的输血反应等。

4）乳糜尿：为白色乳样尿液，见于晚期血丝虫病或其他原因引起的肾周围淋巴管受阻时。

（2）透明度：正常新鲜尿液均匀透明，放置后可出现微量絮状沉淀，由少量上皮细胞和黏蛋白组成。如刚排出的尿液即呈混浊，应进一步检查确定其性质，常见于尿内含有大量细胞、脓细胞及细菌等炎性渗出物时，如系盐类结晶则在加热或加醋酸后可溶解。

（3）气味：正常尿液的气味，来自尿内挥发性酸。尿液放置较久时，因尿素分解可出现氨臭味，若刚排出的尿液即有氨味，则为慢性膀胱炎及尿潴留的表现。糖尿病酮症患者尿液有烂苹果样气味。膀胱直肠瘘患者尿液带粪臭味。此外，进食某些食物如葱、蒜等，亦可使尿液有特殊的气味。

（4）酸碱度：尿液一般为弱酸性，进素食者尿液呈中性或弱碱性，进食肉类食物时尿液呈酸性。在酸中毒、发热或服用氯化铵等药物时，尿液可呈较强的酸性，服用碳酸氢钠类药物或碱中毒时，尿液呈碱性。尿液放置较久时，由于细菌作用，可使尿素分解转变为碳酸铵而呈碱性反应（表 4－2）。

表 4－2 尿液 pH 的影响因素

要　点	pH 值↑	pH 值↓
疾病	碱中毒、膀胱炎	酸中毒，糖尿病
食物	蔬菜、水果	肉类及混合性
药物	小苏打、碳酸钾	氯化钾、氯化钙
生理活动	饭后碱潮	剧烈运动、应激

提示

低钾性代谢性碱中毒时，尿 pH↓。

(5) 比重(又称比密): 尿液的比重与所含溶质的浓度成正比,受入水量和出水量的影响,正常成人在摄普通饮食情况下,尿比重大多波动在1.010~1.025之间。大量饮水时尿量增加,尿比重可降至1.003以下;脱水或急性肾炎时尿量少,比重增高;慢性肾炎尿量多,比重降低;糖尿病患者,尿量虽多,但因其中含糖,故比重也增高。

2. 化学检查

(1) 蛋白质定性检查: 正常人尿内蛋白质含量极微,用通常的定性方法不易发现。如果检验尿液发现有蛋白质,外观可见泡沫较多称蛋白尿,多为病理情况,应进一步查清原因。临床意义如下。

1) 生理性蛋白尿: 见于剧烈活动后、高温环境、劳累、寒冷、直立较久、精神紧张使肾血管痉挛或充血,均可出现暂时性蛋白尿。尿蛋白定性一般不超过(+)。

2) 病理性蛋白尿: 系指器质性病变,尿内持续出现蛋白。见于: ① 肾实质性病变如急、慢性肾小球肾炎,肾病综合征,狼疮性肾炎,肾结核,肾盂肾炎,肾肿瘤等; ② 肾淤血如充血性心力衰竭; ③ 妊娠中毒症、药物中毒等。

(2) 尿糖定性试验: 正常人尿内可有微量葡萄糖,用通常的定性方法不能测出,如糖量增高,用定性方法可以测出时,称为糖尿。暂时性糖尿可见于脑部受伤、精神过度紧张、食糖过多等情况。糖尿病患者因胰岛素相对缺乏,血糖升高超过肾的排糖阈,葡萄糖可由尿中排出;肾排糖阈较低的人,虽血糖正常,也可在尿中出现葡萄糖,此即肾性糖尿。此外,尚需注意服用某些药物如异烟肼、水杨酸等,也可出现尿糖假阳性反应。尿糖定性的方法有班氏法和试纸法2种,前者较准确,后者则较方便。

3. 显微镜检查　尿液显微镜检查包括有机沉淀物(红细胞、白细胞、脓细胞、上皮细胞、精子、管型等)和无机物(结晶性沉淀)。一般以新鲜混匀尿液经离心沉淀后,取其沉渣作显微镜检查,若标本为明显的脓尿或血尿,则不需经过离心沉淀,直接涂片镜检,但应注明未经离心沉淀。临床意义如下。

(1) 红细胞

1) 参考值: 玻片法平均0~3个/每高倍镜视野(HP)。

2) 定量: 0~5个/μl。

3) 镜下血尿: 平均尿红细胞>3个/HP;肉眼血尿: 1 L尿液中含有1 ml及其以上血液,尿呈淡红色、洗肉水样或血样尿。

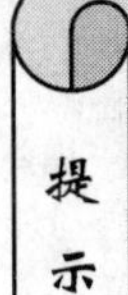

肾小球性血尿: 红细胞多形性>80%。

非肾小球血尿: 肾小球以下部位的出血,红细胞大小形态均一。

(2) 白细胞: 以中性粒细胞为主;脓细胞是指在炎症过程中破坏或死亡的中性粒细胞。

1) 参考值: 玻片法平均0~5个/HP。

2) 定量: 0~10个/μl。

3）临床意义：见于泌尿系统有化脓性炎症，如膀胱炎、肾盂肾炎等。

（3）上皮细胞：正常人尿内可见少量扁平上皮细胞和大圆上皮细胞，它们分别来自尿道黏膜和膀胱上皮细胞表层，而尾状上皮细胞多来自肾盂，小圆上皮细胞来自肾小管。正常人尿液内不易见或偶见上皮细胞。出现大量上皮细胞，常表示泌尿系统有炎症。

（4）尿管型：是蛋白质和（或）细胞或细胞碎片在肾小管、集合管中凝固而成的圆柱形蛋白聚体。正常人尿中不应出现，当尿内出现多量管型时，表示肾实质有病变。管型可分为以下几种（图4－5）。

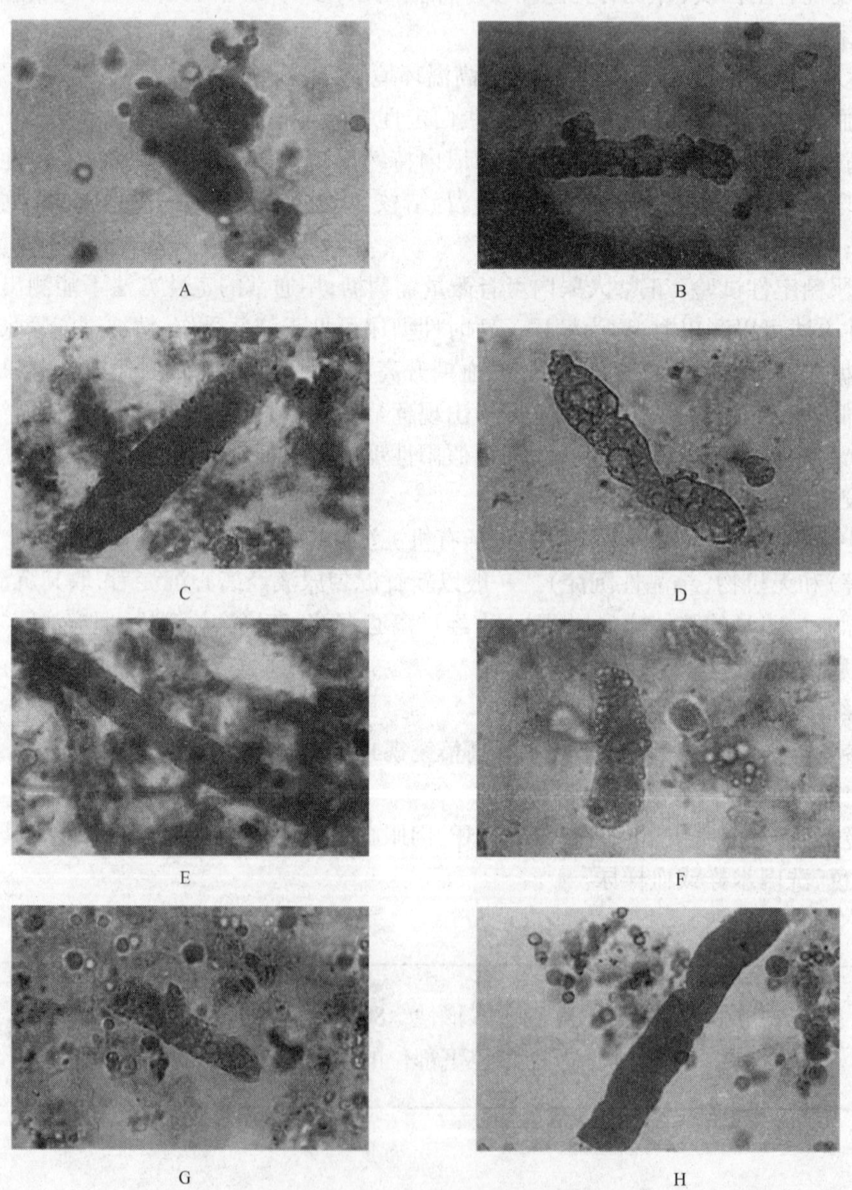

图4－5 S染色各种管型形态

A. 透明管型；B. 颗粒管型；C. 上皮细胞管型；D. 红细胞管型；E. 白细胞管型；
F. 变性细胞（空泡变型）管型；G. 脂肪管型；H. 蜡样管型

1）透明管型：正常人尿中偶可见到，大量出现见于急、慢性肾小球肾炎，肾病，肾淤血，恶性高血压，心力衰竭等。

2）细胞管型：细胞体积超过管型的1/3，称为细胞管型，按其所含细胞类别命名有：① 白细胞管型，常见于急性肾盂肾炎、间质性肾炎等；② 红细胞管型，提示肾单位内有出血，可见于急性肾小球肾炎、慢性肾炎急性发作；③ 上皮细胞管型，常见于肾小管病变如急性肾小管坏死、肾淀粉样变性、重金属、化学物质、药物中毒等。

3）颗粒管型：管型基质内含有粗细不一的颗粒称为颗粒管型，可见于肾实质性疾病，提示肾单位内淤滞，如急、慢性肾小球肾炎，肾病，肾动脉硬化等。

4）蜡样管型：提示肾小管严重病变，预后差。可见于慢性肾小球肾炎晚期、肾功能不全及肾淀粉样变性时等。

5）脂肪管型：为肾小管损伤后上皮细胞脂肪变性所致。可见于慢性肾炎、肾病综合征、中毒性肾病等。

6）肾衰竭管型：可见于肾功能不全、慢性肾炎晚期等。

提示

管型的形成条件如下。
（1）蛋白尿（原尿中的白蛋白和肾小管分泌的T－H蛋白）。
（2）肾小管有浓缩和酸化的能力。
（3）具有可供交替使用的肾单位。

7）尿结晶：尿液中盐类物质的结晶体。尿结晶的析出取决于这些物质在尿中的溶解度、浓度、pH值、温度及胶体状况等因素。

a. 酸性尿液中的结晶：① 尿酸和草酸钙结晶：持续出现，应考虑尿路结石的可能。② 亮氨酸和酪氨酸结晶：应考虑大量组织坏死，如急性磷中毒及急性肝坏死等。③ 胱氨酸结晶：遗传性胱氨酸病。④ 胆红素结晶：阻塞性与肝细胞性黄疸。⑤ 胆固醇结晶：肾淀粉样变性、肾盂肾炎、脓尿和乳糜尿等。

b. 碱性尿液中的结晶与磺胺类药物结晶：① 碳酸盐和尿酸盐结晶：无诊断价值。② 磷酸钙结晶：膀胱尿潴留、慢性膀胱炎及前列腺肥大等疾病尿液中。③ 磺胺类药物结晶：应考虑肾损害，并应立即停用此类药物。

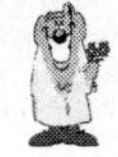

二、尿液其他检查

（一）尿酮体检查

酮体是β羟丁酸和乙酰乙酸的总称，为体内脂肪代谢的中间产物。当大量脂肪分解而使这些物质氧化不全时，可使血中浓度增高而由尿排出，因而丙酮和乙酰在尿内出现较早。由于化验简便，故临床常用来测定尿中有无酮体。

1. 标本采集法　随时留尿10 ml置于清洁容器内。

2. 参考值　正常人尿内含有微量酮体,定性试验呈阴性。

3. 临床意义　剧烈运动、高脂饮食、饥饿、妊娠剧吐、重症不能进食等可出现酮尿。糖尿病酮症患者,尿酮呈阳性。

(二) 尿蛋白定量

测定 24 h 尿内排出的蛋白总量,常用于肾脏病病人。

1. 标本采集法　留取 24 h 尿液,加少量防腐剂(甲苯 5 ml)于标本瓶内,并避免混入其他蛋白质。一般在记录总量后,将尿液混匀,取 100 ml 送检。

2. 参考值　0.02 ~ 0.08 g/24 h。

3. 临床意义　同尿蛋白定性。

(三) 尿糖定量

测定 24 h 尿内排出的葡萄糖量,常用于糖尿病等患者。

1. 标本采集法　同尿蛋白定量标本采集法。

2. 参考值　<2.8 mmol/24 h。

3. 临床意义　同尿糖定性。

(四) 1 h 细胞排泄率测定

1. 标本采集法　患者照常工作、学习、不限制饮食,准确留取 3 h 内的全部尿液送检。

2. 参考值　男性: 红细胞 <3 万/h;女性: 红细胞 <4 万/h,白细胞 <14 万/h。

3. 临床意义　肾盂肾炎白细胞排出增多,可达 40 万/h;急性肾炎红细胞排出增多。

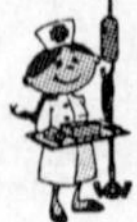

实训活动

尿糖定性试验(试纸法)的步骤、内容和方法如表 4 - 3 所示。素质要求: 衣冠整洁,举止大方,密切配合,态度和蔼。

表 4 - 3　尿糖定性试验(试纸法)的步骤、内容和方法

步　骤	内　容　和　方　法
用物准备	治疗车,治疗盘,弯盘,试纸,糖尿病治疗单
测试前准备	核对床号/姓名;解释目的;询问留尿时间正确与否
测试步骤	取段尿标本置治疗车下层 测试: 将试纸浸入新鲜尿中,立即取出,试纸靠在容器的边缘滴去多余的尿液 和标准色条表比较(明亮处) 根据所示颜色加以定性(口述) 将试纸结果告知病人,并作指导 如有疑问可用斑氏法加以对照
测试后处理	处理段尿标本 整理用物 洗手,记录

【附录】评分标准

项　目	项目总分	要　求	标准分	得　分	扣分原因
素质要求	5	衣冠整齐，举止端庄，态度和蔼	5		
测试前准备	27	工作人员：核对医嘱，洗手，戴口罩	4		
		用物（检查）：治疗车，治疗盘，弯盘，试纸，糖尿病治疗单	8		
		病人：核对床号、姓名	5		
		解释目的	5		
		询问留尿时间正确与否	5		
测试步骤	30	取段尿标本置治疗车下层	5		
		测试	10		
		判断反应结果	5		
		将试纸结果告知病人，并作指导	10		
测试后处理	10	处理段尿标本	2		
		整理用物	4		
		洗手，记录	4		
熟练程度	8	语言温和，态度和蔼	2		
		操作熟练，时间 <10 min	3		
理论提问	20	尿糖定性检查的临床意义	10		
		段尿标本的采集	10		
总　分	100		100		

（姜海宁）

项目三 粪便检查

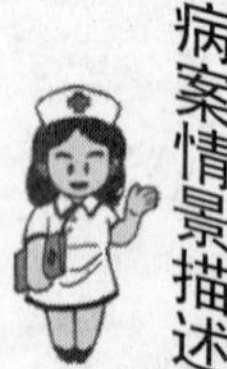

病案情景描述

某男性病人，49岁。7年前起上腹隐痛，呈间歇性，常于饭后半小时左右发生，3 h左右疼痛缓解。曾在单位医务室拟诊“胃炎”。服丙胺太林(普鲁本辛)后基本缓解。6天前上腹部疼痛较前加重，服阿托品无效，昨起解柏油样大便2次，每次约250 g，故来院诊治。

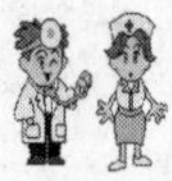

项目分析

1. 该患者出现上腹隐痛，呈间歇性，并有柏油样大便2次，需要做什么检查?
2. 如何采集标本? 检查前要做哪些准备?

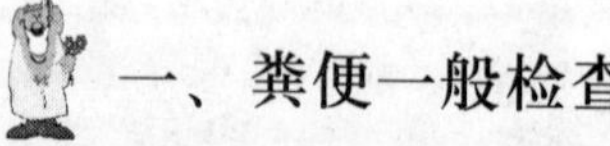

一、粪便一般检查

(一) 标本采集法

留取有脓血、黏液部分似蚕豆大粪便一块，置于清洁不吸水的纸盒或小瓶内，标本必须新鲜，防止尿液混入。

1. 性状检查

(1) 颜色和性状：正常成人粪褐色圆柱状软便，婴儿粪便呈金黄色，病理情况下，可有以下改变：

1) 食糜样或稀汁样便：见于各种原因引起的腹泻。

2) 黏液、脓样或脓血便：见于痢疾、溃疡性结肠炎、直肠癌。阿米巴痢疾时，粪便中血液较多呈暗红色，有特殊的臭味。细菌性痢疾时，粪便以含黏液、脓液为主，可混有少量新鲜血液。

3) 冻状便：过敏性结肠炎患者常于腹部绞痛之后，排出黏冻状便。某些慢性菌痢患者也可排出类似的粪便。

4) 柏油样便：粪便黑色富有光泽，呈柏油样，见于各种原因引起的上消化道出血。血红蛋白的铁和肠道内的硫化物结合成硫化铁呈黑色，其光泽乃因硫化铁刺激小肠分泌过多黏液所致。

5）鲜血便：见于肠道下段出血性疾病，如痢疾、结肠癌、痔疮等。

6）白陶土样便：是由于胆汁缺乏，以致粪胆素相应减少所致，见于各种原因引起的阻塞性黄疸。

7）绿色稀便：见于乳儿消化不良时，因肠蠕动过快，胆绿素由粪便中排出所致。

8）细条状便：经常排细条状或扁条状粪便，说明有肠狭窄，见于直肠癌。

9）米泔样便：呈白色淘米水样，内含黏液片块、量多，见于霍乱、副霍乱。

（2）气味：正常粪便因含吲哚及粪臭素，故有臭味，慢性胰腺炎、肠道消化吸收不良或直肠癌溃烂继发感染时，可有恶臭。

（3）寄生虫体：肉眼可见蛔虫、蛲虫、绦虫节片等较大虫体。

2. 显微镜检查

（1）寄生虫卵及原虫：检查粪便中的寄生虫卵及原虫是粪便检查的重要内容，对寄生虫病和原虫感染有确定诊断的价值。

（2）细胞：粪便镜检见红细胞，为肠道下段炎症或出血，如痢疾、结肠癌、痔疮等。肠炎病人粪便于镜下可见大量白细胞，细菌性痢疾患者粪便于镜下可见大量与黏液相混的脓细胞和巨噬细胞。

（3）食物残渣：观察食物残渣，以了解胃肠道消化功能。

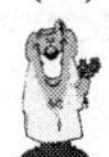

二、粪便隐血检查

当上消化道出血量较少时，粪便外观可无异常改变，肉眼不能辨认。因此，对疑有上消化道少量出血的患者，应进行粪便隐血检查。通常用联苯胺作试剂，因血红蛋白中的铁有过氧化酶的作用，能分解过氧化氢而放出氧，将联苯胺氧化为联苯胺蓝而显蓝色，即为阳性。根据颜色出现的速度和深度，可将阳性结果分为弱阳性、阳性、强阳性。近年来对隐血检查开始建立了免疫学检测法，所用抗体有抗人血红蛋白抗体和抗人红细胞基质抗体，前者可检出消化道任何部位的出血，而后者只能检出下消化道的出血，因上消化道的出血经消化酶作用后，其红细胞基质尽被消化，不再有免疫反应。这对鉴别消化道出血部位也有临床意义。

1. 标本采集法　隐血检查前，指导患者应避免服用铁剂、动物血、肝类、瘦肉以及大量绿叶蔬菜3天，如有牙龈出血，勿咽下血性唾液，以防粪便隐血检查呈假阳性。

2. 参考值　正常人呈阴性反应。

3. 临床意义　在消化性溃疡时阳性率为40%～70%，呈间断阳性，消化道癌症时（如胃癌）阳性率可达95%，呈持续阳性。其他各种疾病所致的消化道出血，均可呈阳性反应。

项目四 肾功能检查

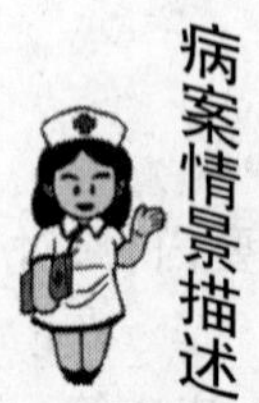

病案情景描述

某女性病人,35岁,近年来感乏力、腰酸、多尿、夜尿。3天前突然发热伴尿急、尿痛,食欲锐减,恶心呕吐,头痛,在家休息,自服呋喃妥因,症状反而加重,患者情绪悲观,来院急诊。

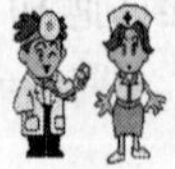

项目分析

1. 该患者出现发热伴尿急、尿痛,需要做什么检查?
2. 如何采集标本?检查前要做哪些准备?

肾脏是排泄机体代谢产物的重要器官,由于肾脏有强大的储备力和多方面的功能以及个体差异性,早期和轻度的肾实质病变常不能被一般的检查方法所发现,必须通过各种肾功能检查才可了解肾脏有无较广泛的损害。并通过定期复查,观察病情动态变化,对制订治疗方案、估计预后有重要参考价值。临床肾功能检查方法很多,本节仅介绍以下常用的几种。

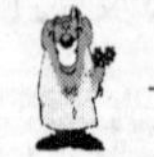

一、肾小球滤过功能

肾小球的主要功能为滤过作用,反映其滤过功能的主要客观指标是肾小球滤过率测定。

(一)内生肌酐清除率

1. 原理　正常血浆肌酐可分外源性和内源性2种,内源性肌酐是肌酸代谢产物,其血浓度比较恒定,在一般情况下,肌酐由肾小球滤出后,肾小管不吸收,也很少分泌。因此,它的清除率相当于小球的滤过率。

2. 标本采集法

(1)试验前和试验日摄低蛋白饮食共3天,禁食肉类(无肌酐饮食),避免剧烈运动。

(2)试验日晨8时,排空膀胱,弃去尿液,此后至次日晨8时的24 h尿液收集于加有甲苯防腐剂的标本瓶内。

(3)试验日抽取静脉血2~3 ml,注入抗凝管内,充分混匀。

(4) 将血、尿标本同时送验。

(5) 测量身高、体重,以计算体表面积。

3. 参考值 80~120 ml/min。

4. 临床意义

(1) 较早判断肾小球损害:内生肌酐清除率下降,往往出现在血尿素、肌酐升高前,故是较早反映肾小球滤过功能的指标。

(2) 对肾功能的初步评价:轻度损害内生肌酐清除率在50~70 ml/min;中度损害在31~50 ml/min;21~30 ml/min为重度损害。11~20 ml/min为早期肾功能不全;6~10 ml/min为晚期肾功能不全;低于5 ml/min为终末期肾功能不全。

(3) 指导治疗护理:内生肌酐清除率小于30~40 ml/min应限制蛋白质摄入;小于10 ml/min应进行人工透析疗法。

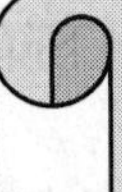

提示

内生肌酐清除率实验的注意事项

(1) 尿量明显下降,则不能如实反映滤过功能。

(2) 药物:维生素C、甲基多巴等会影响结果。

(3) 糖尿病应在病情控制后再测。

(二) 血尿素氮和血肌酐测定

1. 原理 尿素氮和肌酐均为蛋白质代谢产物,大部分由肾脏排出,测定血液中尿素氮和肌酐含量,有助于了解肾小球滤过功能及有无氮质潴留。

2. 标本采集法 取静脉血1 ml,注入抗凝管内,充分混匀。

3. 参考值

(1) 血清尿素氮测定:3.2~7.1 mmol/L。

(2) 血清肌酐测定:男性53~106 μmol/L(0.6~1.2 mg/dl);
女性44~97 μmol/L(0.5~1.1 mg/dl)。

4. 临床意义

(1) 各种严重肾脏疾病引起肾功能不全时可增高。

(2) 上消化道出血、严重感染和饮食中蛋白质过多时,均可使血尿素氮暂时升高。

(3) 血肌酐浓度受饮食等因素影响比较少,基本上能反映患者的肾功能情况,血肌酐明显增高时,提示预后差。

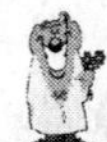

二、肾小管功能试验

(一) 酚红(PSP)排泌试验

1. 原理 酚红是一种对人体无害的染料,注入人体后,94%迅速由肾曲小管排泌,仅6%从肾小球滤出,故可测定肾近曲小管的排泌功能,但其排泌量很大程度上受肾血流量影响,如休克、心功能不全、水肿等均可使酚红排泌量降低。

2．标本采集法

（1）试验前不能用阿司匹林、青霉素等药物，因该类药物可竞争性阻碍酚红向肾小管转运，致使酚红排泌量减少。

（2）试验前及试验中不能服用酚酞、大黄等缓泻剂，因其如遇碱可出现颜色反应而影响结果。

（3）试验前和试验中应避免饮茶和咖啡等利尿饮料。

（4）试验前20 min嘱病人先排尿弃去，然后饮水300～400 ml，以后不再饮水。

（5）用1 ml注射器准确抽取0.6%酚红溶液1 ml由静脉注入，药液不能溢于管外，以免剂量不足而影响结果。

（6）注射后于15、30、60、120 min准时收集尿液1次，每次尿液须排尽。分别收集于清洁标本瓶内，收集时不得流失。不要将手纸丢入便器中，标本及时送验。

3．参考值　注射后15 min排泄率≥25%，120 min总排泄率≥55%。

4．临床意义　本试验并非肾小管功能检查的敏感指标，当肾功能损害50%时，其排泌率才下降，见于肾盂肾炎、慢性肾炎、肾动脉硬化症等，当发展到肾功能不全时，酚红排泌率明显下降。

（二）尿浓缩与稀释功能试验

1．原理　尿浓缩和稀释试验主要是评价肾小管浓缩、稀释功能。当肾脏受损害且功能减退时，失去对水分调节的能力，使尿量和比重以及相互关系发生改变。

2．标本采集法

（1）昼夜尿比重测定法（此法简便易行，但精确性稍差）

1）试验日患者摄普通饮食，但每餐含水量应在500～600 ml之间，除此外不另进饮食。

2）试验日晨8时排尿弃去。

3）自晨8时至晚8时的12 h内，每2 h排尿（全量）1次，分别置于清洁标本瓶内。

4）自晚8时至次晨8时的12 h内全部尿液另集中于大清洁标本瓶内。

（2）每3 h尿比重测定法

1）试验日患者摄普通饮食。

2）昼夜24 h内每隔3 h排尿1次，分别收集于清洁标本瓶内。

3．参考值

（1）日间尿量与夜间尿量之比为3～4∶1。

（2）12 h夜间尿量不应超过750 ml。

（3）尿液最高比重应在1.020以上。

（4）最高比重与最低比重之差不应少于0.009。

4．临床意义

（1）肾功能不全时，夜间尿量可超过750 ml，此种现象常为肾功能不全的早期表现。

（2）最高比重小于1.018表示肾浓缩功能不全。

（3）各次标本的比重相差很小，尿比重大多固定在1.010左右，表示肾浓缩功能严重障碍。

（4）日间尿比重固定在1.018或更高，见于脱水病人。

（姜海宁）

项目五 肝功能检查

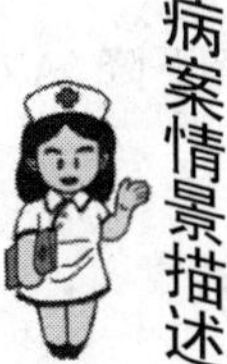

病案情景描述

某男性病人,52岁。3天前进食牛肉0.25 kg,而后出现恶心、呕吐、神志恍惚、烦躁而急诊入院。患者患慢性肝炎10余年,4年前症状加重,4个月来,进行性消瘦,无力,憔悴,黄疸,鼻和齿龈易出血。

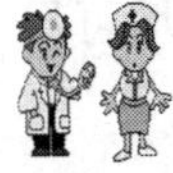

项目分析

1. 该患者出现进行性消瘦,无力,憔悴,黄疸,鼻和齿龈易出血,需要做什么检查?
2. 如何采集标本?检查前要做哪些准备?

肝脏的生理功能非常复杂,是人体最重要的代谢器官之一,机体摄入的营养物质必须经肝脏消化、吸收和贮存;机体代谢的产物亦需肝脏解毒、排毒、排泄。此外,酶的合成、激素的代谢、胆汁的生成和代谢以及机体的免疫功能等,均与肝脏有关。病理情况下,可影响上述多方面功能。因此,肝功能检查有助于肝、胆疾病的诊断以及病情的观察。但目前尚缺乏能单独反映肝脏病变而不受其他因素影响的试验,加之肝脏有较强的再生能力,当肝脏病变不活动、代偿功能良好时,肝功能检查可正常,故当肝功能检查无异常发现时,也不能否定肝脏疾患,必须结合临床进行分析。

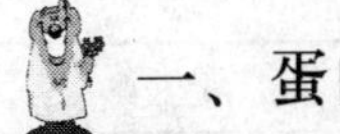

一、蛋白质代谢功能试验

血液中的白蛋白,α1、α2及β球蛋白,纤维蛋白原,凝血酶原和许多凝血因子等均由肝脏合成,γ球蛋白主要来自肝、浆细胞及单核吞噬细胞,肝细胞能将糖和脂肪转变成某些氨基酸,为进一步合成蛋白质提供原料。当肝细胞有病变时,则合成蛋白质的功能降低,血浆蛋白质的质和量均可发生改变。临床上检测血浆蛋白含量的方法较多,可用以辅助诊断肝脏疾病,并作为治疗及预后估计的参考。

血清蛋白总量及白蛋白与球蛋白比值(A/G)测定的原理、标本采集法、参考值、临床意义如下。

1. 原理　大多数肝病患者除晚期外血清蛋白总量常在正常范围内,测定A/G比值较有实际意义,因为肝脏疾病最易使白蛋白合成功能障碍而致白蛋白降低,而肝脏因炎症、肝细胞破坏或由于抗原刺激免疫系统却造成球蛋白的升高,从而使 A/G 比值发生变化。

2. 标本采集法 取空腹静脉血 2 ~ 3 ml,注入干燥试管内,勿使溶血。

3. 参考值 正常人血清蛋白总量为 60 ~ 80 g/L,其中白蛋白为 40 ~ 55 g/L,球蛋白为 20 ~ 30 g/L;A/G 之比约为 1.5 ~ 2.5∶1。

4. 临床意义

(1) 白蛋白显著降低,表示肝细胞有严重损伤,预后欠佳。见于严重肝炎及晚期肝硬化。

(2) 白蛋白降低的肝外疾患有营养不良及消耗性疾病、肾炎、肾病综合征、慢性胃肠道疾病。

(3) 球蛋白增高见于慢性肝炎、肝硬化。如球蛋白明显增高,白蛋白显著下降,A/G 比值可倒置。

(4) 肝外疾患如黑热病、疟疾、红斑狼疮等球蛋白也会增高。

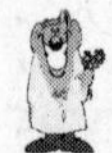

二、胆红素代谢功能试验

当各种原因造成胆红素产生过多,肝细胞对胆红素摄取、结合和排泄过程障碍时,均可导致血、尿、粪便中胆红素及其代谢产生改变。

(一) 血清总胆红素和血清直接胆红素(1 min 胆红素)测定

此项试验可准确测定血清中总胆红素含量和直接胆红素含量。

1. 标本采集法 取空腹静脉血 2 ml,注入干燥试管内,勿使溶血。

2. 参考值 血清总胆红素测定 1.7 ~ 17.1 μmol/L(0.1 ~ 1.0 mg/dl);血清直接胆红素测定 0 ~ 6.8 μmol/L(0 ~ 0.4 mg/dl)。

3. 临床意义

(1) 判断黄疸程度: ① 总胆红素在 17 ~ 34 mol/L 为隐性黄疸; ② 总胆红素在 34 ~ 170 mol/L为轻度黄疸; ③ 总胆红素在 170 ~ 340 mol/L 为中度黄疸; ④ 总胆红素 >350 mol/L为重度黄疸。

(2) 根据总胆红素与结合胆红素的比率判断黄疸类型: 其中阻塞性黄疸时结合胆红素最高,肝细胞性黄疸次之(表 4 - 4)。

表 4 - 4 正常人及 3 种黄疸的胆红素代谢检查结果

分类	血清胆红素(μmol/L)			尿液检查	
	结合型	非结合型	结合胆红素/非结合胆红素	尿胆原	尿胆素
正常人	0 ~ 6.8	1.7 ~ 10.2	20%	正常	阴性
溶血性黄疸	轻度增高	明显增高	<20%	明显增高	阴性
肝细胞性黄疸	中度增高	中度增高	>35%	多为中度增高	阳性
阻塞性黄疸	明显增高	轻度增高	>60%	减低	强阳性

(二) 尿胆原定性及尿胆红素定性测定

1. 标本采集法 新鲜尿液 10 ml 送验。

2. 参考值

(1) 尿胆原：正常人呈弱阳性，1∶20稀释后应为阴性。

(2) 尿胆红素：正常人尿中无胆红素，故呈阴性。

3. 临床意义

(1) 尿胆红素阳性见于阻塞性黄疸和肝细胞性黄疸。

(2) 尿胆原增加见于肝功能障碍和溶血性黄疸。

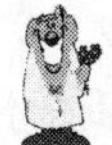

三、血清酶学检查

肝脏含酶量丰富，约占肝脏总蛋白含量的2/3。当肝脏有实质性损伤时，有些酶从受损的肝细胞中大量逸出，有些酶因肝功能不良而被淤滞，因而这些酶在血清中活力升高。但因肝外也有多种酶广泛存在，故对所得结果应结合临床作全面分析。

(一) 血清转氨酶测定

1. 血清丙氨酸氨基转移酶测定(ALT) 曾称血清谷-丙转氨酶(GPT)，此酶广泛存在于肝、心、脑、肾、肠等组织细胞中，以肝细胞中含量最高，比血清中高2 000倍。因此肝细胞稍有损伤，血清中ALT即增高。

(1) 标本采集法：取空腹静脉血2 ml，注入干燥试管内。

(2) 参考值：连续监测法<35 U/L(37℃)。

(3) 临床意义：

1) 急性肝炎早期ALT即可增高，故对早期诊断较有价值。一般40～80 U/L为可疑，80 U/L以上有诊断价值。

2) ALT显著增高见于急性肝炎；ALT中度增高见于肝硬化、肝癌、慢性肝炎；ALT轻度增高见于胆道疾病、心肌炎、脑血管病等。

2. 血清天冬氨酸氨基转移酶测定(AST) 曾称血清谷-草转氨酶(GOT)，此酶在心肌中含量较高，肝脏次之。

(1) 标本采集法：取空腹静脉血2 ml，注入干燥试管内。

(2) 参考值：连续监测法<35 U/L(37℃)。

(3) 临床意义：增高主要见于心肌梗死急性期、急性肝炎、肌肉挤压伤，大手术也可见增高。

(二) 血清γ-谷氨酰转移酶(γ-GT)测定

此酶是一种血清肽酶，存在于肾、胰、肝、脾等组织中，肝胆疾病时，肝胆细胞合成亢进或排出受阻，故血清中活力升高。

1. 标本采集法 取空腹静脉血2 ml，注入干燥试管内。

2. 参考值 连续监测法：成年男性11～15 U/L；成年女性7～30 U/L。

3. 临床意义

(1) 原发性肝癌或转移性肝癌病人呈中度或高度增高，可为正常值的数倍至数10倍，因此当γ-GT超过300 U/L时应考虑肝癌。

(2) 阻塞性黄疸时因γ-GT排出受阻可增高。

(3) 肝炎急性、慢性肝炎、肝硬化早期也可增高。

（三）血清碱性磷酸酶（AKP/ALP）测定

此酶广泛存在于体内各种组织，而以骨、肝、肾及肠中含量较多，当这些器官病变时可增高。

1．标本采集法　取空腹静脉血 2 ml，注入干燥试管内。

2．参考值　连续监测法：正常人 < 270 U/L。

3．临床意义

（1）协助鉴别黄疸，阻塞性黄疸时其增高程度超过肝细胞性黄疸。

（2）肝癌时可增高。

（3）骨骼疾病如成骨细胞瘤、骨折恢复期等也可增高。

（四）血清乳酸脱氢酶同工酶（LDH）测定

乳酸脱氢酶有多种同工酶，其生物特性相同。但在电泳方面各有特性，借此特性可分为 5 种：即 LDH1 ~ LDH5。LDH1 和 LDH2 主要来自心肌、红细胞、白细胞及肾脏；LDH4 和 LDH5 主要来自肝脏和骨骼肌等；LDH3 主要存在于肝、脾、胰、白细胞、甲状腺、淋巴结等。

1．标本采集法　取空腹静脉血 2 ml，注入干燥试管内。

2．参考值　（测定方法不同，正常值也不同）LDH1 > LDH2 > LDH3 > LDH4 > LDH5。

3．临床意义

（1）急性心肌梗死时血清 LDH1 及 LDH2 增加，LDH2/LDH1 比值低于 1。

（2）急性肝炎早期 LDH5 升高，常在黄疸出现前已升高；慢性肝炎可持续升高；肝硬化、肝癌、骨骼肌损伤也可升高。

（3）阻塞性黄疸时 LDH4 与 LDH5 升高，但以 LDH4 升高较多见。

（4）心肌炎、溶血性黄疸时 LDH1 升高。

（姜海宁）

项目六　临床常用生化检验

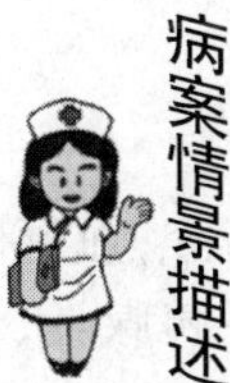

病案情景描述

某男性病人，52 岁。晚上在酒店请客喝酒，回家后出现恶心呕吐，并伴有大量腹泻，体温明显增高。

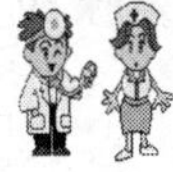

项目分析

1. 该患者临床常用生化检验可有哪些异常？
2. 如何采集标本，正常值为多少？

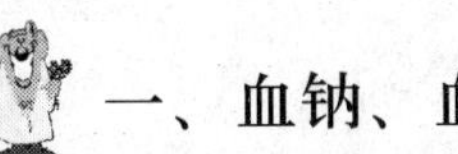

一、血钠、血氯化物、血钾

血钠、血氯化物、血钾为临床上常用的血液生化检验项目。通过以上检验可了解体内电解质的含量，为补充电解质维持体内的渗透压及酸碱平衡提供依据。是临床治疗严重失水、心力衰竭时必不可少的检验项目。

（一）标本采集法

取空腹静脉血 3 ml，注入干燥试管内，勿使溶血。

（二）参考值

（1）血清钠测定：135 ~ 147 mmol/L。

（2）血清氯化物测定：95 ~ 105 mmol/L。

（3）血清钾测定：3.5 ~ 5.1 mmol/L。

（三）临床意义

1. 血钠　钠为细胞外液的主要阳离子，在血清内以氯化钠的形式存在，其主要功用是调节细胞内外液体的正常分布、维持体液渗透压及酸碱平衡。血钠增高见于肾上腺皮质功能亢进等；血钠降低见于严重呕吐、大量出汗及长期腹泻。

2. 血氯化物　氯化物是血浆中主要的阴离子，其功用以及增高或降低的临床意义与钠相同。

3. 血钾　人体内钾离子主要存在于肌肉组织、红细胞及内脏组织中。钾对维持细胞代谢、细胞内外渗透压及酸碱平衡、神经肌肉的应激性及心肌的功能均有重要作用。血钾增高见于尿少、尿闭、肾上腺皮质功能减退、心力衰竭及补钾过多;血钾低见于呕吐、腹泻、大量利尿及应用胰岛素时。

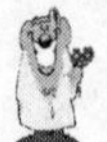

二、血钙、血磷

(一) 标本采集法

取空腹静脉血 3 ml,注入干燥试管内。

(二) 参考值

(1) 血清钙测定: 2.25 ~2.75 mmol/L(9 ~11 mg/dl)。

(2) 血清磷测定: 0.80 ~1.60 mmol/L(2.5 ~5 mg/dl)。

(三) 临床意义

1. 血钙　血钙增高见于甲状旁腺功能亢进、多发性骨髓瘤、骨转移癌等;血钙降低见于甲状腺功能减退、维生素 D 缺乏、佝偻病、婴儿手足搐搦症、急性出血性胰腺炎、低蛋白血症等。

2. 血磷　血磷增高见于甲状旁腺功能减退、严重肾功能衰竭;血磷降低见于甲状旁腺功能亢进及血钙增高时。

相关链接

血脂是血清脂类的总称,它主要包括胆固醇、三酰甘油、磷脂和游离脂肪酸。临床上血脂测定的常用方法有以下几种。

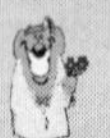

一、血清总胆固醇

1. 标本采集法　素食 3 天,取空腹静脉血 2 ml,注入干燥试管内。

2. 参考值　2.86 ~5.98 mmol/L(110 ~230 mg/dl)。

3. 临床意义　总胆固醇增高见于长期大量进食含胆固醇食物、冠状动脉粥样硬化、高血压、重症糖尿病、肾病综合征;总胆固醇下降见于肝细胞严重受损导致的合成胆固醇的能力下降,也见于甲状腺功能亢进等肝外疾病。

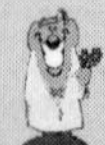

二、血清三酰甘油测定

三酰甘油(TG)又称甘油三酯,主要随食物由肠道摄取,经胸导管入血,同时肝脏也是合成三酰甘油的主要器官。

1. 标本采集法　同总胆固醇测定。

2. 参考值　0.22 ~1.21 mmol/L(20 ~110 mg/dl)(随年龄而升高)。

3. 临床意义　血清三酰甘油增高是冠状动脉粥样硬化的重要因素,80% 心肌梗死患者有血清三酰甘油升高。原发性高脂血症、肥胖病、胆道阻塞、甲状腺功能减退,均可引起增高。

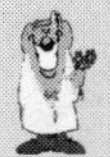 三、血清高密度脂蛋白(HDL-Ch)和血清低密度脂蛋白(LDL-Ch)测定

脂质在血浆中都以与蛋白质结合成脂蛋白的形式而存在,这些脂蛋白按分子大小和密度不同又可分为4种:即乳糜微粒,极低密度、低密度及高密度脂蛋白。近年来临床观察证明血清HDL-Ch和LDL-Ch含量与冠心病发病率有明显关系,HDL-Ch具有抗动脉粥样硬化作用,而LDL-Ch增高是冠心病的危险因素之一。

1. 标本采集法 取空腹静脉血2 ml,注入干燥试管内,立即送验。
2. 参考值 HDL-Ch 0.78~2.2 mmol/L;LDL-Ch 1.56~5.72 mmol/L。
3. 临床意义 HDL-Ch降低、LDL-Ch增高与冠心病发生有关。

(姜海宁)

第五章　其他检查

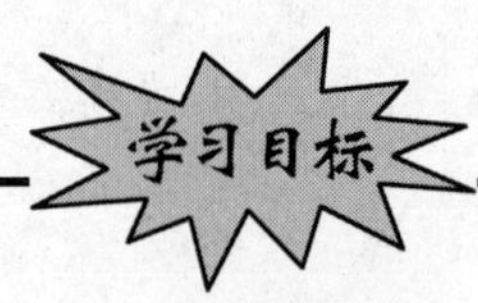

1. 能列出X线常用检查方法。
2. 能正确表述X线检查前准备。
3. 能列出影像新技术检查前准备。
4. 能正确实施各导联的连接方法和安置部位，熟练描记一份心电图。
5. 能熟练掌握正常心电图的波形特点和正常值。
6. 能列出超声检查前的准备。

项目一　X线检查

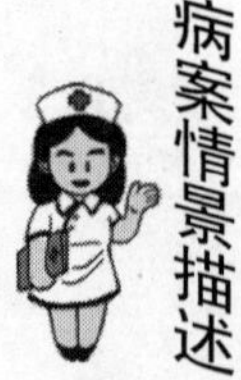

某女职员，晚上加班，回家途中淋雨受凉。第2天早上剧烈咳嗽，寒战，体温升高。右侧胸部有疼痛，来医院就诊。

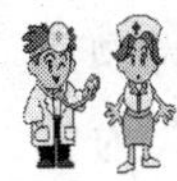

1. 该女职员出现发热、咳嗽,并有右侧胸痛,要了解她是否有肺部疾病,需要做什么检查?

2. 检查前要做哪些准备?

X线是一种波长很短(0.8～3.1 μm)的电磁波。它具有很高的能量,且能穿透一般可见光不能穿透的物质(如人体),故可用来对机体组织进行透视和摄影,从而显示人体内部结构及病灶。

X线诊断是影像诊断中的基础内容,也是主要内容,在临床应用十分普遍。了解X线的特点、诊断原理,熟悉检查前的准备是护理专业人员必须具备的基本条件。

X线具有以下几方面与医学成像和治疗相关的特性。

(1) 荧光效应:X射线对物质有很强的穿透力,能穿透人体激发荧光物质(硫化锌镉及钨酸钙等)产生肉眼可见的荧光,成为X线透视检查的基础。

(2) 摄片效应:X射线能穿透人体使胶片中的溴化银感光,产生潜影,经显影定影处理便形成黑白影像,成为X线摄片检查的基础。

(3) 电离效应:X线通过任何物质都可产生电离效应。同样,X射线进入人体可产生电离作用,使人体产生生物效应,成为临床放射治疗的基础。但在日常工作中,X线的这一特性可使人体遭受损害,故必须注意防护。

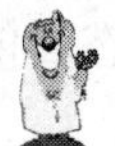

一、X线诊断的应用原理

(一) 自然对比

X线的穿透性与物质的密度、厚度有关,一般被穿透处的密度越低、厚度越薄,则穿透的X线越强,荧光屏上愈亮,X线片上愈黑。利用人体组织和器官本身的密度差异来形成明显对比的影像者,称为自然对比。人体组织按密度高低,依次可分为骨骼、软组织(包括液体)、脂肪组织和含气组织等4类,它们在荧光屏或胶片上所显示的阴影如表5-1所示。

表5-1　人体组织的密度与X线阴影的关系

人体组织	密　度	X线阴影:透　视	摄　片
骨、钙化组织	高	黑	白
软组织、体液	中	暗	灰白
脂肪组织	较低	较亮	灰黑
含气组织	低	亮	黑

(二) 人工对比

对于缺乏自然对比的组织或器官,特别是人体有些部位相邻脏器的密度相仿,如腹部各脏器、肌肉、血管、软骨等，不能形成自然对比，通过借助一些比脏器密度更高的物质如硫酸钡、碘剂等，或比脏器密度更低的物质如空气等，引入被检组织器官，造成人为的密度差异，使被检部位显影。此类人工对比的方法称为“造影检查”，所用物质称为“造影剂”。

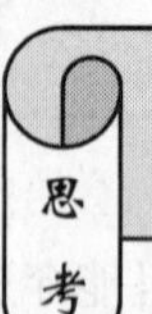

X线的感光摄片和我们平时照相胶卷负片有何类同？

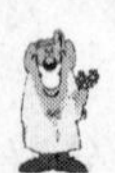

二、X线常用检查方法

在临床医学中，X线检查是一种被广泛应用的诊断技术。X线检查方法主要有常规检查（透视、摄片）、特殊检查（体层摄影、间接摄影等）、造影检查。

（一）透视

透视是利用荧光屏显影进行直接观察的X线检查方法。常用于胸部检查，也用于胃肠钡餐、钡灌肠或心血管造影等特种检查。透视的优点在于简便、经济、灵活、快速，可对器官作多方位形态的动态观察。缺点是影像有时欠清晰，不能显示细微病变，而且缺乏图像记录。长时间照射对人体有一定损害。

（二）摄片

摄片是利用透过人体的X线使胶片感光摄取影像的检查方法。一般的X线摄片（亦称平片）被广泛应用于胸、腹、四肢、头颅、骨盆及脊柱的检查。其优点是影像清晰，可作记录保存，便于复查时对照。缺点是检查范围受胶片大小的限制，且仅为瞬时影像，难以了解动态功能的改变。图5-1为正常胸片。

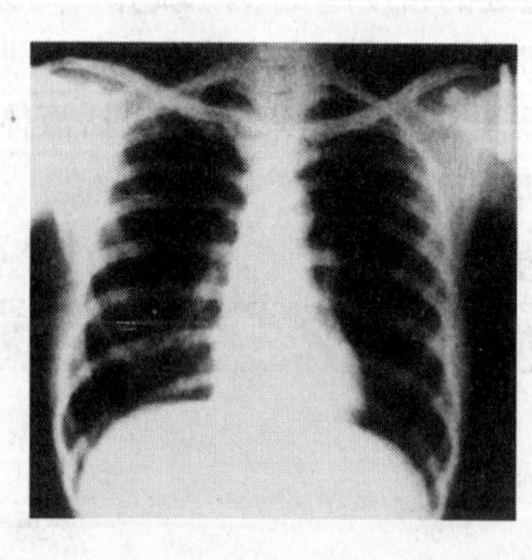

正位

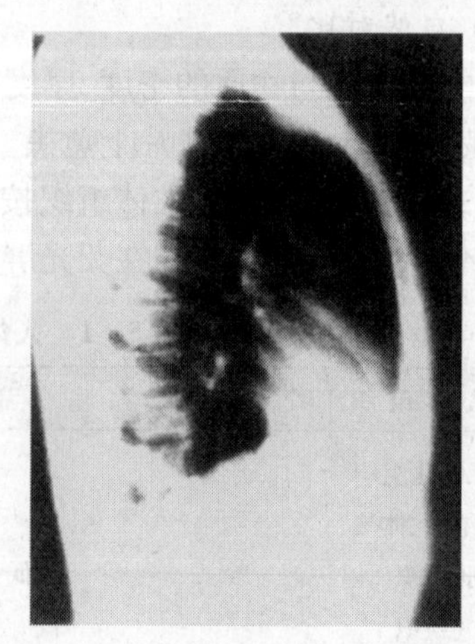

侧位

图5-1　正常胸片

（三）体层摄影

体层摄影是用有特殊装置的X线摄影机，将X线对人体组织的不同层面进行摄影并感光胶片显像的检查方法。它优于平片的是可在一定程度上显示脏器组织的立体结构。常用于肺、支气管、脊柱、肾脏等部位的检查。

（四）造影检查

此项检查是将造影剂引入人体，使之产生人工对比以显示其形态和功能的一种检查方法。

造影剂可分为阳性造影剂（高密度如碘化合物、硫酸钡）和负性造影剂（低密度如空气、氧气、二氧化碳）两大类。碘化合物是阳性造影剂中常用的一种，多用于胆囊造影、胆道造影，也可用于心血管造影、静脉肾盂造影。硫酸钡主要用于消化道造影（图5－2）。负性造影剂气体则用于脑室造影、膝关节造影等。此外，还有气体和硫酸钡混合的双重造影，可用于胃肠道和膀胱疾病的诊断。

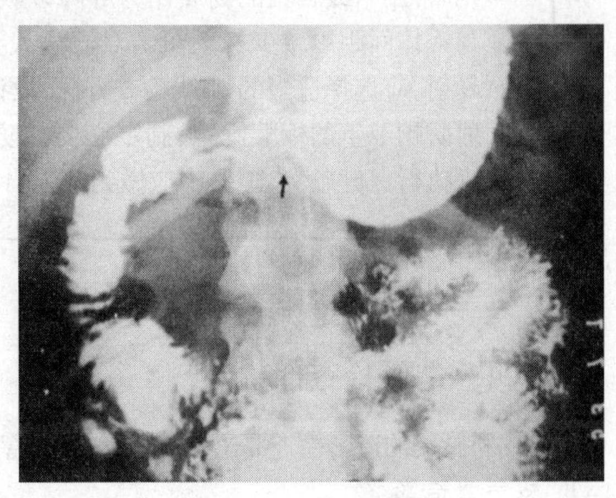

图5－2 消化系统造影

根据造影剂引入的方法不同，可分为直接导入法和间接导入法。直接导入法有胃肠钡餐造影、血管造影、窦道造影等；间接导入法有生理排泄法（如静脉胆道造影、静脉肾盂造影等）以及生理积聚法（口服胆囊造影）2种。

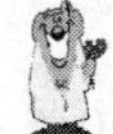

三、X线检查前的准备

（一）透视检查前的准备

检查前应向病人说明检查的目的和需要配合的姿势，以消除病人进入暗室的恐惧心理。应尽量除去透视部位的厚层衣物及影响X线穿透的物品，如发夹、金属饰物、膏药、敷料等，以免影像受干扰。

（二）摄片检查前的准备

检查前应向病人说明摄片的目的、注意事项、充分暴露摄片部位、摄片时需屏气等，以使病人在摄片时合作。除急腹症外，腹部摄片前应先清理肠道，以免气体或粪便影响摄片质量。创伤病人摄片时应尽量少搬动，危重病人摄片必须有临床医护人员监护。

（三）造影检查前的准备

造影检查前应向病人作必要的解释，以取得合作。并了解病人有无造影的禁忌证，如严重心、肾疾病或过敏体质等。对接受含碘造影剂作检查的病人需作碘过敏试验，常用方法为用同剂型的碘造影剂1 ml作缓慢的静脉注射，于15 min内观察有无胸闷、心慌、恶心、呕吐、呼吸急促、头晕、头痛、荨麻疹等不良反应，并备齐各种急救药物与用物，掌握一旦发生严重反应时的急救方法。

提示

X线检查中的防护

由于X线穿透人体会产生一定的生物效应。若所用的X线量过多，超过允许暴射量，就可能产生放射反应，甚至产生一定的放射损害。但是，如果X线暴射量在允许的范围内，一般很少有影响。

对于放射防护的方法与措施，技术方面可以采用屏蔽防护和距离防护原则，常用铅或含铅的物质作为屏障以吸收不必要的X线。通过增加X线源与人体间距以减少暴射量。对于病人方面，为了避免不必要或超量的X线暴射，应选择适当的X线检查方法，设计正确的检查程序。遵循国家有关放射防护卫生的标准规定，制定必要的防护措施，正确进行X线检查操作，认真执行保健条例，工作中应做到加强自我保护，并尽量运用距离防护原则。

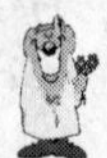

四、造影检查部位

目前内科常用的造影检查部位有支气管、心血管、消化道、尿路和脑血管。其术前准备如下。

1. 支气管造影

(1) 造影前3天开始每天做体位引流，尽量将痰排出，并服祛痰药。

(2) 造影前1天作碘和普鲁卡因过敏试验。

(3) 造影前禁食3 h。

(4) 造影前1 h给予服用地西泮(安定)5 mg，造影前半小时给予皮下注射阿托品0.5 mg。

2. 心血管造影

(1) 造影前1天作碘、普鲁卡因和青霉素过敏试验，根据需要做局部皮肤准备。

(2) 造影前禁食3 h；造影前根据医嘱给予适当的镇静剂。

(3) 造影前连接心电图监护仪，需要时可先吸入适量氧气。

(4) 作好急救药品及器械准备。

3. 胃肠钡餐和钡灌肠检查

(1) 胃肠钡餐检查前3天禁服影响胃肠道功能的药物和含铋、镁、钙等重金属药物；禁食8 h以上；有幽门梗阻者检查前应先抽出胃内滞留物，进行小剂量的洗胃。

(2) 钡灌肠检查前1天给予少渣半流质饮食，下午至晚上饮水1 000 ml左右；如作钡气双重造影，检查前1晚需服用番泻叶导泻；检查当天禁早餐；检查前2 h作彻底清洁灌肠。

4. 静脉肾盂造影

(1) 造影前3天禁服重金属药物。

(2) 造影前1天作碘过敏试验；给予少量、无渣、少胀气饮食。

(3) 造影前1晚服用番泻叶导泻。

(4) 造影前限制饮水6 h左右。

5. 脑血管造影

(1) 造影前1天作碘和普鲁卡因过敏试验。

(2) 造影前查出凝血时间。

(3) 造影前禁食4 ~6 h。

造影前半小时遵医嘱给予服用镇静剂和皮下注射阿托品。

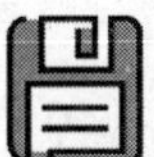

相关链接

X线检查常用术语及意义如下。

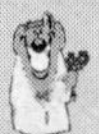

一、定位描述术语

1. 肺野　反映肺组织,在X线片上为宽大而均匀的透亮区。

2. 肺门　为肺动脉入肺之阴影。

3. 肺纹理　表现为自肺门向外侧伸展的树枝状阴影,由血管、支气管、淋巴管组合而成,其中主要是肺血管。

4. 心膈角及肋膈角　为膈与心脏及胸壁相交处。

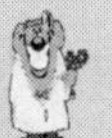

二、肺组织病变表现的描述术语

当肺组织存在各种病变时,会使其密度发生改变,或增强(渗出、增殖、纤维化、钙化、肿块),或降低(空洞)。因此在X线片上会表现为各种阴影或透亮区。

1. 云絮状、模糊、边缘不清的阴影　为急性渗出性炎症的X线表现,多为各种类型的肺炎,也可见于肺不张或胸腔积液(图5-3)。

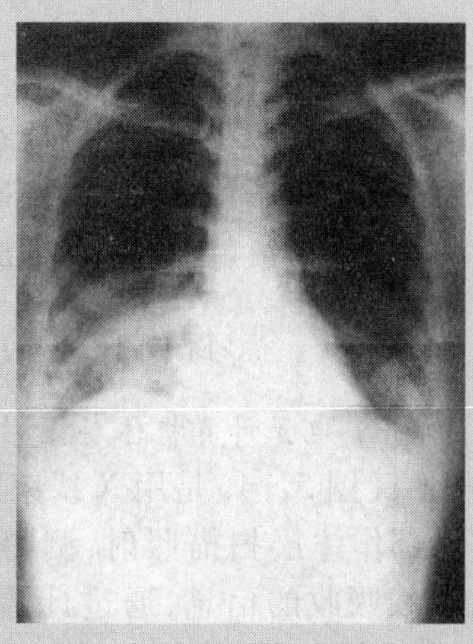

图5-3　右侧肺实质性病变

2. 边缘清楚、密度高的结节状阴影　为慢性增殖性炎症的X线表现,见于不同期的肺结核。

3. 密度增高的条索状阴影　为慢性炎症愈合形式——纤维化的X线表现,常见于慢性肺结核和间质性肺炎。

4. 边缘锐利不整、密度高之斑点状阴影　为坏死病灶的愈合形式——钙化的X线表现,常见于肺结核痊愈阶段。

5. 肿块性阴影　为肺组织内有实质性组织充填时的X线表现,常为各种肺部肿瘤。

6. 密度减低的透亮区　为肺组织坏死液化与支气管相通经排出后形成空洞的X线表现,多见于肺结核、肺脓肿,有时在空洞内可见液平面。

(钱爱群)

项目二　影像新技术的临床应用

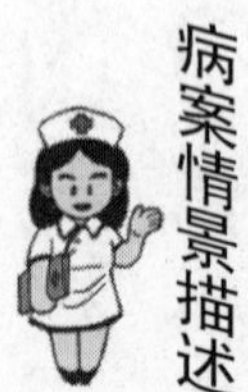

某车祸病人,受伤最严重的部位在头部。患者意识不清,呼吸不规则,瞳孔大小不等。

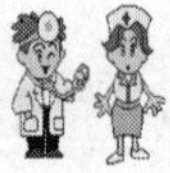

项目分析

1. 对于颅脑外伤的病人判断颅内有否出血可采取何种检查?
2. 最新检查方法有几种?检查前应做哪些准备?

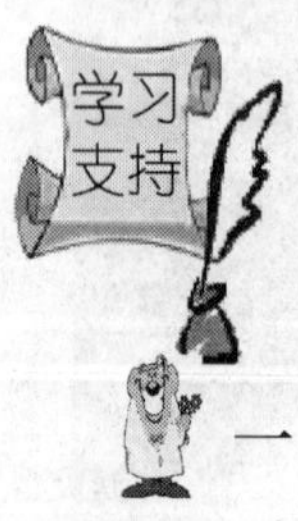

随着医学科技发展及计算机应用技术的进步,以计算机为代表的影像新技术在临床诊断检查和治疗中的应用已成为现代医学不可或缺的组成部分。如电子计算机体层摄影(computer tomography, CT)、数字减影血管造影(DSA)、介入放射学和磁共振成像(MRI)技术等。

一、影像新技术检查方法

(一) 电子计算机体层摄影

CT(图 5-4)是用 X 线束从多个方向沿着人体局部作体层扫描照射,测得不同层面、不同组织 X 线吸收的信息,通过计算机处理,再组成被检部位的层面图像的 X 线摄影方法。CT 诊断特点是检查方便、定位准确和迅速安全;具有无创伤、高度分辨率、图像清晰等优点。现已广泛应用于人体各部尤其是颅脑占位性病变的检查。但 CT 也有其局限性和不足,如心脏疾患、胃肠道腔内病变等不宜做 CT 检查;直径在 0.5 cm 以下的肿瘤仍可能有遗漏。

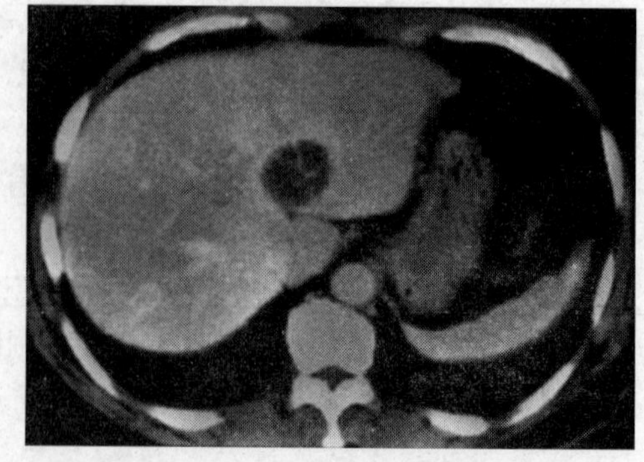

图 5-4　肝脓肿(CT)

(二) 磁共振成像

磁共振成像(magnetic resonance imaging, MRI)(图 5-5)是利用原子核在磁场内共振所产生的信号经重建成像的一种成像技术。人体的某些原子核(如氢原子核)在外加的强磁场和某种射频脉冲的影响下,能被激发而产生相位和能量的改变。当脉冲停止后,这些改变将以不同的时间恢复到原来的平衡状态。这些信息可为 MRI 的探测器所接受,经计算机等处理后,显示出多方位的扫描图像。它不仅可显示被检查组织的高清晰度的组织解剖结构,还可揭示其代谢过程和功能变化。全身各系统除部分空腔脏器外,大多数疾病都可应用磁共振进行检查,尤其对中枢神经系统检查应用价值最高,用于颅内多种病变如肿瘤、栓塞、萎缩等的早期发现。此外,对心脏大血管、肌肉、骨与关节、肝、胆、肾等脏器组织的检查效果也明显优于 CT。

在完成 MRI 的磁场强度范围内,对人体健康不会带来不良影响,所以是一种非损伤性检查。

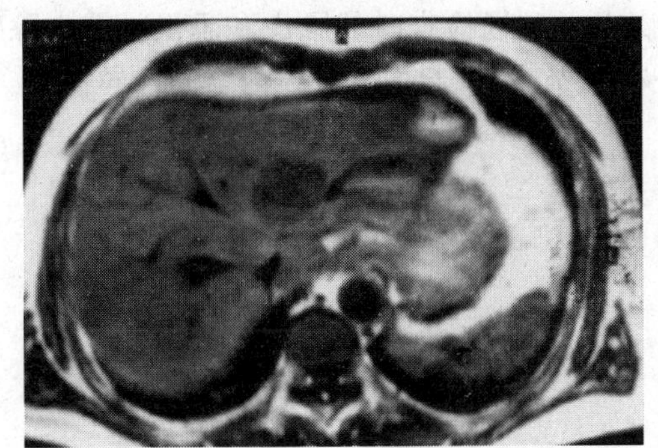

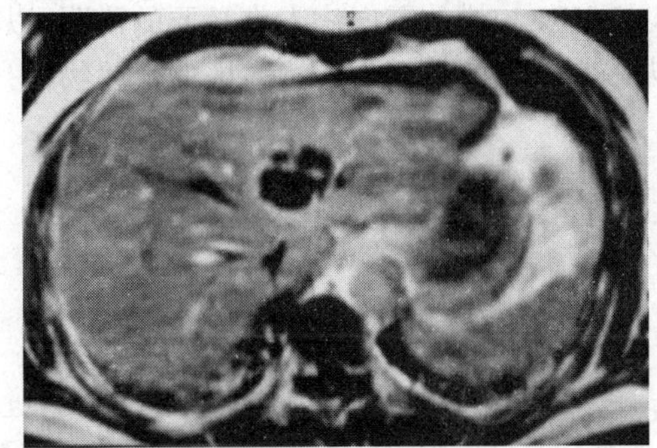

图 5-5 肝脓肿(MRI)

(三) 数字减影血管造影(DSA)

DSA 是将血管造影前后的影像以数字形式贮存于计算机中,并通过计算机从造影后的数据中减去造影前的数据,将所得结果进行处理显示出没有其他解剖结构重叠的血管结构影像。DSA 具有简单、安全、所需造影剂量小等优点,对不适于直接插管造影的动脉硬化病人更显示其优越性。由于 DSA 可清晰描绘血管图像,也为介入放射学操作提供方便,已在临床上得到广泛应用。

(四) 介入放射学

是指在 X 线、电视、CT、B 型超声等导向下,将特殊的导管和器械插到人体病变部位,在进行诊断的同时,进行各种特殊的治疗。目前广泛应用于临床的有治疗性血管造影、经皮穿刺减压术、经皮穿刺活检等。治疗性血管造影是采用选择性插管技术,通过血管造影明确病变的部位、性质和范围的同时,进行各种治疗,如血管内灌注药物、血管栓塞疗法、血管腔成形术等;经皮穿刺减压术是采用经皮穿刺置放引流管的技术,以治疗胆道、泌尿道梗阻及脓肿、囊肿等疾病;经皮穿刺活检是在 X 线等导引下,用穿刺针经皮穿刺到病变部位,以取得细胞学或组织学标本进行细胞学和病理学诊断。

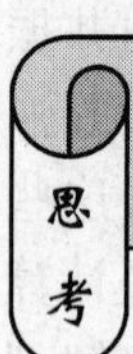

思考

MRI检查是否需要造影剂,有无电离辐射损害?

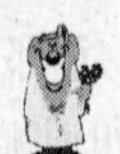

二、影像新技术检查前的准备

(一) CT扫描前准备

CT扫描前一般不需特殊准备。有时为了增强被检部位的检查效果,常需配合使用造影剂,故检查前应按照造影检查的要求进行准备。胸、腹部扫描前禁食6~8 h;盆腔扫描前3天进食少渣、少胀气饮食。

(二) MRI扫描前准备

MRI扫描前需向病人作必要的说明,以消除病人入磁场检查时的顾虑和恐惧。需去除病人随身携带的任何可干扰磁场的金属物件,包括义齿、节育环、起搏器等体内金属性异物。

(钱爱群)

项目三 心电图检查

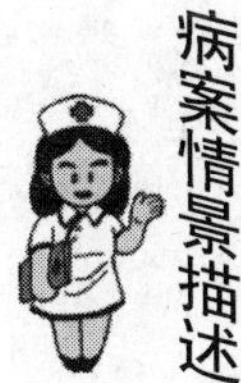

某男性病人,62岁。有高血压病史20余年,晚饭后突然感到胸闷,心前区疼痛难忍,面色苍白,到医院就诊。体格检查:心率118次/分,心律快慢不等,血压90/60 mmHg。

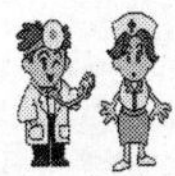

项目分析

1. 要进一步了解患者病情还需做什么检查?
2. 心电图的检查能否帮助诊断疾病?
3. 心电图检查的方法和临床意义?

心脏在每一次收缩之前都要产生一次生物电活动,所产生的动作电流可经体内组织传导至体表各部。如果在两个体表部位放置电极板,用导线连接至心电图机,就可描记出心脏生物电活动的曲线,此即为心动电流图,简称心电图。

心电图可直接反映心脏的生物电变化,而对心脏的功能状态及结构变化不能直接显示,必须结合临床情况进行具体分析。因此,要能够正确理解心电图检查的临床意义,才能更好地发挥其辅助临床诊断的作用。

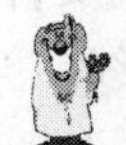

一、心电图检查及其临床意义

心电图主要反映心脏的电位活动,因此,心电图检查的主要临床意义在于以下几点。

(1) 明确显示各种心律失常,并可反映对其治疗的效果。

(2) 明确反映心肌受损、供血和坏死现象。

(3) 观察某些药物在应用过程中对心肌的影响。

(4) 反映某些电解质紊乱对心肌的影响,并可观察其变化,作为治疗的参考。

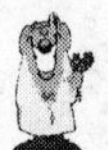

二、心电活动原理与传导特点

正常心电活动起源于窦房结,沿心脏的特殊传导系统的通道下传,先后引起心房和心室的兴奋,此时在心电图上可呈现一系列的波形,称为 P、Q、R、S、T 以及 U 波。在心电活动开始后 0.02～0.07 秒,心脏才有机械的收缩活动。每次心电活动一完成,心脏即开始舒张(图 5－6)。

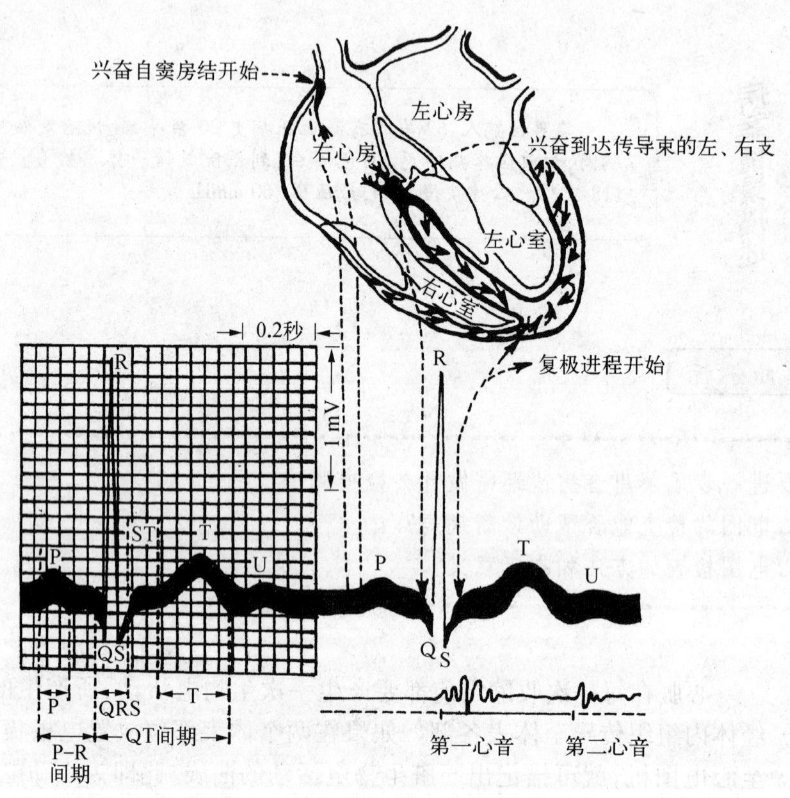

图 5－6 心电活动的传导与心电图的关系

1. **心肌细胞的除极与复极** 心电活动极化状态时心肌细胞处于静止状态。心肌细胞膜外带正电荷,膜内带负电荷。当心肌细胞除极化时,电流方向为由负往正;而复极时相反,由正往负。除极和复极共同构成心肌细胞的一个电活动,若记录下来则获得动作电位曲线。当电极位置不同时记录下来的电流方向也不同(图 5－7,5－8)。

2. **心电向量** 无论是心房还是心室,都由无数个心肌细胞合体组成。实际在每一个心动周期中,从体表所测得的心电图,是整个心房或心室的心肌细胞合体在某一瞬间同时除极或复极的向量的综合,称为心电向量(图 5－9)。

如果将每一个瞬间心电综合向量按照发生时间的顺序记录下来,就会形成一个综合心电向量环。虽然心脏综合心电向量随着时间的变化在每一瞬间其方向和大小在不断地变化,但可把每一心动周期的变化向量综合为一个最大综合心电向量,称为平均心电轴。

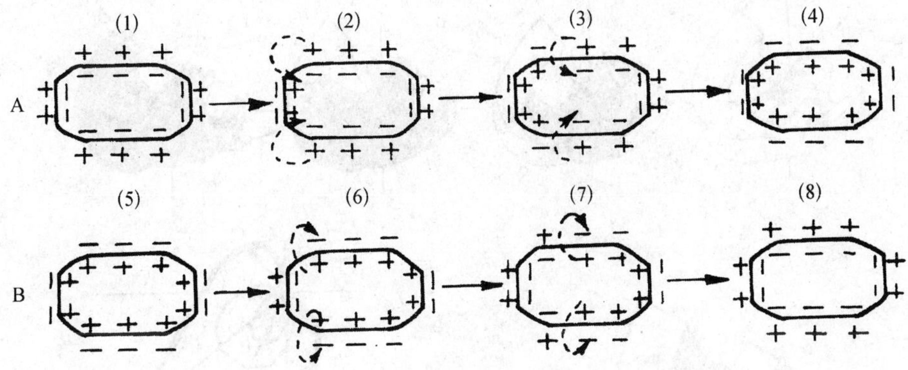

图5-7 心肌细胞除极与复极过程示意图

A. 除极过程：(1) 极化状态；(2) 开始除极；(3) 除极继续；(4) 除极完成；
B. 复极过程：(5) 去极化状态；(6) 开始复极；(7) 复极继续；(8) 复极完成

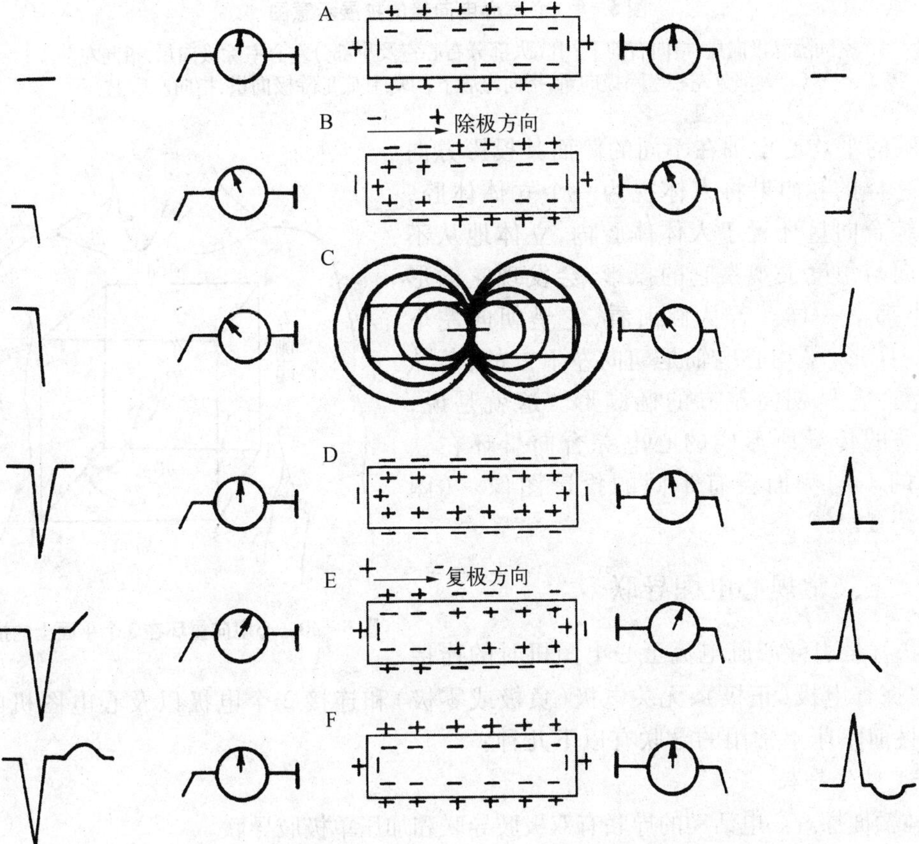

图5-8 心肌细胞除极与复极过程细胞外电流变化示意图

A. 极化状态；B、C. 除极过程中；D. 完全除极；E. 复极过程中；F. 完全复极

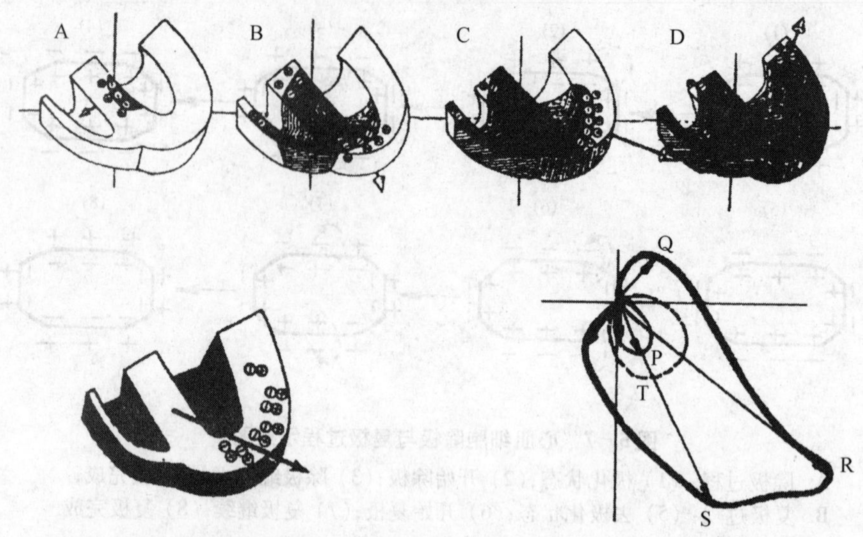

心室复极向量形成的示意图　　　　P、QRS、T向量环示意图

图5-9　心室心电向量的扩展示意图

A. 室间隔除极向量,指向右前下; B. 大部分右心室及小部分左心室除极向量,指向左前下; C. 大部分左心室除极向量,指向左后下; D. 基底部除极向量,指向左后上

心脏的平均心电轴在不同的侧面其投影方向也是不一样的:如果将人体视为一个立体体腔,将心电综合向量环置于人体体腔内,立体地从不同的方向与角度去观察它的投影,会发现它的形状、大小都不一样。若从额面看,它呈朝向左下方的"8"字形,平均心电轴是朝向左下方的;若从水平面看,它呈朝向左方的椭圆形。这就是说,心电活动的传导所形成的心电综合向量环在立体空间的不同侧面会有不同的投影图像。(图5-10,5-11)

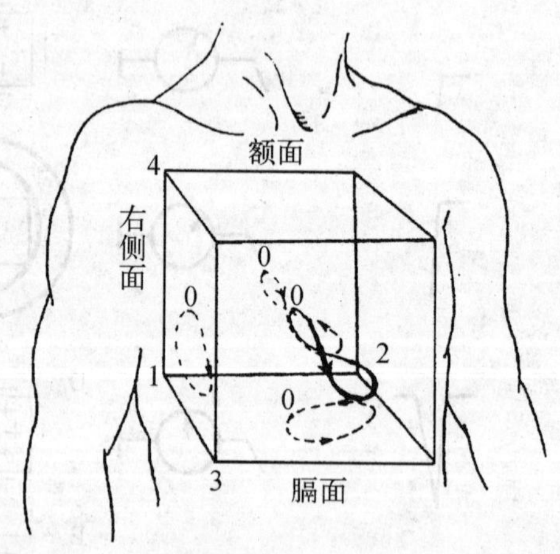

图5-10　心电向量环在3个平面上的投影图

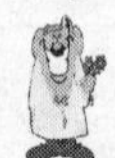

三、常规心电图导联

导联就是引导心脏电流至心电图机时的连接电路,由探查电极(正极)、无关电极(负极或零极)和连接2个电极以及心电图机的线路构成。目前临床上常用的导联有以下几种:

(一) 肢体导联

人体额面探查心电活动的导联有双极肢导联和加压单极肢导联。

1. 双极肢导联(标准导联Ⅰ、Ⅱ、Ⅲ)　即连接放置于体表有一定距离的2个部位的电极的线路,所得图形反映2个电极间的电位差(图5-12)。双极肢导联连接法见表5-2。

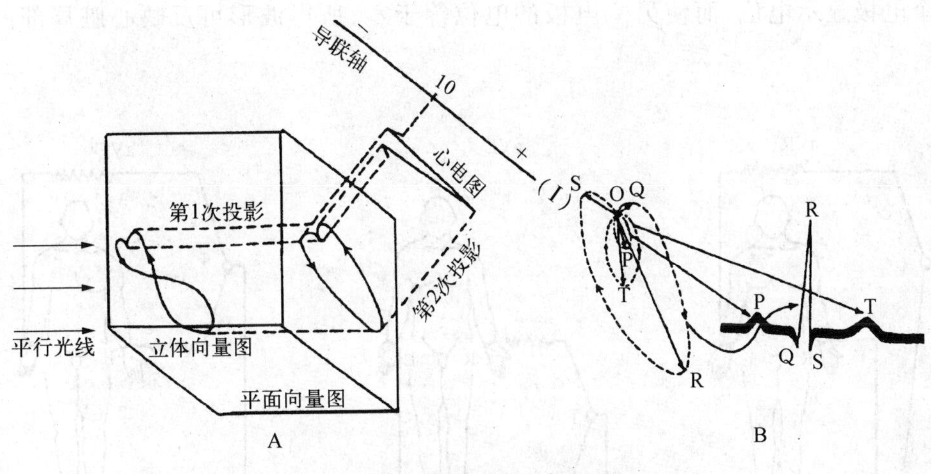

图 5－11　向量环与心电图的联系

A. 立体向量环经 2 次投影后形成的心电图波形；
B. 3 个向量环分别形成的心电图波形

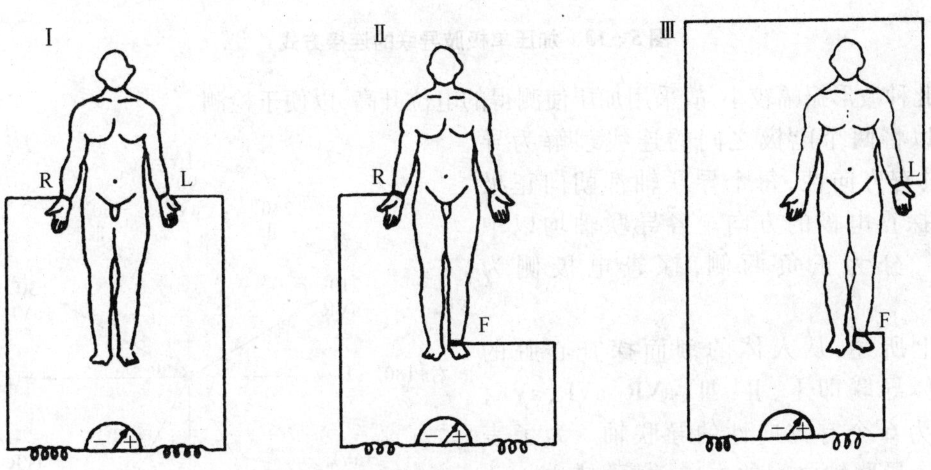

图 5－12　标准双极肢导联的连接方式

表 5－2　常规 12 导联连接方式

肢体导联	正　极	负　极	胸导联	正　极	负　极
Ⅰ	左上肢	右上肢	V_1	胸骨右缘第 4 肋间	左上肢
Ⅱ	左下肢	右上肢	V_2	胸骨右缘第 4 肋间	+
Ⅲ	左下肢	左上肢	V_3	V_2 与 V_4 连线中点	右上肢
			V_4	左锁骨中线第 5 肋间	+
			V_5	左腋前线 V_4 水平处	左下肢
			V_6	左腋中线 V_4 水平处	

2. 加压单极肢导联(aVR、aVL、aVF)(图5-13) 加压单极肢导联是在2个电极中，只使一个电极显示电位，而使另一电极的电位等于零，所得波形可反映心脏局部的电活动情况。

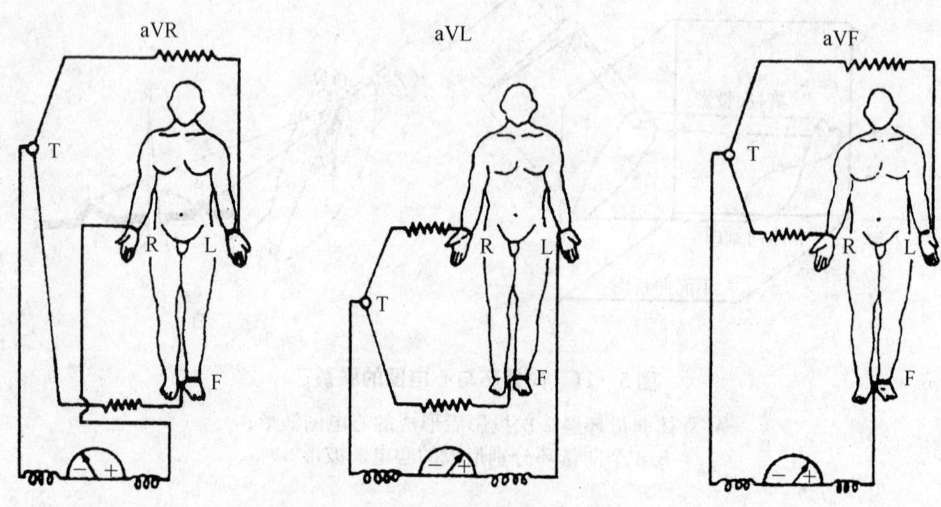

图5-13 加压单极肢导联的连接方式

但此种波形振幅较小，故采用加压使测得的电位升高，以便于检测。

可以将两个电极之间的连线理解为导联轴，具有方向性，每个导联轴都朝向正极也就是探查电极的方向。各导联轴均以中点为零，分为正负两侧，探查电极侧为正侧。

综上所述，从人体的额面探查心脏的6个肢体导联即Ⅰ、Ⅱ、Ⅲ、aVR、aVL、aVF，可看作为6个有方向性的导联轴。为了表明这6个导联轴之间的方向关系，使之一并通过坐标图的轴心"0"点，构成所谓"六轴系统"(此坐标系统采用±180°的角度标志，以左侧为0°，顺时针方向为正，逆时针方向为负。可用于测定心电图的平均心电轴)(图5-14)。

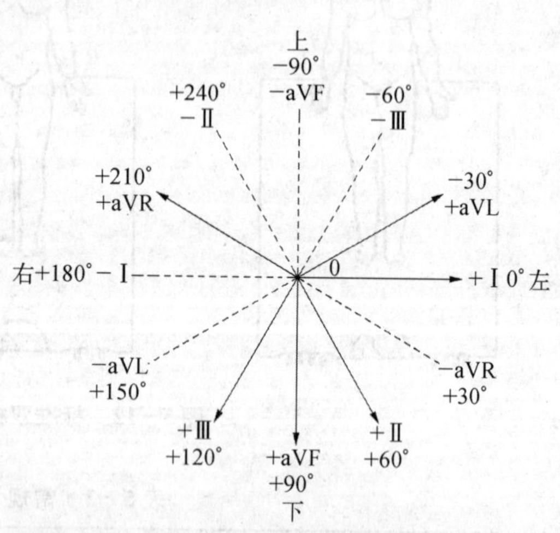

图5-14 肢体导联六轴系统

(二) 胸导联

人体水平面探查心电活动的导联，现在多用的为单极胸导联，即将探查电极分别置于心前区不同部位，将零电极连接与左右上肢和左下肢所连成的中心电轴端上(图5-15,5-16)。

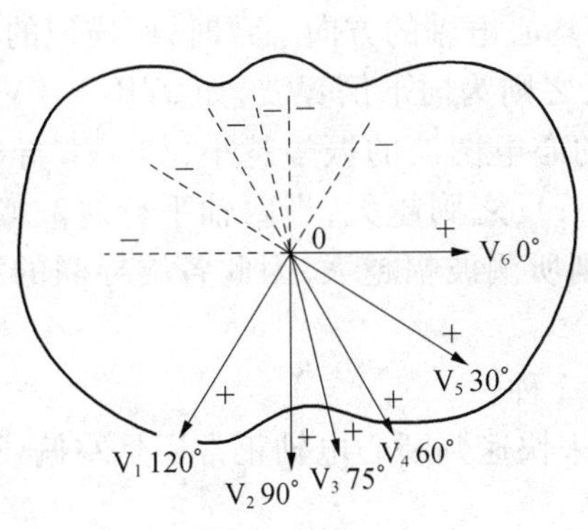

图 5-15　人体水平面胸导联轴

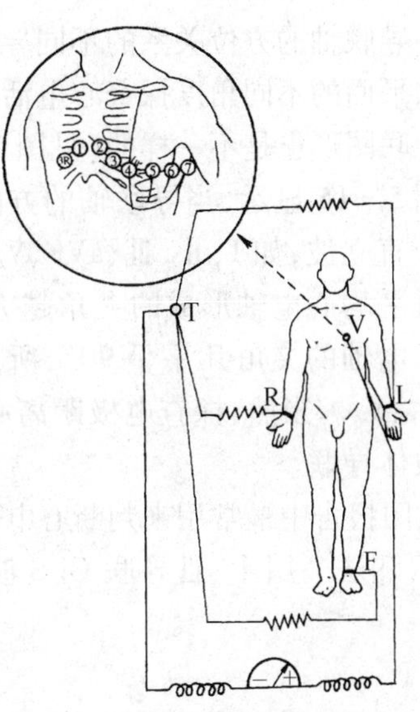

图 5-16　胸导联的连接方式

(三) 常规 12 导联正常心电图主要特点

从图 5-17 可以看出，各导联的图形都不一样，有的以向上的波为主（Ⅰ、Ⅱ、Ⅲ、aVF、V_3、V_4、V_5、V_6），有的以向下的波为主（aVR、V_1、V_2）；有的导联波形振幅较大（Ⅱ、V_1、V_2、V_4、V_5、V_6），有的则较小（Ⅰ、Ⅲ、V_3），有的则很小（aVL）。

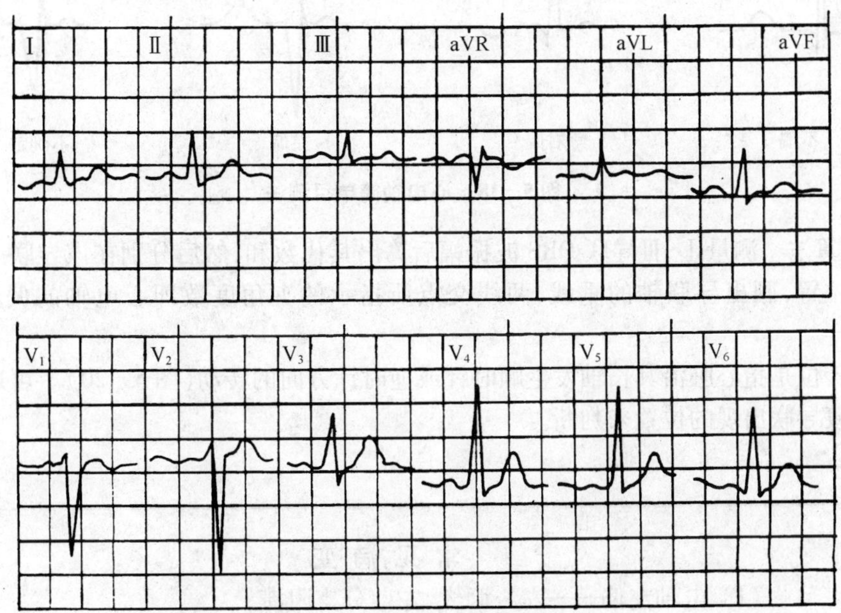

图 5-17　正常 12 导联心电图

(四) 心电轴与钟向转位

从上述内容可知，肢体导联从人体额面的不同角度探查心电活动变化，而心脏平均心电轴与肢体各导联轴的方位关系的不同导致了各导联所描记的图形差异(见图5-14);胸导联则从人体水平面的不同角度探查心电活动变化,平均心电轴与各胸导联轴的方位关系的不同导致各胸导联图形也是不一样的(见图5-15)。

如图5-15显示,当导联轴的方向与心脏平均心电轴的方向一致时,所描记的心电图图形为向上直立波,如Ⅰ、Ⅱ、Ⅲ、aVF、V_4、V_5、V_6,反之则为向下倒置波,如aVR、V_1、V_2;当导联轴与心脏平均心电轴形成的夹角越大,所描记的心电图波的振幅越小,如aVL导联轴与心脏平均心电轴的夹角几乎呈90°,所以波幅最小;反之则越大,当两轴平行时波幅最大,如Ⅱ、V_4、V_5、V_6。当然,探查电极距离心脏越近,则所测波幅越大,因此各胸导联的波幅普遍大于各肢体导联。

心电图报告中最常用来判断心电轴的方法有2种。

1. 目测法　用Ⅰ、Ⅲ导联QRS波主波方向来快速判断心电轴正常还是左偏或右偏(图5-18)。

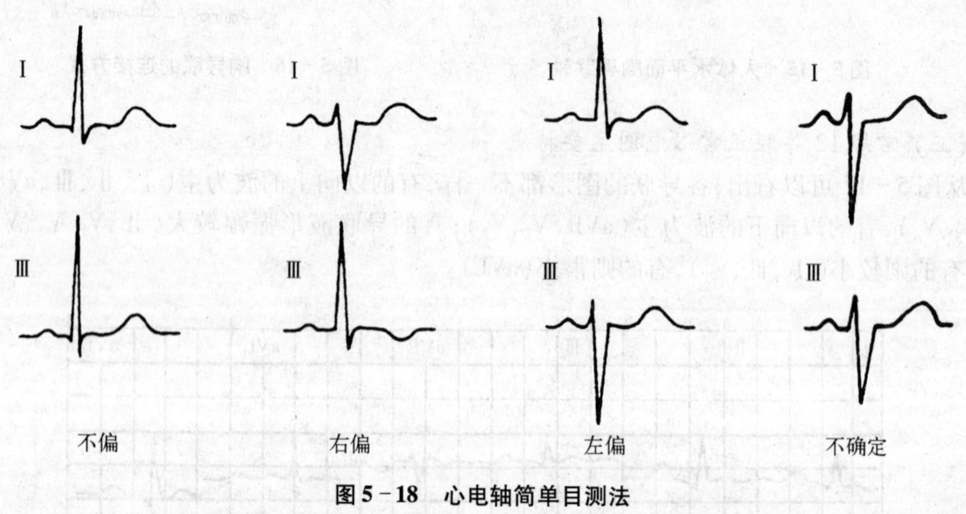

图5-18　心电轴简单目测法

2. 计算法　测量Ⅰ、Ⅲ导联QRS波振幅后算出其代数和,然后分别在该导联上找到这一代数和的位置,画出导联轴的垂线,两线交点所指示的夹角度数即心电轴的偏移度数(图5-19)。

钟向转位是指心脏沿其长轴发生顺时针或逆时针方向的转动(图5-20)。可通过心前区导联中过渡导联出现的位置来判断。

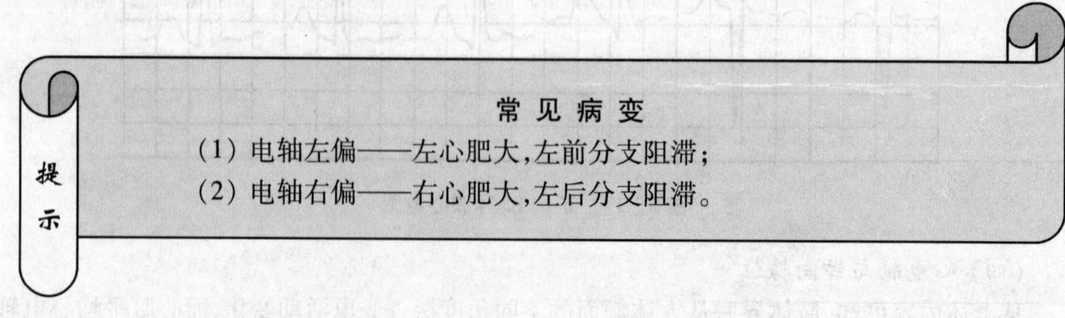

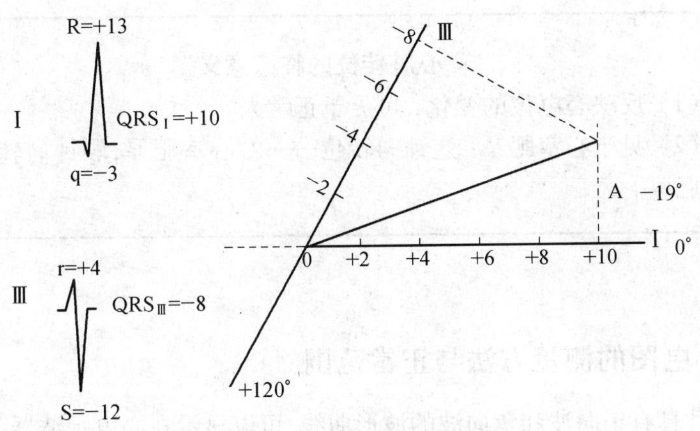

图 5-19 振幅计算法测定心电轴

思考

心电轴偏移的影响因素是否与年龄、体形、心脏解剖位置、传导系统功能状态有关?

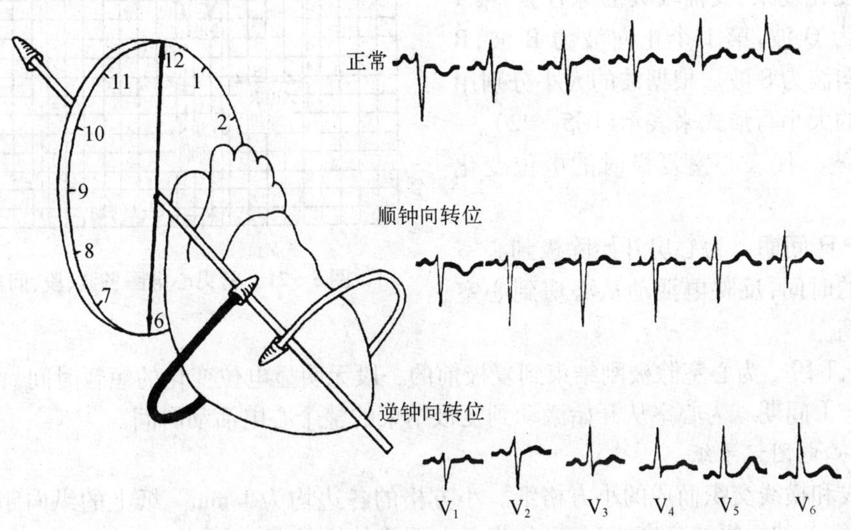

图 5-20 心脏钟向转位的示意图

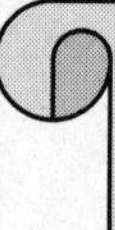

提示

心脏转位的临床意义

（1）反映心电位的变化：可见于正常人。

（2）见于心室肥厚：逆钟向转位——左心室肥厚；顺钟向转位——右心室肥厚。

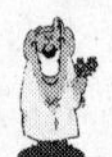

四、心电图的测量方法与正常范围

心电图是一种具有正向波和负向波的波形曲线，可以显示在心电示波器上，也可以将图形描记在心电图记录纸上。

（一）正常心电图的各波及间期的名称和意义

正常心电图每心动周期中，随着时间的变化出现系列的波形和间期，分别称为 P、QRS、T 波和 P－R 间期、S－T 段、Q－T 间期（图 5－21）。

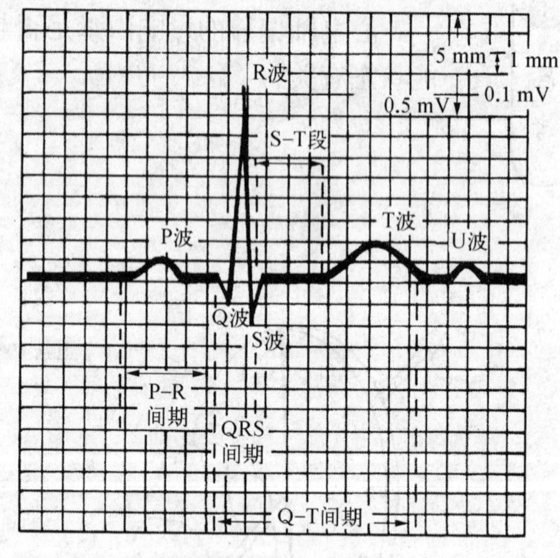

图 5－21 常见心电图各波、段、间期

1. P 波　是由心房激动所产生，表示左右心房除极时的电位变化。

2. QRS 波群　是由心室激动所产生，代表全部心室肌除极时的电位变化和时间。QRS 波是变化复杂、波幅较大的综合波，第 1 个负向波为 Q 波，第 1 个正向波为 R 波，R 波后的负向波为 S 波。根据波的大小分别用英文字母的大小写形式来表示（图5－22）。

3. T 波　代表心室复极时的电位变化和时间。

4. P－R 间期　为心房开始除极到心室开始除极的时间，反映电活动从心房到心室的传导时间。

5. S－T 段　为心室除极刚结束到复极前的一段无明显电位变化的短暂时间。

6. Q－T 间期　为心室从开始激动到复极结束的整个心电活动时间。

（二）心电图记录纸

是纵线和横线交织而成的小方格纸。小方格的各边均为 1 mm。纸上的纵向距离代表电压，用以计算各波振幅的高度或深度，如将心电图机的增益调至每输入 1 mV 的定标电压正好能使描笔上下移动 10 mm，则每小格为0.1 mV；纸上的横向距离代表时间，用于计算各波和各间期所占的时间，按国内采用的25 mm/s的纸速，每小格代表 0.04 s，每中方格（5 小格）为0.2 s（图 5－23）。

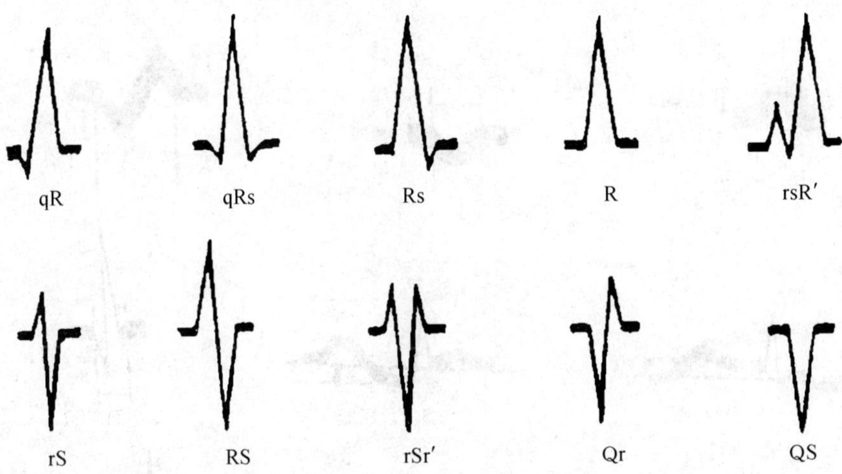

图 5-22 常见 QRS 波形态及其命名

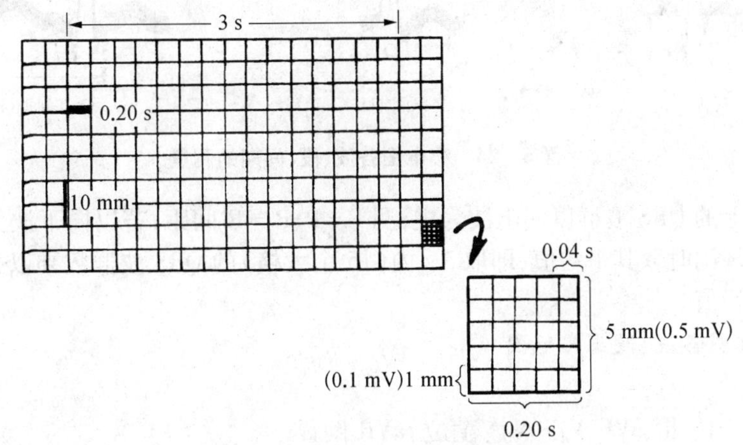

图 5-23 心电图纸的示意图

(三) 心电图的测量

(1) 时间的测定：为测量横向距离（波的宽度）的小格数，应自波的开始部内缘量至波的终止部内缘，单位为秒(s)。

(2) 波幅的测定：为测量纵向距离（波的高度或深度）的小格数，向上波测高度，应自波的起点即等电位线的上缘测至波峰顶点；向下波测深度，应自波的起点测至波的最低点（图 5-24）。波幅的单位为毫伏(mV)。

(3) S-T 段的测量：通常自 J 点（S 波的终点与 S-T 段的起点交接处）至其后 0.04 秒处（一个小方格）的一点进行测量。当 S-T 段抬高时，测其抬高的程度，应从等电位线上缘量至 S-T 段的上缘；S-T 段下降的程度，应从等电位线下缘量至 S-T 段的下缘。

(4) 心率测定：一般指心室率，其计算公式为：

心室率（次/分）=60/R-R（或 PP）间隔时间

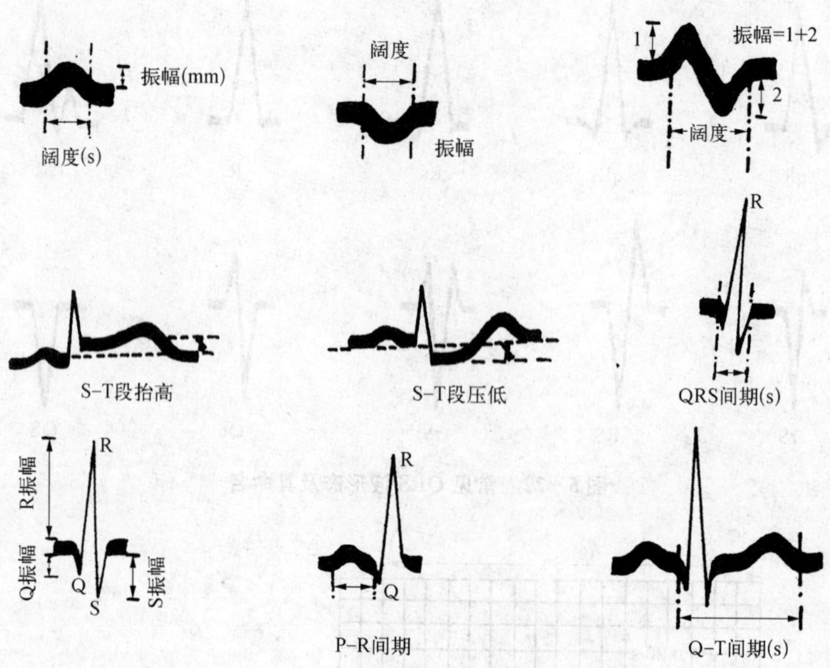

图 5-24　心电图各波、段、间期的测量

如心电图上的 QRS 波群以向上波为主，测 P-P、R-R 间距；若以向下波为主，则测 S-S 间距。心率不规则时取其平均值，即取 3 s 内(15 个大格)的 QRS 波群数乘以 20，计算出的心率应注明系平均值。

（四）心电图各波、段正常范围

1. P 波

(1) 形态：Ⅰ、Ⅱ、aVF、$V_4 \sim V_6$　直立，aVR 倒置；

(2) 时间：<0.11 s；振幅：肢导 <0.25 mV，胸导 <0.2 mV。

2. P-R 间期　0.12～0.20 s。

3. QRS 波群

(1) 宽度：<0.11 s。

(2) 形态、振幅：V_1、V_2　rS 型；

(3) V_1：R <1.0 mV，R/S <1，V_5、V_6 主波向上；

(4) V_5：R <2.5 mV，R/S >1。

(5) 分布规律：V_1 到 V_5，R 波逐渐增大，S 波逐渐减小；

(6) aVR <0.5 mV，aVL <1.2 mV，aVF <2.0 mV；

(7) 低电压：所有肢导联峰—峰距离均不能 <0.5 mV；

(8) 所有胸导联峰—峰距离均不能 <0.8 mV。

4. Q 波　振幅 < 同导联 R 波的 1/4，时间 <0.04 s；V_1、V_2 无 q 波，偶可见 QS 波。

5. S-T 段

(1) 任一导联不应下移 0.05 mV；

(2) 上移：V_1、V_2 不超过0.3 mV，V_3 不超过0.5 mV；V_4、V_5 不超过0.1 mV。

6. T波

(1) 形态：T波和QRS主波方向一致；如TV1向上，则 $TV_2 \sim V_6$ 不应向下。

(2) 振幅：不应低于同导联1/10；胸导联可高达1.2～1.5 mV。

7. Q－T间期　应以心率矫正(Q－Tc)＝QT/R－R＜0.44 s。

8. u波　与T波方向一致，V_3 较为明显，增高见于高血钾。

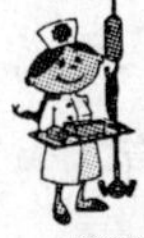

实训活动

心电图操作步骤、内容和方法如表5－3所示。素质要求：衣帽整洁，仪表端庄，态度和蔼。

表5－3　心电图操作方法

步　骤	内　容　和　方　法
用物准备	心电图机、导联线、电极板、接地线、治疗盘及弯盘、导电胶或乙醇(盐水)棉球、剪刀、胶水和心电图报告单 检查心电图机性能(打定标)
环境准备	关闭门、窗、屏风(必要时)
病人准备	核对：床号、姓名 体位：平卧位(取下病人所戴的金属饰品、电子表等) 解释：目的，配合要求(平静呼吸、放松、不能多动)
操作步骤	暴露部位 涂上导电胶(或乙醇、盐水) 正确接上导联线 打定准电压 正确描记各导联心电图变化 观察面色、注意保暖 关闭心电图机，去除导联线
操作后处理	安置病人，整理用物，洗手 标出心电图导联 按导联顺序剪贴心电图报告 注明病区、床号、姓名、年龄、日期、时间及操作者签名等

相关链接

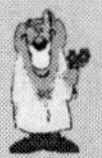

一、小儿心电图特点

小儿心电图与成人相比有如下特点。

（1）心率较快，P－R 间期较短，Q－T 间期略长。

（2）P 波时限稍短，电压较高。

（3）从起初的右心室占优势型转变为左心室占优势型。

（4）新生儿期，肢体导联和右胸导联常出现 T 波低平、倒置。

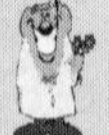

二、心房、心室肥大的心电图特点

1. 心房肥大（图 5－25，5－26） 左心房肥大心电图特点是 P 波增宽 >0.11 s，有切迹，常呈双峰型。多见于二尖瓣狭窄，又称二尖瓣型 P 波。

右心房肥大心电图特点是 P 波高尖，电压 >0.25 mV。多见于肺源性心脏病，又称“肺型 P 波”。

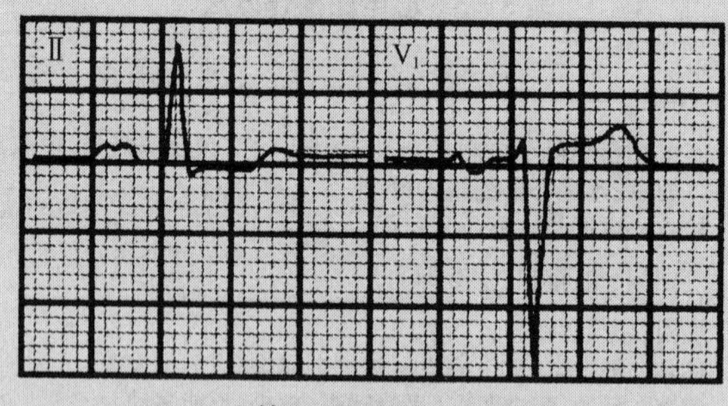

双峰型P波，P波时间>0.11 s

图 5－25 左心房肥大心电图

2. 心室肥大（图 5－27，5－28） 左心室肥大心电图特点为 QRS 波群电压增高：① 肢体导联：$R_{aVL}>1.2$ mV 或 $R_{aVF}>2.0$ mV 或 $R_{I}>1.5$ mV；② 胸导联：$R_{V_5V_6}>2.5$ mV，$R_{V_5}+S_{V_1}>3.5\sim4.0$ mV；③ S－T 段下降，T 波低于或倒置。

右心室肥大心电图特点为 QRS 波群高电压：① 肢体导联：$R_{aVR}>0.5$ mV 或 R/S ≥1；② 胸导联：V_1 R/S≥1，$R_{V_1}>1.0$ mV 或 $R_{V_1}+S_{V_5}>1.2$ mV；③ S－T 段改变 $V_{1\sim3}$ 压低伴 T 波倒置。

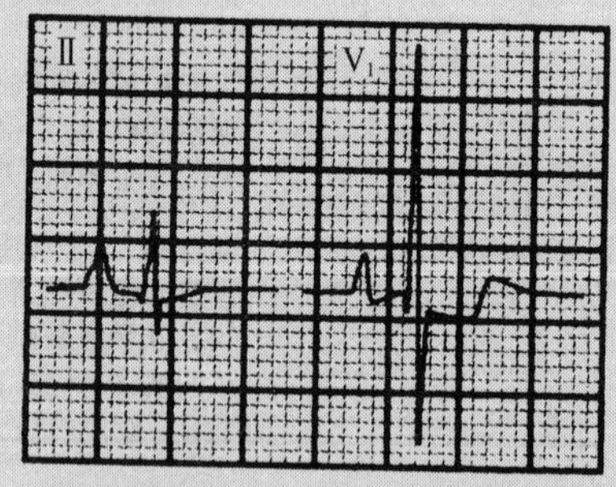

高尖型P波，P波电压>0.25 mV，时间正常

图 5－26 右心房肥大心电图

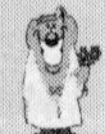

三、心肌缺血（S－T 段变化）的心电图特点

当心肌缺血时，心电图上出现 S－T 段移位（图 5－29）。心内膜下心肌缺血时，S－T段表现为下移≥0.05 mV；当心外膜下心肌缺血时，S－T 段表现为抬高 >0.1～0.3 mV。多见于冠心病、心肌梗死。

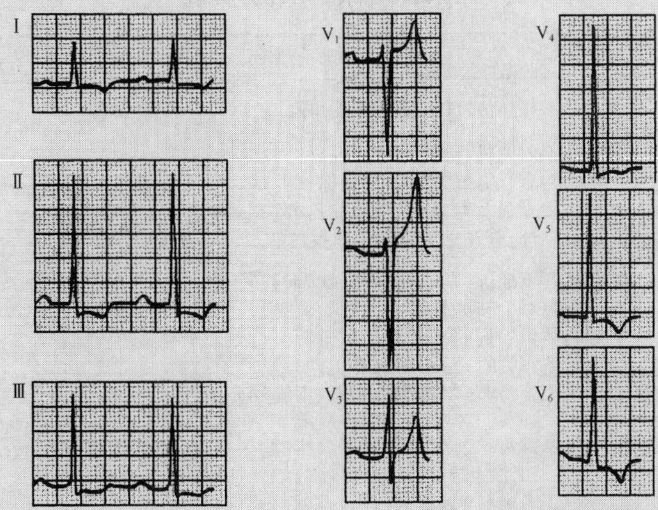

$R_{V_5}>2.5$ mV, $R_{V_5}+S_{V_1}>3.5\sim4.0$ mV, $R_{aVL}>1.2$ mV, $R_{aVF}>2.0$ mV, ST-T改变

图 5－27 左心室肥大心电图

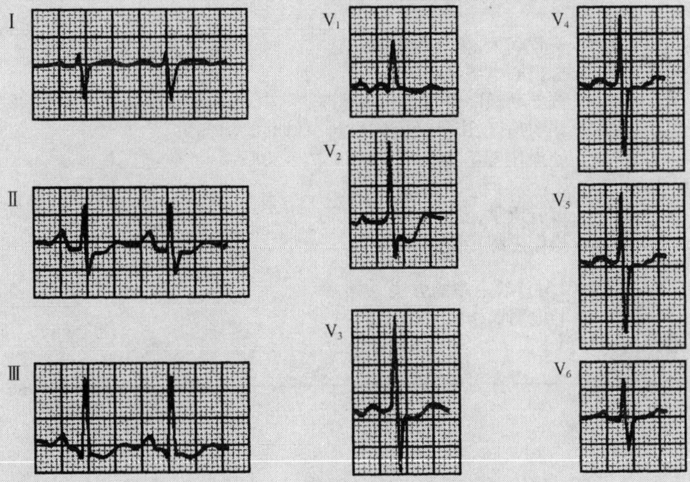

V_1导联R/S>1, $R_{V_1}>1.0$ mV或$R_{V_1}+S_{V_5}>1.2$ mV, aVR导联R/S>1或R>0.5 mV

图 5－28 右心室肥大心电图

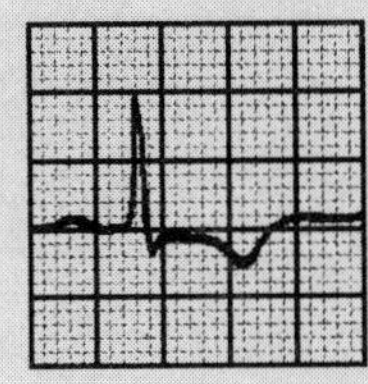

S-T下降>0.05 mV, T波倒置

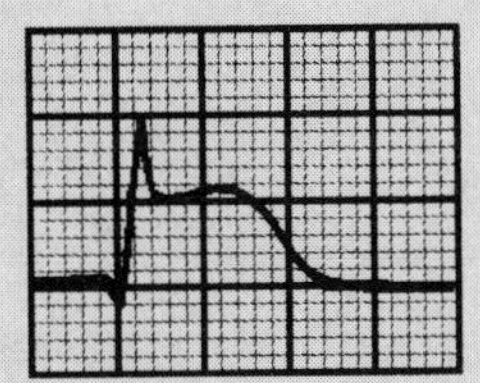

S-T段抬高>0.1-0.3 mV

图 5－29 心肌缺血(S－T 段变化)心电图

【附录】实训活动评分标准

项　目	项目总分	要　　素	标准分	得分	备注
素质要求	5	衣帽整洁，仪表端庄，态度和蔼	5		
用物准备	10	心电图机、导联线、电极板	3		
		检查心电图机性能（打定标）	3		
		治疗盘及弯盘、导电胶或乙醇（盐水）棉球、剪刀、胶水和心电图报告单	4		
操作前准备	10	环境准备：门、窗、屏风（必要时）	2		
		核对：床号、姓名	2		
		体位：平卧位	1		
		解释目的：诊断、治疗指导	2		
		配合要求：平静呼吸、放松、不能多动	3		
操作步骤	40	暴露两手腕内侧和两下肢内踝，解松衣扣，涂上导电胶（或乙醇、盐水）	10		
		正确接上导联线	5		
		打定准电压	5		
		正确描记各导联心电图变化	10		
		观察面色、注意保暖	6		
		关闭心电图机，去除导联线	4		
操作后处理	10	安置病人，整理用物	2		
		标出心电图导联	2		
		按导联顺序剪贴心电图报告	4		
		注明病区、床号、姓名、年龄、日期、时间及操作者签名等	2		
熟练程度	5	沉着慎重，灵活机警	5		
		操作熟练，耐心细致			
理论提问	20	2种计算心率的方法	10		
		心电图操作的注意事项			
总　分	100		100		

（钱爱群）

项目四 超 声 检 查

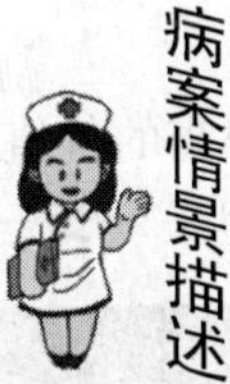

某女性病人，经常有右上腹疼痛，特别是在进食油腻食物后疼痛更严重。医生考虑可能是胆囊炎，但需进一步确诊。

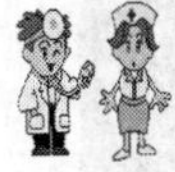

项目分析

1. 胆囊疾病检查可以采用何种检查方法？
2. 检查前需做哪些准备？

超声检查是指运用超声波的物理特性和人体器官组织声学性质上的差异，以波形、曲线或图像的形式显示和记录，并对人体组织的形态结构、功能状态作出诊断的一种非创伤性的检查方法。超声检查具有操作简便、可多次重复、能及时获得结论、无放射性损害等优点，在现代医学影像诊断中占有重要地位。

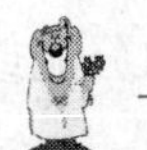

一、 超声波诊断原理

超声波是一种频率甚高的机械震动，其频率在20 000 Hz 以上，超过人耳听阈高限。超声检查是医学上应用超声波的指向性、反射和散射性、吸收和衰减性等某些物理特性进行临床诊断的一种非侵入性检查方法。

超声诊断仪由主机和超声探头（又称换能器）组成。主机完成电信号的发生、回收放大、运算处理和显示回声图等功能；探头能将电信号转换成超声发射出去，又能将反射的回声转换成电信号。由于人体组织密度的不同，可形成各种不同的回声图像并通过超声诊断仪显示出来，这就是超声诊断的基础（图 5－30）。

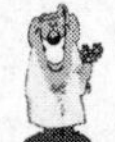

二、 超声检查方法及临床意义

超声检查方法根据扫描方式和所得图像的不同，主要分为 A 型超声、B 型超声、M 型超声

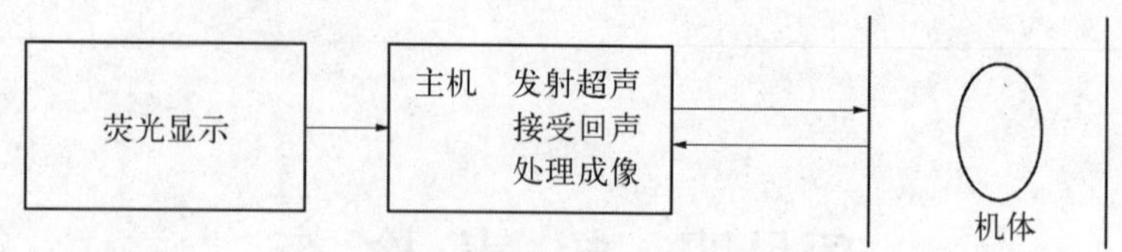

图5－30 超声诊断原理示意图

和D型超声。

（一）A型超声

目前仅有限应用于脑中线探测、浆膜腔穿刺定位等。

（二）B型超声

可用于人体各脏器的检查，尤其对于肝、胆、脾、子宫及胎儿的诊断具有很高的价值。对心脏各瓣膜病、心肌病、先天性心脏病及心脏肿瘤等疾病的诊断有重要意义（图5－31，5－32）。

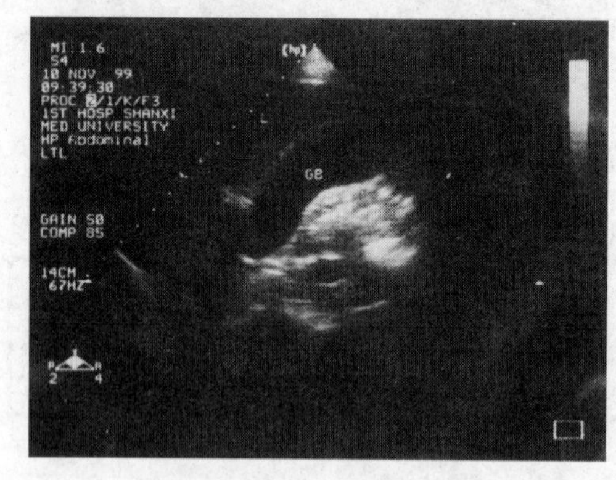

图5－31 正常胆囊声像图

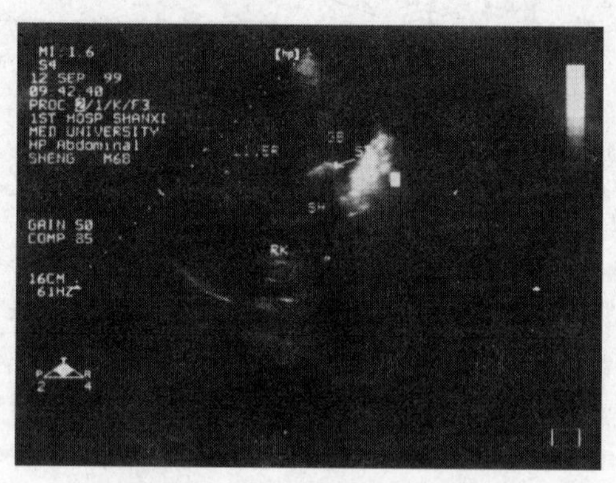

图5－32 典型胆囊结石声像图

（三）M型超声

主要探测心瓣膜、大血管壁的厚度和活动状态、心房室腔、瓣膜口及大血管腔的大小等。

（四）D型超声

可用于检测心脏及大血管的血液动力学状态，特别是先天性心脏病及瓣膜病的分流或反流情况，有较大的临床诊断价值。

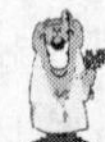

三、超声检查前的准备

（一）腹部检查

包括胆囊、胰腺及胃肠的检查。要求前一天晚餐进清淡饮食，晚餐后即禁食，次日晨起排便后进行检查。对便秘或肠胀气者，前一天晚服缓泻剂，第2天必须排便后再进行检查。

（二）盆腔检查

包括子宫、附件、膀胱、前列腺等检查。事先需多饮水，保持膀胱充盈，将肠部上抬，便于显示盆腔内结构。

（钱爱群）

第六章 护理病历书写

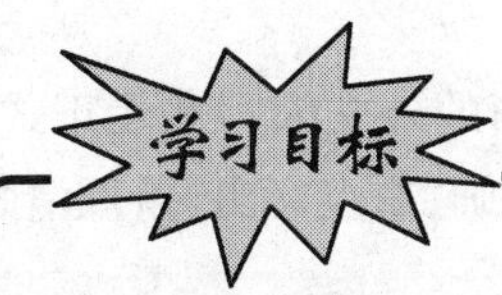

能熟练书写完整的护理病历。

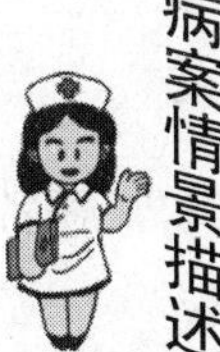

病案情景描述

某男性病人,65 岁。晨起跑步中途突然出现胸骨后疼痛,伴呕吐、冷汗和濒死感,持续 1 h 不缓解而急诊。既往健康。体格检查:T37.6℃,脉搏 40 次/分,呼吸 16 次/分,血压 90/60 mmHg。大汗淋漓,面色苍白,口唇轻度发绀,两肺呼吸音清晰,心界叩诊不大,心律齐,各瓣膜听诊区无病理性杂音。腹部平软,肝脾未及,双下肢无水肿。辅助检查:血白细胞 10.0×10^9/L,中性粒细胞 67%,淋巴细胞 23%。ECG 示Ⅱ、Ⅲ、aVF 导联 S－T 段弓背向上抬高,并有深而宽的 Q 波,Ⅰ、aVL 导联 ST 段压低,偶见室性期前收缩。

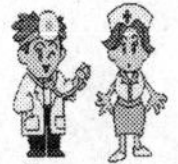

活动分析

对于该心前区疼痛病人,如何书写完整的护理病历?如果住院治疗,如何书写一般病人的护理记录?如果病情危重,如何书写危重病人的护理记录?

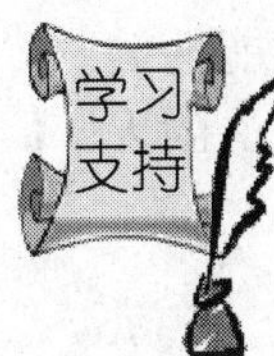

护理病历是有关护理对象的健康状况、护理诊断、预期目标、护理措施及其效果评价等护理活动的系统记录。护理病历是住院病历的重要组成部分,它既可以对病人的信息进行保存、利于沟通,又可成为护理质量控制的依据,为护理教学和护理科研提供基本的资料,体现着护理质量和专业水平,促进了护理学科

的发展，同时在医疗纠纷及诉讼中也是重要的法律依据之一。每个护士都必须以认真负责的精神、实事求是的科学态度书写好护理病历。

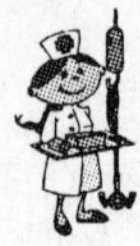

实训活动

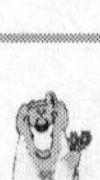

一、书写护理病历的基本要求

（一）内容要真实、全面

护理病历必须客观真实地反映护理对象的健康状况、所采取的护理措施等。要求护士要认真仔细、全面、系统地收集护理对象的有关资料，绝不能以主观臆断代替真实而客观的评估。

（二）描述要精练，用词要准确

护理病历的书写应使用中文和规范的医学词汇、术语，适当的外文缩写和无正式中文译名的症状、疾病名称等也可以使用外文。力求内容精练、准确，重点突出，条理清楚，使人一目了然。

（三）按规定格式并及时书写

必须按规定格式并及时书写护理病历，以便随时反映护理对象健康状况的变化、进行比较分析。因抢救急危重症病人，未能及时书写护理病历的，有关护士应在抢救结束 6 h 内据实补记，并加以注明。

（四）填写要全面，字迹要工整

不得随意修改或粘贴，如确实需要改错，可在原错字（词、句）上画双线，并签名。

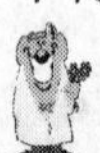

二、护理病历的格式与内容

目前，由于护理人员缺编和其他多种原因，我国传统护理病历的书写主要限于高等医学院校教学使用。而《医疗事故处理条例》出台以后主要书写一般病人护理记录、危重病人护理记录和手术护理记录。

（一）传统护理病历

传统护理病历的书写主要适用于住院病人，其内容包括护理病历首页、护理计划单、护理记录和健康教育计划。

1．护理病历首页　护理病历首页又称为入院评估表，是病人入院后首次进行的系统的健康评估记录，其内容包括健康史、身体评估及辅助检查评估结果、医疗诊断等。一般要求病人入院后 24 h 内完成。

临床上使用较多的护理病历首页是以人的生理-心理-社会模式及戈登功能性健康型态模式的护理理论为指导而设计的框架，其他如奥瑞姆的自理模式、马斯洛的人类基本需要层次论、人类健康反应型态等也常作为表格设计的框架。

书写方式有直接填写式、表格式及混合式3种，其中以混合式最常用。设计的表格将需要评估的内容提示出来，可以指导护士全面系统地收集和记录病人的入院资料，避免遗漏，特别适用于初学者。因其记录方式以在备选项中打"✓"为主，可有效地减少书写时间和书写负担。但又因其形式固定，在一定程度上限制了使用者的主动性和评判性思维能力的发挥。按戈登功能性健康型态设计的护理病历首页如表6-1,6-2所示。

表6-1　入院病人评估表(一)

姓名______ 性别______ 年龄______ 民族______ 职业______ 婚姻状况______ 文化程度______
住址______ 联系电话______ 邮政编码______
陪同人：□家人　□亲友　□朋友　□其他______
姓名______ 关系______ 电话______ 邮政编码______
联系人______ 住址______
入院日期和时间______ 入院诊断______
入院类型：□平诊　□急诊　□转入(转出科室______)
入院方式：□步行　□扶行　□平车　□其他
入院状态：□清醒　□模糊　□嗜睡　□昏迷
辅助用具：□无　□有　□眼镜　□隐形眼镜　□助听器　□义齿　□拐杖
既往病史：□无　□有
住院史：□无　□有(原因______)
过敏史：□无　□有(请分别作简短的描述______)
药物：______
食物：______
其他：______
过去输血史：□无　□有
输血反应：□无　□有　血型______ Rh因子：□阴性　□阳性
目前用药：□无　□有(药名______)
自带药：□无　□有(药名______)
入院介绍：□未作　□不用作　□已作
叙述人：□患者本人　□亲友　□其他
资料可靠程度：□可靠　□基本可靠　□可靠度较低
护士签名______ 日期/时间______

表6-2　入院病人评估表(二)

评估内容	护理诊断
1. 呼吸与循环 吸烟：□无　□有(______) 存在：□干咳　□咳痰　□喘息　□发绀　□呼吸困难　□呼吸停止 □心悸　□胸闷　□胸痛　□水肿　□眩晕　□晕厥 末梢循环：□温暖　□湿冷　□苍白　□发绀　□肢端脉搏减弱或消失 检查：频率：次/分　□规则　□不规则 脉搏：次/分　□规则　□不规则	□低效型呼吸形态 □清理呼吸道无效 □气体交换受损 □心输出量下降 □组织灌注量改变 □体液过多：水肿
2. 饮食与营养 饮食习惯：	□营养失调：高于机体需要 □营养失调：低于机体需要

续表

评估内容	护理诊断
体型：□肥胖　□适中　□偏瘦　□恶病质 治疗饮食：□无　□有(________) 存在：□恶心　□呕吐　□咀嚼困难　□吞咽困难 牙齿：□完好　□缺失(　　　　) 　　　□义齿(______) 舌：□湿润　□干燥　□溃疡 口腔黏膜：□湿润　□干燥　□溃疡	□口腔黏膜改变 □牙齿异常
3. 排泄 (1) 排尿 存在：□尿频　□尿急　□尿痛　□尿不尽　□血尿　□尿失禁　□尿潴留 □膀胱造漏　□夜尿增多(　次/夜) 留置尿管：□无　□有(原因______时间______) (2) 排便 排便习惯：____________ 最后一次排便时间：________ 存在：□便秘　□腹泻　□便失禁　□血便　□假肛	□排尿模式改变(尿潴留、尿失禁、留置尿管) □排便模式改变(腹泻、便秘、失禁)
4. 感知 视力：□正常　□下降　□失明(□左　□右) 听力：□正常　□下降　□失聪(□左　□右) 味觉：□正常　□下降　□缺失　□味觉改变 嗅觉：□正常　□下降　□缺失 感觉：□正常　□下降　□麻木　□缺失	□感觉异常 □听力下降 □视力下降 □外伤的危险
5. 认知与沟通 意识：□清醒　□嗜睡　□模糊　□浅昏迷　□昏迷　□深昏迷 瞳孔：□等大　□不等大　□光反应灵敏 语言：□正常　□含糊不清　□手语　□笔谈　□眼神交流　□不能表达	□认知改变 □沟通能力下降 □语言沟通障碍
6. 活动 存在：□步行困难　□疲乏　□共济失调　□肌无力 生活自理：□能　□部分　□不能	□活动无耐力 □运动障碍 □自理缺陷：全部/部分 □跌倒的危险
7. 卫生与皮肤 外表：□整洁　□其他(请描述)__________ 头发：□清洁　□脏　□凌乱 指甲：□清洁　□脏　□长 皮肤颜色：□正常　□苍白　□潮红　□黄染 皮肤完整性：□完整　□破损 　　　　　　□干燥　□汗湿 　　　　　　□皮疹　□瘙痒 温度：______℃	□皮肤的完整性受损 □体温过高 □体温过低 □体温调节无效
8. 舒适 疼痛：□无　□有__________ 不适：□无　□有__________ 体位：□自动体位　□被动体位　□强迫体位 其他：__________	□舒适的改变：疼痛

续 表

评 估 内 容	护 理 诊 断
9. 休息与睡眠 睡眠习惯： 存在：□入睡困难 □易醒 □多梦 □早醒 □失眠 □午休	□睡眠形态紊乱 □睡眠剥夺
10. 精神与信仰 宗教信仰：□佛教 □基督教 □天主教 □其他(请注明__________) 宗教信仰对病人生活的影响(请描述)：__________	□精神困扰 □自我形象紊乱 □自尊紊乱 □有自伤的危险

2. 护理计划单　包括标准护理计划和护理诊断项目表。为了减轻书写负担、节约书写时间,临床上将每种疾病最常见的护理诊断及相应的护理措施、预期目标等综合,形成了"标准护理计划",如"清理呼吸道无效"标准护理计划(表6-3)。有了标准护理计划,而原有的护理计划单则演变成了护理诊断项目表(表6-4)。

表6-3　清理呼吸道无效的标准护理计划

停止原因：　评价：
停止时间：　签名：

病区______床号______姓名______年龄______住院号______

护理诊断：清理呼吸道无效

相关因素：

□1. 呼吸系统疾病：□感染

□2. 无效咳嗽：□疼痛 □身体虚弱 □幼儿 □保胎

□3. 意识障碍：□嗜睡 □昏迷 □麻醉 □药物

□4. 知识缺乏

预 期 目 标	制定日期	护 理 措 施	时间/签名		再次时间/签名	
			开始	停止	开始	停止
□1. 病人/家属当天能说出排痰的重要性		□1. 持续评估,记录观察呼吸状态,注意有无气道阻塞				
□2. 病人掌握有效咳嗽方法,排出分泌物		□2. 头偏向一侧,根据病情吸痰,确保呼吸道通畅				
□3. 病人发绀减轻、痰鸣音消失		□3. 氧气吸入				
□4. 病人在住院期间没有因痰液阻塞气道而发生窒息		□4. 讲解排出痰液,清理呼吸道的重要性				

表6-4　护理诊断项目表

病区______床号______姓名______住院号______

日期	时间	护理诊断	预期目标	评价						签名
				日期	时间	解决	好转	未解决	恶化	

标准护理计划的使用不仅减轻了护士书写护理计划的负担，而且有助于护士将更多时间和精力用于分析与判断患者的健康状况、制定相应的护理计划和提供直接的护理措施。同时也为初学者提供了一个学习、逐渐熟练掌握系统化整体护理的机会。其缺点是可能会阻碍护理人员主动思考以及为病人提供个体化护理的积极性。

3. 护理记录　护理记录是指病人在整个住院期间健康状况及护理过程的全面记录。内容包括病人的主观感受、生命体征、意识、瞳孔、排泄物、出入液量、病情动态变化、有关辅助检查的结果、主要护理诊断、实施的治疗和护理措施及其效果等。记录前应注明日期和时间，记录后签名。记录的频率依病情而定，一般要求Ⅰ级护理的病人至少每班1次，Ⅱ级护理病人至少每周2次，Ⅲ级护理的病人至少每周1次。若病人病情变化应随时记录。

2002年9月以前，国内开展整体护理的医院采用了住院病人评估表、出院病人评估表（表6－5，6－6）和PIO护理记录单（表6－7）的方式，将病人住院期间的健康评估与护理措施分别加以记录。PIO记录单中P为problem（问题）的缩写，是指护理诊断或合作性问题；I为intervention（措施）的缩写，是指所执行的护理措施；O为outcome（结果）的缩写，是指措施实施后病人的反应，即效果评价。

表6－5　住院病人评估表

病区＿＿＿＿床号＿＿＿＿姓名＿＿＿＿住院号＿＿＿＿

日期	时间	生命体征				皮肤黏膜		排泄量（ml）		入量（ml）		心电图或心电监护	其他	签名
		T（℃）	HR（次/分）	R（分）	BP（mmHg）	完好	破损	大便	小便	饮入	输入			

表6－6　出院病人评估表

病区＿＿＿＿床号＿＿＿＿姓名＿＿＿＿住院号＿＿＿＿

出院小结（治疗经过、仍然存在问题、应采取的措施）：

出院教育：

营养

活动与休息

特别指导：出院带药

表6－7　PIO护理记录单

病区＿＿＿＿床号＿＿＿＿姓名＿＿＿＿住院号＿＿＿＿

日期	时间	PIO护理记录	签名

4. 健康教育计划　健康教育的内容可涉及与恢复和促进病人健康有关的各方面的知识与技能。主要包括：① 疾病的诱发因素、发生与发展过程；② 可采取的治疗、护理方案；③ 有关检查目的及其注意事项；④ 饮食与活动的注意事项；⑤ 疾病的预防及康复措施。如可在病人出院计划单中对病人进行健康教育（表 6－8）。

表 6－8　病人出院计划单

病区＿＿＿＿床号＿＿＿＿姓名＿＿＿＿住院号＿＿＿＿

① 药物＿＿＿＿

② 营养

膳食：高蛋白、高热量、高纤维素易消化的饮食，如牛奶、瘦肉、鱼类、水果、定时定量。

限制：高糖、高脂饮食少吃，如：肥肉、动物内脏、苹果、香蕉等食物不宜过多。

③ 活动与休息

每天坚持到室外平地活动，活动量可随体力恢复逐渐加大，以皮肤稍感发热为宜，劳逸结合，保证足够的睡眠时间，每天至少 7 h，不能过度劳累。

④ 特别指导

预防再复发措施：＿＿＿＿

⑤ 定期门诊复查

（二）临床实用护理记录

2004 年 8 月 16 日，国家卫生部下发了《病历书写规范（试行）》，其中规定了护理记录分为一般病人护理记录、危重患者护理记录和手术护理记录。

1. 一般病人护理记录　是指护士根据医嘱和病情对一般患者住院期间护理过程的客观记录（表 6－9）。包括患者姓名、科别、住院病历号（或病案号）、床位号、页码、记录日期和时间、病情观察情况、护理措施和效果、护士签名等。应将观察到的客观病情变化及时依据日期和时间顺序记录下来，一般情况下每周至少记录 1 次，手术前 1 天、手术当天要有记录，术后前 3 天每班至少记录 1 次，病情变化随时记录。

表 6－9　一般病人护理记录单（例）

病区＿＿＿＿床号＿＿＿＿姓名＿＿＿＿住院号＿＿＿＿

日　期	时间	护　理　记　录	签　名
2002—11—01	4 pm	病人右股骨骨折内固定术后 10 月余，疼痛 6 周，为进一步治疗于 10am 收入院。查体：老年女性，神志清。P76 次/分，R19 次/分，BP145/80 mmHg，右股骨下段肿胀明显，有压痛，入院后病人情绪稳定，配合治疗，给予入院指导，I级护理，告知抬高患肢，减轻肿胀	李磊
2002—11—01	11 pm	病人肢体肿胀，无明显改善，血运好，安静睡眠 3 h，已告知明晨禁饮食抽空腹血，7 pm 测 T37℃，P76 次/分，R19 次/分	李磊
2002—11—02	7 am	病人夜间安静睡眠 4 h，6: 30 am已抽空腹血，7 am 测 T36. 8℃，P78 次/分，R19 次/分，患肢仍肿胀	李磊
2002—11—05	3 pm	病人明天接台，硬膜外麻醉下行右股断裂钢板取出 PCS 钢板内固定术，9 am 给予手术区域备皮，输血 2 单位，按医嘱静脉滴注极化液及抗生素，于 2 pm 输完，无不良反应，3 pm 测 T36. 8℃，P72 次/分，R18 次/分	李磊

2. 危重病人护理记录　是指护士根据医嘱和病情对危重病人住院期间护理过程的客观记录(表6－10)。危重病人护理记录应当根据相应专科的护理特点书写。内容包括病人姓名、科别、住院病历号(或病案号)、床位号、页码、记录日期和时间、出入液量、体温、脉搏、呼吸、血压等病情观察,护理措施和效果、护士签名等。记录时间应当具体到分钟。详细记录出入量,准确记录生命体征,一般情况下至少每4 h记录1次,手术患者还应记录麻醉方式、手术名称、病人返回病室情况、伤口、引流情况等。

表6－10　危重病人护理记录单(例)

病区______床号______姓名______住院号______

日期	时间	入量(ml)		输出量(ml)		病情记录					签名
		项目	实入量	尿	大便	体温(℃)	脉搏(次/分)	呼吸(次/分)	血压(mmHg)	备注	
2002.9.12	1:30 pm	水	100			35.9	88	21	135/80	病人因胸闷、憋气20余天以冠心病于1 pm收入院。查体:神志清、精神差,心率88次/分,心律不齐,心电图示心房纤颤,右束支传导阻滞。入院后患者感憋气,给予持续吸氧3 L/min,Ⅰ级监护,遵医嘱口服地高辛0.125 mg,长效异名啶50 mg,呋塞米(速尿)40 mg,阿司匹林0.1 mg,协助饮水100 ml。静脉滴注通畅20滴/分,无不良反应,向病人介绍病房环境、电铃使用、主管医生、护士	王一
		5% GS	250								
		异舒吉	20								

(李安安)

图书在版编目(CIP)数据

健康评估/王杨等主编. —上海:复旦大学出版社,2007.12(2015.8 重印)
(复旦卓越·21 世纪中等职业教育护理系列教材)
ISBN 978-7-309-05806-2

Ⅰ. 健…　Ⅱ. 王…　Ⅲ. 健康-评估-专业学校-教材　Ⅳ. R471

中国版本图书馆 CIP 数据核字(2007)第 168964 号

健康评估
王　杨　钱爱群　吴红宇　主编
责任编辑/魏　岚

复旦大学出版社有限公司出版发行
上海市国权路 579 号　邮编:200433
网址:fupnet@fudanpress.com　http://www.fudanpress.com
门市零售:86-21-65642857　团体订购:86-21-65118853
外埠邮购:86-21-65109143
上海肖华印务有限公司

开本 787×1092　1/16　印张 12.75　字数 304 千
2015 年 8 月第 1 版第 3 次印刷
印数 5 201—6 300

ISBN 978-7-309-05806-2/R·1005
定价:23.00 元

如有印装质量问题,请向复旦大学出版社有限公司发行部调换。
版权所有　侵权必究